आपल्यासाठी आणि आपल्या कुटुंबासाठी

होमिओपॅथिक

स्व-चिकित्सा मार्गदर्शिका

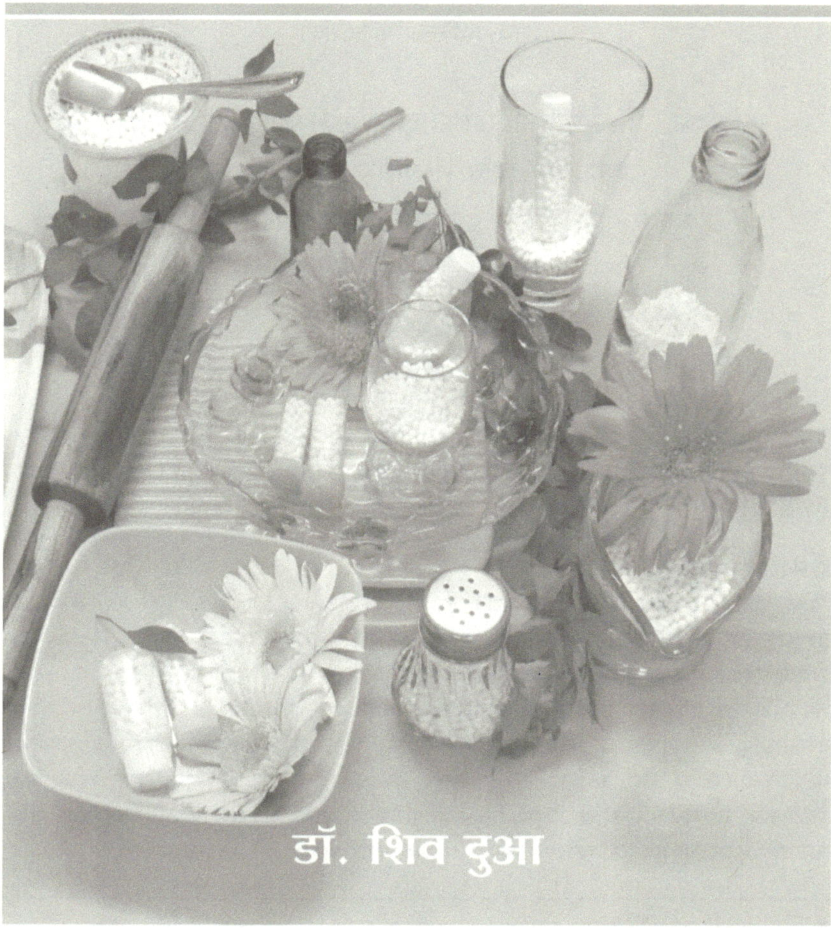

डॉ. शिव दुआ

आपल्यासाठी आणि आपल्या कुटुंबासाठी

होमिओपॅथिक

स्व-चिकित्सा मार्गदर्शिका

अनुवादक : डॉ. मृणालिनी अमित दुसाने (B.H.M.S., M.S. psychology)

प्रकाशक : वॉव पब्लिशिंग्ज् प्रा. लि., पुणे

मुद्रक : ट्रिनिटी अ‍ॅकॅडमी फॉर कॉर्पोरेट ट्रेनिंग लि., पुणे

प्रथम आवृत्ती : जून २०२६

ISBN : 978-81-69572-02-6

Aap aur Apke Parivar Ke Liye Homoeopathic Swachikitsa Margadarshika-
by Dr.Shiv Dua ह्या मूळ हिंदी पुस्तकाचा मराठी अनुवाद

हे पुस्तक मुख्यत्वे अशा लोकांसाठी आहे ...

- जे स्वयंचिकित्सेसाठी होमिओपॅथी शिकू इच्छितात.
- जे स्वत:बरोबरच स्वत:च्या कुटुंबातील सदस्यांच्या आरोग्याचे भान राखतात.
- जे किरकोळ आजार घरच्या घरीच ठीक करू इच्छितात.
- जे बी.एच.एम.एस.चे शिक्षण घेत आहेत.
- जे बी.एच.एम.एस.चे शिक्षण पूर्ण करून स्वत:चा व्यवसाय सुरू करू इच्छितात.

आपात स्थिति...

होमिओपॅथी डॉक्टरांशी कधी संपर्क साधायला हवा...

- एखादा रुग्ण खूपच आजारी आहे, परंतु त्याची लक्षणे समजत नसतील तर.
- रोगाचं निदान होत नसेल तर.
- त्वचा किंवा शरीराच्या एखाद्या भागातून अत्यधिक रक्तस्राव होत आहे, परंतु त्याचे निश्चित कारण माहीत नसेल तर.
- रुग्ण अतिशय बेचैन आहे, त्याचा श्वासोच्छ्वास अतिशय वेगात किंवा अतिशय धिम्या गतीने सुरू असेल तर.
- एखाद्याला खूप दिवसांपासून जुलाब सुरू आहेत आणि अशक्तपणाही जाणवत असेल तर.
- वेडेपणाच्या झटक्यासोबत स्नायूंमध्ये ताठरता जाणवत असेल तर.
- पोटात तीव्र वेदना सुरू आहेत. त्यावर औषध देऊनही १५-२० मिनिटांमध्ये काही फरक दिसत नसेल तर.
- वारंवार उलट्या होत असतील आणि चक्करही येत असेल तर.
- उलट्या होत असतील तर.
- छातीत तीव्र वेदना होत असतील आणि त्या हात, पाठ आणि खांदा या अवयवांमध्येही पसरू लागल्या तर.
- रुग्णाला चक्कर आली असेल तर.
- ताप १०४ डिग्री फॅरनहाईटपेक्षा जास्त वाढला असेल आणि नाडीची गती मंद झाली असेल तर.
- पाच दिवसांपेक्षा जास्त काळ अंगात ताप असेल तर.
- सलग पंधरा दिवस बारीक ताप असेल तर.
- तीव्र डोकेदुखीने रुग्ण लहान मुलांसारखा रडत असेल तर.
- रुग्ण द्विधा मनःस्थितीत आहे आणि मानसिकरीत्या गोंधळून गेला आहे. त्यामुळे रुग्ण त्याला नेमकं काय होतंय, हेही सांगू शकत नसेल तर.

- मूत्राचा रंग पिवळसर आणि गडद असेल आणि मूत्रासोबत रक्तही येत असेल तर.
- मूत्र जास्त प्रमाणात विसर्जित होत असेल आणि त्यावर नियंत्रण राहत नसेल तर.
- मूत्रविसर्जनाच्या वेळी वेदना होत असतील, मूत्राचं प्रमाणही कमी असेल आणि दोन तासांपेक्षा जास्त काळ मूत्र तुंबून राहिले असेल तर.
- अशक्तपणामुळे रुग्ण चालताना पडत असेल तर.
- दहा दिवसांपेक्षा जास्त काळ घशात खवखवत असेल आणि खोकलाही येत असेल तर.
- त्वचा पिवळी पडली असेल आणि डोळ्यांचा पांढरा भागही पिवळसर दिसत असेल तर.
- दोन तासांपेक्षा अधिक काळ शरीर ताठरले गेले असेल आणि मानही अवघडली असेल तर.
- मलाद्वारे रक्त येत असेल तर.
- त्वचेच्या आतील भागात एखादी गाठ झाली असेल आणि ती वाढत असेल, बऱ्याच दिवसांपासून मस अथवा एखादा तीळ असेल, अतिशय गंभीर आणि जुनाट त्वचारोग असेल, खूप दिवसांपासून पोटात अल्सर असेल तर.
- एखाद्या जुनाट रोगाशी झुंज देत असाल तर.

लेखकासंबंधी

होमिओपॅथीविषयी लोकांमध्ये जागृती निर्माण व्हावी, होमिओपॅथीचा प्रसार व्हावा यासाठी ज्या काही लोकांचं योगदान आहे, त्यामध्ये डॉ. शिव दुआ, एम.ए., डी.आय. होमिओपॅथी, एच.एम.डी.(लंडन) यांचं नाव प्रकर्षाने घेतलं जातं. 'प्रॅक्टिशनर्स गाईड टू गॉल ब्लॅडर अ‍ॅन्ड किडनी स्टोन', 'ओरल डीसीजेस', 'सर्व्हायकल स्पॉन्डिलोसिस-नेकपेन' आणि 'नो अ‍ॅन्ड सॉल्व्ह थायरॉइड प्रॉब्लेम्स' ही त्यांची चार पुस्तके प्रकाशित झाली आहेत. राजस्थानमधील 'राजस्थान पत्रिका' आणि 'दैनिक भास्कर' अशा प्रथितयश वर्तमानपत्रांमध्ये त्यांचे होमिओपॅथीसंबंधी शंभरपेक्षा जास्त लेख हिंदी भाषेत प्रकाशित झाले आहेत. दिल्ली होमिओपॅथिक मेडिकल असोसिएशन या संस्थेचं मुखपत्र 'होमिओपॅथिक संदेश' हे जर्नल वर्षातून दोनदा प्रकाशित केलं जातं. या जर्नलमध्ये त्यांचे हिंदी आणि इंग्रजी भाषेत पन्नासपेक्षा अधिक लेख प्रकाशित झाले आहेत. 'होमिओपॅथिक हेरिटेज', 'व्हायटल इन्फॉर्मर' आणि 'होमिओपॅथी फॉर ऑल' अशा होमिओपॅथीविषयक जर्नल्समध्ये त्यांनी अनेक लेख लिहिले आहेत. त्यांनी विविध सेमिनारच्या निमित्ताने प्रकाशित झालेल्या सोव्हेनिर्समध्ये त्यांनी लिहिलेले लेख अतिशय प्रभावी ठरले आहेत. एच.एम.ए.आय. फरिदाबाद, एच.एम.ए.आय.अलिगड आणि डी.एच.एम.ए. नवी दिल्ली या ठिकाणी झालेल्या वैज्ञानिक संमेलनांमध्ये त्यांनी होमिओपॅथीशी संबंधित अनेक विषयांवर कितीतरी व्याख्याने दिली आहेत आणि होमिओपॅथीला प्रोत्साहन देणाऱ्या संमेलनांमध्ये आणि सभांमध्ये त्यांचा क्रियाशील सहभाग आहे. ते फरिदाबादमधील हरियाणा क्षेत्राचे साक्षरता सचिव आणि डी.एच.एम.ए. आणि एस.डी.एच.ए, नवी दिल्ली या संस्थेचे सदस्य आहेत. सध्या ते आर्य समाज चॅरिटेबल हॉस्पिटल, सेक्टर १९ फरिदाबाद, येथे होमिओपॅथिक वैद्यकीय अधिकारी या पदावर कार्यरत आहेत.

समर्पित

हे पुस्तक माझे आदरणीय वडील आणि होमिओपॅथिक गुरुजी स्वर्गीय श्री. हिरानंद दुआ यांना समर्पित. त्यांनी मला 'अथक परिश्रम करा आणि सतत अथक परिश्रम करा' हा जीवनाचा प्रथम आणि अंतिम धडा शिकवला.

हिंदुस्थानच्या फाळणीच्या वेळी आम्ही आर्थिकदृष्ट्या हालाखीचे दिवस काढले होते. त्या वेळी मी केवळ सात वर्षांचा होतो आणि माझ्या आई-वडिलांचे एकुलते एक अपत्य होतो. साहजिकच मी जीवनाच्या संघर्षाविषयी अनभिज्ञ होतो. पूर्वी माझ्या वडिलांचा तेल बाजार, बानू, NWFP येथे सुका मेव्याचा व्यवसाय होता. त्यामुळे माझं बालपण अतिशय आनंदात गेलं. वडील मॅट्रिक पास होते. त्या काळी मॅट्रिकपर्यंत शिक्षण घेणं म्हणजे उच्च शिक्षण घेणं मानलं जात असे. नंतर आम्ही अमृतसरला स्थायिक झालो. तेथे माझ्या वडिलांना एका प्रकाशकाकडे नोकरी मिळाली. ते मुनीम म्हणजेच अकाउंटंटचं काम करत. त्यांना दरमहा ८० रुपये वेतन मिळत असे. या कामासोबतच ते शोधनिबंध वाचत असत. त्यासोबतच लहान मुलांच्या गोष्टींच्या पुस्तकांचा अनुवाददेखील करत असत. त्या काळी त्यांची अनेक पुस्तके लोकप्रिय झाली.

घरखर्च भागवण्यासाठी माझी आई, माझ्या चार बहिणी आणि मी घरातूनच किती तरी कामे केली. उदाहरणार्थ, पुस्तकांची शिलाई, फोल्डिंग, बाईंडिंग, पाकिटे आणि राख्या तयार करणे. सुट्टीच्या काळात मी मिलमधून कापड खरेदी करून ते खांद्यावर घेऊन अमृतसरच्या गल्ल्यांमध्ये विकत असे. आमच्या शिक्षणाच्या खर्चाची जबादारी माझे वडील, मोठी बहीण आणि मी स्वतः पार पाडत असू. मी लहान मुलांची शिकवणी घेत होतो. मॅट्रिक पास झाल्यानंतर मी टायपिंग शिकलो आणि एका वकिलांकडे पार्ट टाईम टायपिस्टचे काम करू लागलो. त्याचबरोबर एका स्ट्रॉबोर्ड सप्लायरकडे मुनीम (अकाउंटंट) म्हणून काम करू लागलो. हे सर्व करत असतानाही होमिओपॅथी आमच्यासाठी अधिक महत्त्वाची होती. त्यामुळे वडिलांची आर्थिक परिस्थिती बिकट असूनही धर्मार्थ उपचारासाठी त्यांनी होमिओपॅथिक, युनानी आणि बायोकेमिक औषधे जमा करायला सुरुवात केली. सुरुवातीच्या काळात आमचे शेजारी, गल्लीतील लोक आणि माई सेवन बाजारातील पुस्तकाच्या दुकानात काम करणारे कारागीर यांच्यावर उपचार केले. त्या काळी हा बाजार पुस्तकांच्या

दुकानांनीच व्यापला होता. महान गुरुमुखी लेखक नानक सिंह यांचे दुकानदेखील याच परिसरात होते.

औषधी गोळ्यांची मात्रेनुसार पाकिटे आणि पावडरच्या पुड्या तयार करणे. तसेच रुग्णांनी औषध कशा प्रकारे घ्यायचे, याविषयी मार्गदर्शन करण्याची जबाबदारी माझ्याकडे असे. माझ्या वडिलांकडे उर्दू भाषेतील होमिओपॅथी आणि युनानी चिकित्साविषयक कितीतरी पुस्तके होती. ते दुकानातून कित्येक पुस्तके घरी वाचण्यासाठी आणत होते. मी आणि माझ्या बहिणीने त्या काळातील रवींद्रनाथ टागोर, शरतचंद, बंकिमचन्द्र, प्रेमचंद, गोर्की, डोस्टोवेस्की अशा कित्येक महान लेखकांची पुस्तके वाचली आहेत. गूढ, रहस्यमय कथा-कादंबरी या सदरात मोडणाऱ्या भूतनाथ, चन्द्रकांता या कादंबऱ्यादेखील आम्ही वाचलेल्या आहेत. चंद्रकांताचे एकूण दहा भाग आहेत. ते सर्व आम्ही आवडीने वाचले आहेत. पुस्तकांचा माझ्या जीवनावर अतिशय प्रभाव होता. त्यामुळे मी कविता आणि गोष्टी लिहायला सुरुवात केली. 'प्रायश्चित' ही माझी पहिली कहाणी दिल्लीतील 'मिलाप' या हिंदी दैनिकात प्रकाशित झाली. त्या वेळी मी केवळ बारा वर्षांचा होतो. वैद्यकीय शास्त्रातील 'असली कामिल संन्यासी' हे अतिशय

जुने उर्दू पुस्तक. या पुस्तकात शंभरपेक्षा अधिक आजारांवर घरगुती आणि युनानी औषधांचा समावेश होता. या पुस्तकाने मी खूपच प्रभावित झालो.

हे पुस्तक लाहोरचे हाकीम दीवान कहन चंद कपूर यांनी लिहिले होते आणि ते डिसेंबर १९२४ मध्ये प्रकाशित झाले होते. हे पुस्तक आजही माझ्या संग्रही आहे. यात सुरुवातीच्या पानांवर असलेली कित्येक अवयवांची चित्रं आणि रेखाचित्रं माझ्या बालमनाला मोहित करत होती. यात दिलेले उपाय अतिशय गुणकारी होते. आजदेखील मी तोंड आल्यावर पिंपळाच्या झाडाच्या सालांची आणि पानांची पावडर मधात घालून सेवन करतो. ज्या लहान मुलांचे वारंवार तोंड येते त्यांच्यासाठी या पुस्तकात पृष्ठ क्रमांक १७६ वर दिलेला हा उपाय अतिशय जालीम आहे.

माझे वडील लेखक, होमिओपॅथ, विद्वान, सक्षम पैलवान आणि उत्तम जलतरणपटू होते. त्याचबरोबर ते धर्मनिष्ठही होते. ते आर्य समाज मंदिर आणि गुरुद्वारा म्हणजे सुवर्ण मंदिर या ठिकाणी दररोज नियमितपणे जात असत. त्यांना अतिशय बिकट आणि प्रतिकूल परिस्थितीशी झुंज द्यावी लागली. फाळणीनंतर भारतात आल्यानंतरही त्यांना कित्येक अडचणींना तडा द्यावे लागले, परंतु अशा परिस्थितीतही त्यांनी कधीही स्वतःचा धीर खचू दिला नाही. ते नेहमी म्हणत,

'कोणतेही काम कमीपणाचे नसते, अगदी आपण मोलमजुरी करत असलो तरीही.'

मी ड्रिल मशिनचे काम शिकण्यासाठी धातूंच्या खाणींमध्ये सुरुंग लावण्याचे कामही केले. त्या काळी त्या कामाचे प्रतिदिन २ रुपये मिळत. माझा तांत्रिकी आणि शैक्षणिक अभ्यास हा घरापासून दूर राजस्थानमधील जंगलात ठोकलेल्या तंबूत झाला. याच कालावधीत ड्रिलिंग साहायक या पदावर कार्य करत असतानाच मी ज्युनिअर तांत्रिकी साहायक बनलो. पुढे आय.बी.एम. सोडली आणि जिऑलॉजिकल सर्व्हे ऑफ इंडिया, कोलकाता येथे ड्रिलर (द्वितीय श्रेणीतील राजपत्रित अधिकारी) म्हणून काम केले. नोकरी करत असतानाच मी हिंदी (ऑनर्स), एम.ए.(इंग्रजी), डिप्लोमा इन होमिओपॅथी हे शिक्षण पूर्ण केले. त्यासोबतच डी.एच.एम. (ब्रिटिश इन्स्टिट्यूट ऑफ होमिओपॅथी लंडन येथील मेसर्स बी. जैन प्रकाशन) यांच्याद्वारे पूर्ण केले. मला होमिओपॅथीचा अभ्यास आणि सराव करण्यासाठी अतिशय अनुकूल परिस्थिती होती. कारण त्या काळी ग्रामीण भागात औषधोपचाराची व्यवस्था नव्हती. त्यामुळे होमिओपॅथी औषधांनी रुग्णांवर उपचार करण्यासाठी एक प्रकारे सुवर्णसंधीच प्राप्त झाली होती.

माझे वडील प्रेरणादायी पत्रांच्या रूपात माझ्या संपर्कात होते. ज्या ज्या वेळी मी रुग्णांवर उपचार करण्यात अयशस्वी झालो, त्या त्या वेळी त्यांनी मला अधिक अभ्यास करण्याची प्रेरणा दिली. एका पत्रात त्यांनी लिहिले होते, 'ज्या माणसात काम करण्याची जिद्द आहे, त्याने जर पूर्ण सजगतेने अथक परिश्रम केले तर यश त्याच्यापासून कधीही दूर राहू शकत नाही'.

डॉ. शिव दुआ

एम.ए.,डी.आय. होम.,डी.एच. एम. (लंडन)
आर.एच.एम.पी.: बी–४०४८ (हरियाणा)

आभार...

ज्यांनी मला होमिओपॅथीवर लिहिण्यासाठी सतत प्रेरणा दिली असे श्री. कुलदीप जैन यांना मी धन्यवाद देतो. बी.जैन पब्लिशर्स हे एक त्या काळातील प्रथितयश पब्लिशिंग हाऊस. होमिओपॅथीचा प्रसार व्हावा अशी त्यांची तळमळ होती. त्यामुळे ज्यांना आपली योग्यता सिद्ध करायची आहे, अशा होमिओपॅथीच्या अभ्यासकांसाठी हे पब्लिशिंग हाऊस वरदानच ठरते. याच पब्लिकेशनतर्फे 'गॉल ब्लॅडर ॲण्ड किडनी स्टोन', 'ओरल डीसीजेस', 'सर्व्हाइकल स्पाँडिलोसिस' आणि 'नो ॲण्ड सॉल्व्ह थायरॉइड प्रॉब्लेम' ही चार पुस्तके प्रकाशित झाली आहेत. मी त्या सर्व वाचकांना धन्यवाद देतो, ज्यांनी माझे पहिले पुस्तक 'गॉल ब्लॅडर ॲण्ड किडनी स्टोन' हे अतिशय आवडीने वाचले. या वाचकांविषयी मी सदैव कृतज्ञ राहीन. आता या पुस्तकाची दुसरी आवृत्ती उपलब्ध आहे.

- उमा, धर्मेश, अनु, अक्षय आणि आर्यन या माझ्या कुटुंबातील सदस्यांना मी धन्यवाद दिले नाही तर तो माझ्या दृष्टीने कृतघ्नपणाच ठरेल. कारण त्यांच्या मदतीशिवाय लेखनकार्य घडणं शक्यच नव्हतं.
- श्री. आणि श्रीमती एच. के. रावल, अमित, नीलिमा आणि तनया यांना मी धन्यवाद देतो. कारण यांच्या प्रोत्साहनामुळेच मी हे लेखनकार्य करू शकलो.
- मेजर के. सी. वीरमानी, श्रीमती राज वीरमानी, तनया तसेच त्यांच्या कुटुंबीयांना धन्यवाद देतो. त्यांनी माझ्या पुस्तकांमध्ये आणि होमिओपॅथीमध्ये विशेष स्वारस्य दाखवले. श्रीमती राज वीरमानी या स्वतः एक उत्तम होमिओपॅथी चिकित्सकही आहेत.
- श्री. ज्ञान बुधिराजा, इंदू, दीपक, संगीता, प्रदीप आणि चारू या सर्वांना मी शतशः धन्यवाद देतो. कारण त्यांनी मला जी मदत केली, जे प्रोत्साहन दिले, त्यामुळेच मी हे पुस्तक लिहू शकलो.
- डॉ. संजीव कुमार, यांनी फरिदाबाद येथून बी.एच.एम.एस.ची पदवी घेतली आणि त्यांनी सुवर्णपदकही प्राप्त केले आहे. हे पुस्तक लिहीत असताना मी वेळोवेळी त्यांच्याशी सल्ला-मसलत करत असे. त्या वेळी त्यांनी मला जे सल्ले दिले, त्याबद्दल त्यांना अतिशय मनापासून धन्यवाद.

- डॉ. डी. के. मुखर्जी जयपूर/कोलकाता यांनी १९९५-१९९७ या काळात कालीबरी होमिओपॅथिक चॅरिटेबल हॉस्पिटल, काली मंदिर मालवीय नगर, जयपूर येथे रुग्णांवर इलाज करत असताना मला वारंवार मोलाची साथ दिली यासाठी त्यांना मी मनापासून धन्यवाद देतो.

- डॉ. मुकेश माथुर मेडिकल ऑफिसर, रुक्मीणी बजाज, धर्मार्थ होमिओपॅथिक हॉस्पिटल, केकरी, जिल्हा अजमेर, राजस्थान (१९९६) यांच्याकडून मला जे अमूल्य असे व्यावसायिक सल्ले लाभले. यासोबतच डॉ. माथुर यांनी १९.०१.१९९६ आणि १८.०६.१९९६ या दिवशी केकरी येथे जे विशेष होमिओपॅथी शिबिर आयोजित करण्यात आले होते, तिथे त्यांनी माझा दिल्लीतील 'प्रख्यात होमिओपॅथी डॉक्टर' असा उल्लेख केला. यासाठी त्यांना धन्यवाद देणे माझे कर्तव्यच ठरते.

- डॉ. सतिश शर्मा, केकरी, आजमेर, राजस्थान येथील शासकीय होमिओपॅथिक दवाखान्यात मेडिकल ऑफिसर या पदावर कार्यरत (१९९६मध्ये) असताना त्यांच्याकडून ग्रामीण भागातील रुग्णांवर उपचार करण्याची एक विशेष पद्धती मला शिकता आली. त्यांनी अनेक वेळा मला सरकारी दवाखान्यातील गंभीर रुग्णांना तपासण्याची संधी दिली. त्यामुळे मी होमिओपॅथी उपचारांच्या उत्तम पद्धती आत्मसात करू शकलो. त्यांना मी माझा मार्गदर्शक मानतो. यासाठी त्यांना धन्यवाद.

- मागील दहा वर्षांत माझे लेख विविध मासिके, नियतकालिके इत्यादींमध्ये प्रकाशित झाले आहेत. उदाहरणार्थ- व्हायटल इनफॉर्मर, होमिओपॅथिक हेरिटेज, होमिओपॅथी फॉर ऑल, होमिओपॅथिक संदेश, विवेक ज्योति, राजस्थान पत्रिका आणि दैनिक भास्कर या सर्वांना मी माझे प्रेरणास्रोत मानतो. याचे श्रेय विविध मासिके, वर्तमानपत्रे आणि नियतकालिके यांच्या संपादकांना जाते. त्यासाठी मी खालील सन्माननीय व्यक्तींना आणि संपादकांना हार्दिक धन्यवाद देतो.

- संपादक, राजस्थान पत्रिका, जयपूर, राजस्थान.

- संपादक, दैनिक भास्कर, जयपूर, राजस्थान.

- संपादक विवेक ज्योति, भद्रा, हनुमानगढ, राजस्थान.

- प्रोफेसर, डॉ. वी. के. गुप्ता, मानद संपादक, एच.एफ.ए., नोएडा, पूर्व प्राचार्य,

एन.एच.एम.सी., नवी दिल्ली भारताच्या राष्ट्रपतींचे मानद सल्लागार.

- डॉ. निधि लूथ्रा, संपादक, होमिओपॅथिक हेरिटेज, नवी दिल्ली.
- डॉ. फारूख जे. मास्टर, मुख्य संपादक, होमिओपॅथिक हेरिटेज, नवी दिल्ली.
- डॉ. रोहित जैन, संपादक, होमिओपॅथिक हेरिटेज, नवी दिल्ली.
- डॉ. मनीष भारतीय, संपादक, व्हायटल इनफॉर्मर, नवी दिल्ली.
- डॉ. सुशील वत्स, संपादक, व्हायटल इनफॉर्मर, नवी दिल्ली.
- डॉ. हीरा सिंह नामधारी, पूर्व संपादक, हनेमन होमियो संदेश, उपाध्यक्ष, डी. एच.एम.ए., नवी दिल्ली.
- डॉ. व्ही. पी. गुप्ता, संस्थापक, अध्यक्ष आणि प्रबंध संपादक, इतिवृत्त (क्रोनिकल) एस.डी.एच.ए., नवी दिल्ली.

प्रस्तावना

आजच्या युगात माणसाच्या जीवनाकडून अपेक्षा खूप वाढल्या आहेत, त्याचबरोबर आरोग्याशी निगडित विकारदेखील वाढले आहेत. ॲलोपॅथी या आधुनिक उपचारपद्धतीला काही मर्यादा आहेत. त्यामुळे माणूस नेहमीच सुरक्षित आणि प्रभावी अशा पर्यायी उपचारपद्धतीच्या शोधात असतो. होमिओपॅथी ही एक चांगली आणि सुरक्षित वैद्यकीय उपचारपद्धती आहे. यात निश्चित अशी उपचारक्षमतेची ताकद आहे. होमिओपॅथिक डॉक्टर सामान्यतः महानगरांमध्ये आणि शहरांमध्ये प्रॅक्टिस करतात. भारतात पश्चिम बंगाल, बिहार, राजस्थान आणि आसाम वगळता, इतर राज्यांतील गावांमध्ये या उपचारप्रणालीचा फारसा वापर होत नाही, असे आढळून आले आहे. ज्या गावांमध्ये अथवा शहरांमध्ये होमिओपॅथिक डॉक्टर उपलब्ध नाहीत, परंतु ज्यांना होमिओपॅथीचा लाभ घेण्याची इच्छा आहे, अशा लोकांसाठी हे पुस्तक अत्यंत उपयुक्त आहे. या पुस्तकातील मार्गदर्शनाचा लाभ घेऊन लोक घरच्या घरी होमिओपॅथिक औषधांचा उपयोग करू शकतील. केवळ शहतीलच नव्हे तर ग्रामीण भागातील नागरिकदेखील या पुस्तकाच्या मदतीने स्वतःच उपचार घेऊ शकतात.

पुस्तकाच्या पहिल्या भागात होमिओपॅथीचा परिचय खूप सोप्या पद्धतीने दिला आहे. यासोबतच आरोग्यविषयक आचारधर्म आणि घरात सहज ठेवता येतील अशा सामान्य औषधांची यादीदेखील दिली आहे.

या पुस्तकाचा खरा उपयोग **दुसऱ्या भागापासून** सुरू होतो. रोगाच्या लक्षणांनुसार निदान करता यावे, अशा पद्धतीने या भागाची रचना करण्यात आली आहे. यात प्रत्येक रोगासाठी तीन प्रभावी औषधे दिली आहेत. रोगाची तीव्रता, स्तर पाहून गरजेनुसार त्यांचा उपयोग करता येऊ शकेल. पहिल्या औषधाने आराम मिळाला नाही, तर दुसरे तसेच दुसऱ्या औषधानेही अपेक्षित परिणाम दिसला नाही, तरच तिसऱ्या औषधाचा उपयोग करावा. यात सामान्यतः रोगांची लक्षणे दिलेली नाहीत. केवळ रोगाचे नाव उदाहरणार्थ, सर्दी, खोकला, ताप इत्यादी. जेणेकरून सामान्य माणसालाही समजायला सोपे जाईल. या तिन्ही औषधांमुळेही फरक पडला नाही, तर एखाद्या अनुभवी होमिओपॅथिक डॉक्टरचा सल्ला घेणे योग्य ठरेल, **परंतु बहुतांशी याची गरज पडणार नाही.**

बी.एच.एम.एस.चे विद्यार्थी आणि ज्यांना होमिओपॅथीचे ज्ञान आहे, तसेच ज्या लोकांना आजारांची नावे आणि लक्षणे यांची जाण आहे, त्यांनी **पुस्तकाच्या तिसऱ्या भागाचा** अभ्यास करावा. जेणेकरून ते सुरुवातीलाच विशिष्ट औषध (सिंगल रेमेडी) देऊ शकतील.

या भागात सुरुवातीला इंग्रजीमध्ये विशिष्ट आजाराचे नाव आणि त्या **'आजाराविषयी जाणून घ्या'** या उपशीर्षकांतर्गत त्या त्या आजाराचा थोडक्यात परिचय दिला आहे. उदाहरणार्थ, 'ज्वर' शीर्षक असेल तर 'ज्वराविषयी जाणून घ्या' हे उपशीर्षक असेल. यात ज्वर म्हणजे काय, त्याची कारणे कोणती आणि त्यापासून बचाव कसा करता येईल, अशा बाबींचे वर्णन केले आहे. यानंतर **'उपचाराचा पहिला टप्पा' (प्रथमोपचार)**असे दुसरे शीर्षक आहे. ज्यामध्ये सावधगिरी बाळगण्यासोबतच आजारांपासून बचाव करण्यासाठी काही उपचार समजावून सांगितले आहेत.

प्रत्येक माणसात निसर्गतःच काही कौशल्यं असतात. सर्वांनाच जन्मतः काही गुणवत्तांची देणगी मिळालेली आहे. त्यांनी त्या गुणवत्तेचा उपयोग करण्याची आवश्यकता असते. ज्या लोकांना आपली गुणवत्ता वापरण्याचे व्यवहारज्ञान नसते, त्यांना हे पुस्तक उपयुक्त ठरू शकते. अलीकडे प्रत्येक विद्यार्थ्याला डॉक्टर, इंजिनिअर किंवा सी.ए. बनण्याची इच्छा असते आणि पालकही त्यांना हीच स्वप्ने दाखवतात. एक मूल कोणताही व्यवसाय किंवा क्षेत्र याबद्दल फारसे काही जाणत नसते, परंतु जेव्हा ते एखाद्या डॉक्टरकडे जाते, तेव्हा त्या डॉक्टरांचा त्याच्यावर प्रभाव पडतो. डॉक्टर मुलांसाठी प्रेरणा बनतात. लहान मुलांच्या खेळण्यात थर्मामीटर, स्टेथोस्कोप, इंजेक्शन तसेच औषधांचे डबे यांसारख्या काल्पनिक वस्तू असतात. त्यांचा उपयोग करून मुले डॉक्टर असल्याचा अभिनय करतात. काही मुलांना 'उपचारशास्त्र' शिकण्याची तीव्र इच्छा असते, परंतु विविध कारणांमुळे ते कंपनी व्यवस्थापक, इंजिनिअर, वैज्ञानिक, सीए, वकील, केमिस्ट, शिक्षक, अभिनेता, लेखक, दुकानदार, कंपनी सेक्रेटरी किंवा सरकारी कर्मचारी इत्यादी बनतात. असे लोक या पुस्तकाच्या मदतीने स्वतःवर किंवा आपल्या कुटुंबावर उपचार करू शकतात. **या पुस्तकाच्या साहाय्याने ते त्यांचे कुटुंबीय, नातेवाईक अथवा गरीब लोक यांना आजारातून मुक्त करण्याची इच्छा पूर्ण करू शकतील.**

शिकण्याची तीव्र आस असेल तर कोणतेही बंधन मनुष्याला त्यापासून थांबवू शकत नाही. ही प्रत्येक इच्छुक व्यक्तीमध्ये सुप्त इच्छा असते, ज्यामध्ये एक

उच्च शिक्षित ॲलोपॅथिक डॉक्टरही असू शकतो. शिकत राहिल्याने परिपूर्णतेपर्यंत कसे पोहोचता येते याचे एक उदाहरण इथे दिले आहे. इ. स.१९७६मध्ये मला काही दिवसांसाठी 'पोटॅश' नावाचे एक प्रकारचे क्षार आहे, त्याच्या शोधमोहिमेवर राजस्थानमधील बिकानेर जिल्ह्यातील लखसार गावात नियुक्त केले होते. मी माझे सहकारी ड्रिलिंग इंजिनिअर, श्री. आर. एम. सिंह यांच्यासोबत राहत होतो. त्यांचे एक घनिष्ठ मित्र डॉ. शर्मा हे लखसारच्या सरकारी दवाखान्यात वैद्यकीय अधिकारी होते. त्यांनी एम.बी.बी.एस. आणि एम. एस. पूर्ण केले होते. त्यांचीदेखील याच ग्रामीण भागात नियुक्ती झाली होती. औषध या शब्दाविषयी सर्वसाधारणपणे लोकांमध्ये विशिष्ट धारणा बनली आहे. टॅब्लेट, कॅप्सूल, चूर्ण, काढा इत्यादी. परंतु होमिओपॅथी औषधांमध्ये तर हा प्रकार दिसत नाही. तरीदेखील लोक या औषधांनी कसे बरे होतात, याचे डॉ. शर्मा यांना आश्चर्य वाटत असे. आम्ही दररोज या विषयावर कित्येक तास चर्चा करत असू. याविषयी अधिक माहिती मिळावी म्हणून मी डॉ. शर्मांना एक पुस्तक दिले. मला आजही आठवते, टी. एस. अय्यर यांचे 'बिगिनर्स गाईड टू होमिओपॅथी' हे पुस्तक डॉ. शर्मांनी अनेक वेळा वाचले. ते होमिओपॅथीच्या सिद्धान्तांनी अतिशय प्रभावित झाले आणि त्यांनी होमिओपॅथीची इतर अनेक पुस्तके अभ्यासासाठी खरेदी केली. त्यांनी त्यांच्या रुग्णांसाठी विशेषतः शल्यचिकित्सेच्या रुग्णांवर (सर्जिकल पेशंट्सवर) होमिओपॅथिक औषधांचा प्रयोग केला. काळ पुढे सरकत होता आणि माझी ठरावीक कालावधीनंतर भारतातील विविध राज्यांमध्ये बदली होत राहिली. चौदा वर्षांनंतर माझी बिकानेर भागात 'पलाना'जवळ पुन्हा नियुक्ती झाली आणि तिथेच डॉ. शर्मांची पुन्हा भेट झाली. एव्हाना डॉ. शर्मा यांनी बिकानेरमध्ये एक महान शल्यचिकित्सक (सर्जन) म्हणून प्रचंड लोकप्रियता मिळवली होती. त्यामागे केवळ ॲलोपॅथिक प्रॅक्टिस नव्हे तर सर्जिकल केसेसमध्ये होमिओपॅथीचा सुयोग्य वापर हेदेखील एक कारण होते. हे ऐकून मी आश्चर्यचकित झालो. राजस्थानचे माजी मुख्यमंत्री आणि भारताचे माजी उपराष्ट्रपती माननीय श्री. भैरवसिंह शेखावत यांनीदेखील त्यांच्याकडून उपचार घेतले आहेत. हे होमिओपथीच्या उत्कृष्टतेचे ज्वलंत उदाहरण आहे.

होमिओपॅथी औषध देणे वाटते तितके सोपे नाही, पण या पुस्तकात ते सोपे करण्याचा प्रयत्न केला आहे. या पुस्तकात दिलेले एकल औषध (सिंगल रेमेडी) प्रत्येक वेळी गुणकारी ठरेलच असे नाही; परंतु मला विश्वास आहे, की औषध लागू पडण्याचे प्रमाण निश्चितपणे जास्त असेल.

हे पुस्तक एक अशी यादी (कॅटलॉग) आहे, ज्यायोगे नित्याच्या छोट्या विकारांवर घरच्या घरी उपचार करता येऊ शकतो. या पुस्तकात दिलेली औषधे घेण्यासाठी डॉक्टरांच्या सल्ल्याची आवश्यकता नाही. पुस्तकाच्या पहिल्या पानावर दिलेल्या नियमावलीनुसार औषधे घेतली तर आरोग्याला कोणताही धोका निर्माण होणार नाही.

तुम्हाला जर आवड असेल तर कोणतीही कला किंवा विज्ञान शिकणे अवघड नाही. सिमेंटच्या विटांच्या भिंतीवरदेखील गवत उगवू शकते, तर शिकत राहणाऱ्याला यश प्राप्त का होणार नाही आणि ते स्वतःला मदत का करू शकणार नाही? हे पुस्तक अशा लोकांसाठी वरदान ठरेल.

डॉ. शिव दुवा
फरिदाबाद

सूचना (Disclaimer)

हे पुस्तक लोकांना होमिओपॅथीची मूलभूत (बेसिक) माहिती देण्यासाठी आणि या विषयासंबंधी प्रबोधन करण्यासाठी प्रकाशित करण्यात आले आहे. म्हणून सर्वप्रथम हे पुस्तक पूर्ण वाचून समजून घ्यावे.

तुम्ही जर सध्या एखाद्या आजाराने (व्याधीने) ग्रस्त असाल, तर मार्गदर्शक म्हणून या पुस्तकाचा उपयोग करू शकता, परंतु तुमच्या डॉक्टरांचा सल्ला अवश्य घ्या. विशेषतः जे डॉक्टर नव्या वैद्यकीय पद्धतींचा स्वीकार करतात, अशा डॉक्टरांच्या सल्ल्यानुसार उपचार सुरू करा.

कोणताही आजार शरीरात निर्माण होण्यापूर्वी तो विचारात निर्माण होतो. म्हणून आजाराच्या मुळापर्यंत जाणे खूप महत्त्वाचे आहे. याचा अर्थ असा नव्हे, की केवळ या पुस्तकातील उपायांचा अवलंब करून तुम्हाला १००% फायदा होईल. म्हणून तुम्ही सध्या घेत असलेल्या औषधांचा डोस कमी-जास्त किंवा पूर्णपणे बंद करण्यासाठीही डॉक्टरांचा सल्ला घ्या.

या पुस्तकात छापलेली माहिती योग्य आणि शुद्ध स्वरूपात देण्याचा पुरेपूर प्रयत्न प्रकाशकांकडून करण्यात आला आहे. तरीदेखील मुद्रणातील चूक, त्रुटी किंवा हलगर्जीपणा यांसाठी लेखक किंवा प्रकाशक जबाबदार ठरणार नाहीत.

अनुक्रमणिका

पार्ट १

मोलाची गोष्ट

(अंतर्दृष्टी)

तुम्ही हे पुस्तक खरेदी केले, याचा अर्थ तुम्ही तुमच्या आरोग्याची, तुमच्या कुटुंबाची, मित्रांची आणि नातलगांची काळजी घेत आहात. तुम्ही डॉक्टर नसूनही तुम्हाला औषधांविषयी जाणून घ्यायचे आहे. कारण तुम्हाला निरोगी राहायचे आहे. आजार आणि त्यांच्या परिणामांपासून बचावही करायचा आहे. मी तुम्हाला खात्री देतो की, तुम्ही दिलेली औषधे एखाद्या रुग्णाला आरोग्य प्रदान करतील तेव्हा तुम्हाला नक्कीच स्वतःविषयी अभिमान वाटेल. तुम्हाला उत्साह येईल आणि आंतरिक समाधानही लाभेल. कारण कित्येक रुग्णांना तुमच्या औषधांचा लाभ झाला असेल.

या पुस्तकात जी औषधे आणि त्यांची शक्ती (potency) यावर चर्चा केलेली आहे, त्यांचा तुमच्या आरोग्यावर कोणताही विपरीत अथवा दुष्परिणाम होणार नाही. तरीदेखील एखाद्या औषधाचा आरोग्यावर विपरीत परिणाम होत आहे असे जर तुम्हाला वाटत असेल, तर औषध घेणे त्वरित बंद करा आणि डॉक्टरांशी संपर्क साधा.

मानवी भावना या सतत बदलत असतात. त्यामुळे शंका आणि संवेदना यांवर काहीच उपचार नाही. या पुस्तकात सांगितलेली होमिओपॅथिक औषधे जर योग्य प्रमाणात आणि सूचित केलेल्या शक्तीमध्ये घेतली, तर बहुतांश वेळा रुग्णावर त्यांचा विपरीत परिणाम होत नाही.

होमिओपॅथिक औषधे घेण्याने आपण नैसर्गिक आरोग्याच्या जवळ जाऊ लागतो. मानवाची जीवनशैली कशीही असली... तो जर त्याच्या स्वास्थ्याप्रति कायम जागरूक असेल... तर उत्तम स्वास्थ्य प्राप्त करणे हे काही कठीण काम नाही.

आरोग्य ही आपल्याला वंशपरंपरेने मिळालेली एक सुंदर दैवी देणगी आहे.

तुम्ही ज्या प्रदेशात वास्तव्य करत आहात, तो भाग आणि तुमचे घर यांचा तुमच्या आहार-विहारावर, जीवनशैलीवर, आरोग्यावर विशिष्ट प्रभाव असतो. तुमचा पंथ किंवा धर्मदेखील तुमच्या आरोग्याबाबत जबाबदार असतो. या गोष्टीदेखील महत्त्वाची भूमिका बजावतात.

प्रत्येक देशाचे वातावरण परिवर्तनशील आहे. प्रत्येक राज्यात सामाजिक तसेच प्रादेशिक भिन्नता आहे. प्रत्येक राज्यातील लोकांचे व्यवहार, जीवन जगण्याच्या पद्धती भिन्न आहेत. त्यांच्या आवडीनिवडी वेगवेगळ्या आहेत. आहार-विहार, राहणीमान, कपडे यांमध्येदेखील विविधता आहे. त्याचबरोबर आरोग्यासंबंधी समस्या सोडवण्याबाबत विचार करण्याच्या पद्धतींमध्येदेखील फरक आहे.

वर दिलेल्या सर्व गोष्टी निरोगी आयुष्यासाठी उपयुक्त आहेत. आपण जर पारंपरिक आहार-विहार, राहणीमान, पंथ यांना धरून राहिलो, तर आपले आरोग्य उत्तम राहू शकते. आपण जर आपल्या मूलभूत परंपरांपासून दूर गेलो तर त्याचा स्वास्थ्यावरही विपरीत परिणाम व्हायला सुरुवात होते.

उदाहरणार्थ, माझ्या एका बंगाली मित्राची नोकरी निमित्ताने बंगालहून दिल्लीला बदली झाली. एका स्वच्छ वातावरणातून प्रदूषित शहरात येण्यामुळे त्याच्या परिवाराला आरोग्यासंबंधी अनेक समस्या उद्भवायला सुरुवात झाली. ते अनेक वर्षे छोट्या-मोठ्या आजारांसाठी औषधे घेत राहिले. माझी अनेक दिवसांनंतर जेव्हा त्यांच्याशी भेट झाली, तेव्हा त्यांनी मला त्यांच्या आरोग्यासंबंधी समस्या सांगितल्या. मुख्यत्वे त्यांच्या संपूर्ण कुटुंबाला त्वचाविकार जडला होता. मी पूर्ण चौकशी केल्यानंतर असे समजले, की ते स्वयंपाकात मोहरीच्या तेलाऐवजी सूर्यफुलाच्या तेलाचा उपयोग करत आहेत. कारण काय, तर हे तेल रक्तदाब नियंत्रित राहण्यासाठी उपयुक्त असते. माझ्या सांगण्यावरून त्यांनी पुन्हा मोहरीचे तेल वापरायला सुरुवात केली. परिणामी त्यांचे त्वचेसंबंधी सर्व विकार बरे झाले. एकाच कुटुंबातील एकापेक्षा जास्त लोकांमध्ये एकसारख्या आजारांची लक्षणे आढळतात, तेव्हा सर्वप्रथम आपण स्वयंपाकात जे तेल वापरतो, ते तर आजाराला कारणीभूत नाही ना, हे जाणून घ्यायला हवे.

आपले पूर्वज पारंपरिक तेल, देशी तूप, मोहरीचे तेल, शेंगदाण्याचे तेल, तिळाचे तेल, खोबरेल तेल वापरत असत. वंशपरंपरेने हे शरीरसंरचनेमध्ये साहाय्यक ठरतात. आरोग्याच्या दृष्टीने तुम्ही या पैलूंचादेखील विचार करणे गरजेचे आहे.

तुमच्यामध्ये जर शिकण्याची चिकाटी असेल, तर घरच्या घरी होमिओपॅथीने कोणताही आजार बरा करणे शक्य आहे.

या पुस्तकात होमिओपॅथीला एक अवैद्यकीय पद्धती (non medical method) अशा स्वरूपात प्रस्तुत केले आहे. जेणेकरून तुमच्या मनात कोणताही संभ्रम निर्माण होणार नाही. या पुस्तकाचा उद्देश तुम्हाला चिकित्सक (डॉक्टर) बनवणे नसून आरोग्याप्रति जागरूक बनवणे हा आहे. तुम्ही एखादा रुग्ण बरा केला, की तुमचा आत्मविश्वास प्रचंड वाढेल.

ताप, बद्धकोष्ठता, जुलाब, सर्दी, खोकला, डोकेदुखी यांसारख्या छोट्या आजारांवर कोणत्याही चिकित्सा पद्धतीच्या मदतीशिवाय (अगदी होमिओपॅथीसुद्धा) केवळ आहार-विहारात बदल करून, थोडी सजगता बाळगून मात केली जाऊ शकते. यात अडथळा एकच आहे, तो म्हणजे आपण धीर बाळगू शकत नाही. ऑफिस, व्यवसाय, शाळा-कॉलेज यांसारख्या दैनंदिन जीवनातील महत्त्वपूर्ण बाबींमध्ये कोणताही अडथळा येऊ नये म्हणून 'इन्स्टन्ट'च्या युगात प्रत्येकालाच लवकर बरे व्हायचे असते. आजारांतून त्वरित बरे होण्यासाठी लोक औषधांच्या दुकानातून डॉक्टरांच्या सल्ल्यांशिवाय ॲलोपॅथिक औषधे घेतात, परंतु हे आरोग्यासाठी हानिकारक ठरू शकते. अशा वेळी ॲलोपॅथिक औषधांद्वारे आपणच आपला इलाज करण्याचे अनेक दुष्परिणाम सहन करण्यापेक्षा होमिओपॅथीची निवड हा एक उत्तम पर्याय आहे. खाली दिलेली होमिओपॅथिक वेदनाशामक औषधे ॲलोपॅथिक वेदनाशामक औषधांना एक उत्तम पर्याय बनू शकतात. तुम्ही स्वतःच ती घेऊन त्याचे परिणाम अनुभवा.

होमिओपॅथिक वेदनाशामक औषधे – १

सामान्यतः छोट्या गावांमध्ये लोक डोकेदुखी किंवा अन्य वेदनांवर हिरवे पान (E) नावाच्या गोळ्या घेतात. शहरी लोकांना तर अशी अनेक वेदनाशामक औषधे कंपनीच्या नावानिशी माहीत आहेत.

आता होमिओपॅथिक वेदनाशामक औषधे घेऊन बघा. बॅलाडोना ३० (Belladonna 30) ४ गोळ्या दर ५ मिनिटांनी घ्या. या प्रकारे ३० मिनिटांत सहा डोस घेऊन परिणाम पाहा. तुम्हाला त्वरित आराम मिळेल. होमिओपॅथीमध्ये तीन टप्प्यांमध्ये औषधाचा डोस दिला जातो. यांतील कोणत्याही टप्प्यावरील डोस घेतल्यानंतर वेदना कमी झाल्या असतील तर औषध घेणे बंद करा.

होमिओपॅथिक वेदनाशामक औषधे – २

बॅलाडोनाने फरक जाणवला नाही तर मॅग्नेशियम फॉस्फोरिकम 6x (Magnesium Phos.) ४-४ गोळ्या दर ५ मिनिटांनंतर घ्या. याप्रकारे २० मिनिटांत ४ डोस कोमट पाण्यासोबत घ्या. याने तुम्हाला कोणत्याही अॅलोपॅथिक वेदनाशामक औषधांपेक्षा चांगला परिणाम दिसून येईल.

उत्तम आरोग्यासाठी तीन मूलभूत नियम

उत्तम आरोग्य टिकवण्यासाठी भारतीय जीवनशैली आणि आहार-विहार **महत्त्वाची** भूमिका बजावतात. हे आता विदेशी आधुनिक वैद्यकीय शास्त्रानेदेखील मान्य केले आहे. यासाठीच उत्तम आरोग्य प्राप्त करण्यासाठी लाभदायक ठरणारे तीन सोनेरी नियम खाली दिले आहेत :

- नियमित आणि सात्त्विक आहार.
- नियमित व्यायाम.
- ताणतणाव टाळण्यासाठी विचारांची दिशा बदलणे.

तुम्ही कुठल्याही प्रदेशात, राज्यात किंवा प्रभागात राहत असलात, तरीही घरी बनवलेल्या ताज्या अन्नाचेच नियमितपणे सेवन करायला हवे. आपल्या व्यस्त दिनचर्येतून व्यायाम करण्यासाठी थोडा वेळ काढायलाच हवा.

दररोज थोडा वेळ घरी देवासमोर प्रार्थना करायला हवी किंवा मंदिर, मशीद, गुरुद्वारा किंवा चर्च अशा जिथे आपला विश्वास असेल तिथे जायला हवे. यामुळे आपला ताण कमी होतो. आपले मित्र, सोबती, नातेवाईक यांना आपल्या समस्या मोकळेपणाने सांगायला हव्यात. त्यांनी आपली समस्या ऐकल्यानंतर 'आपली काळजी करणारे आपले कोणीतरी आहेत', असा विश्वास मनात निर्माण होतो आणि आपल्यात सुरक्षिततेची भावना वृद्धिंगत होते.

आरोग्यदायी जीवनासाठी काही युक्त्या

- तुमचे तुमच्या घरात राहणेदेखील तुम्हाला निरोगी किंवा रोगी बनवू शकते. तुम्ही तुमचे घर किती स्वच्छ आणि नीटनेटके ठेवता, यावर हे अवलंबून आहे. सामान्यतः भारतीय लोक स्वच्छतेची जबाबदारी घरातील महिलांवर सोपवतात आणि या कामात त्यांना मदतीसाठी पुढे येत नाहीत, परंतु कुटुंबातील पुरुष सदस्यांवरही अनेक गोष्टी अवलंबून असतात, ज्या घराच्या

नीटनेटकेपणाच्या अंतर्गत येतात.

- घर नेहमी स्वच्छ राहावे यासाठी रोज थोडा वेळ घर स्वच्छ करण्यासाठी द्या.
- घरात ताजी हवा खेळती राहायला हवी. घरात जर ताजी हवा खेळती राहत असेल तर त्या घरातील लोकांना दीर्घायुष्य लाभते.
- घरात कोणालाही धूम्रपान करू देऊ नका. तुमचे मित्र, नातेवाईक धूम्रपान करत असतील तर 'तुम्ही तुमची फुफ्फुसं खराब करण्यासाठी कृपया घराबाहेर जा' असे त्यांना नम्रपणे सांगा. तुम्ही स्वतः धूम्रपान करत असाल तर घराबाहेर जाऊन स्वतःला नुकसान करून घेणे जास्त योग्य राहील. तुमच्या घरातील सदस्यांनी आजार का सहन करायचे? तुम्ही त्यांना कोणत्याही आजारांमध्ये सहभागी का करून घेऊ इच्छिता?
- तुमच्या घरात जर जागा असेल तर काही झाडे, फुलझाडे घराच्या आवारात जरूर लावा आणि तुम्ही उत्तम आरोग्यप्राप्तीच्या मार्गावर आहात असा विचार करा. घरातील झाडे वातावरण ताजेतवाने ठेवतात तसेच हवेतील विषारी रसायनेही शोषून घेतात.
- तुम्ही निश्चयपूर्वक तुमच्या घरातील सर्व खोल्यांमध्ये भरपूर नैसर्गिक उजेड येण्याची सोय करा. एखाद्या खोलीत सूर्यप्रकाश येत नसेल तर तिथे योग्य प्रमाणात विजेचा प्रकाश असायला हवा, याची काळजी घ्या. जिथे सूर्यप्रकाश जास्त येतो, शक्यतो अशा खोलीतच तुम्ही जास्त वेळ घालवायला हवा.
- घरातील काही समारंभ वगळता कोणत्याही सदस्याला मोठ्या आवाजात संगीत वाजवण्याची परवानगी देऊ नका.
- कुटुंबातील सदस्यांना विशेषतः लहान मुलांना कॉम्प्युटर, मायक्रोवेव्ह किंवा टीव्हीजवळ, बाजूला किंवा मागे बसू देऊ नका. तुम्ही ही उपकरणे हाताळत असताना त्यापासून योग्य अंतर राखणे गरजेचे आहे. कॉम्प्युटरसमोर शक्यतो कमीत कमी वेळ बसा. अत्तर, कीटकनाशके, ॲसिड, फिनेल, डीडीटी पावडर, डास मारण्याचे स्प्रे इत्यादी गोष्टी मुलांपासून दूर ठेवा.
- विजेच्या सर्व तारा, बोर्ड, प्लग इत्यादी लहान मुलांचे हात पोहोचणार नाहीत अशा योग्य उंचीवर लावा. घरातील प्लग पॉईंट्स, प्लग कॅप टेपने कव्हर करून ठेवा, जेणेकरून लहान मुलांना कोणतीही इजा होणार नाही. तुम्ही इस्त्री, वॉशिंग मशीन, मिक्सर किंवा ग्राइंडर यांसारखी विद्युत उपकरणे वापरताना

लहान मुलांना त्यांपासून दूर ठेवा.

- थंडीच्या दिवसात गरम हवेचे हिटर अतिरिक्त तापमान वाढवून वापरणे हानिकारक ठरू शकते. त्यांचे तापमान सामान्य ठेवावे.
- स्वयंपाक घर किंवा बाथरूममध्ये कधीही विजेच्या बटनांना ओले हात लागणार नाहीत याची काळजी घ्या. त्यासाठी शक्य झाल्यास रबरी हातमोजे, बूट वापरणे किंवा हात पुसून बटन चालू-बंद करणे योग्य ठरेल.
- स्वतः मुलांसमोर मद्यपान करू नये. तसेच आपल्या मित्रांना आणि नातेवाइकांनाही करू देऊ नये.
- घरातील प्रत्येकालाच वापरता येईल अशी एक प्रथमोपचार पेटिका तयार करावी. यालाच ऋळीीं रळव लु असे म्हणतात. यामध्ये अ‍ॅलोपॅथिक आणि पुस्तकात दिलेली होमिओपॅथिक औषधेही ठेवावीत. या पेटीत गरम पाण्याची पिशवी (हॉट पॅड), थर्मामीटर, निर्जंतुक कापूस, जाळीची पट्टी, ऑपरेशनमध्ये उपयोगी येणारा टेप, फॉस, काचेचा तुकडा, माशीचा काटा काढण्यासाठी कात्री आणि छोटा चिमटा या प्रकारच्या वस्तू व्यवस्थित ठेवाव्यात.
- फ्रीजमध्ये मर्यादित भाज्या ठेवाव्यात. शक्यतो दोनपेक्षा अधिक भाज्या ठेवू नयेत. फ्रिजमधील पदार्थांची जास्त सवय नको. पिण्याचे पाणी फ्रिजमध्ये ठेवण्याऐवजी मातीच्या भांड्यात, माठात ठेवावे. तुम्हाला गार पाणी प्यायचे असेल, तर बर्फ टाकून आधी ते गार करावे आणि मग प्यावे.

प्रत्येकासाठी

योग्य दृष्टिकोन

'मी ज्ञान बुधिराजा आहे. हे आहेत माझे मित्र नारायणदास नागपाल.'

'माझे नाव जीवनदास रावल आहे, तुम्हाला दोघांना भेटून आनंद झाला.'

'मी प्रेम रावल आहे.'

वरील चर्चेमधून तुम्ही काय निष्कर्ष काढलात? हे Double personality म्हणजेच द्वैध व्यक्तिमत्त्वाचे लोक आहेत, जे एकमेकांना आपला परिचय देत आहेत.

होय, शरीराने त्या दोन व्यक्ती आहेत. तुम्ही त्यांच्या नावावरून त्यांची पारख करू नका, तर त्यांची शरीरसंरचना बघितल्यावर तुम्हाला कळेल, की ते दोन्ही एकच आहेत. शरीरसंरचनेविषयी विचार केला तर विश्वात संपूर्ण मानवजातीची शरीरसंरचना एकसारखी आहे. आपले शरीर हे हाडे, मांस, मज्जा आणि विविध प्रकारच्या अवयवांची एक कठीण संरचना आहे. शरीराचे विविध अवयव मिळून विविध प्रणालींच्या अंतर्गत शरीराची महत्त्वपूर्ण कार्यं करतात. यांमध्ये अतिसूक्ष्म अब्जावधी कोशिकांचा समावेश आहे. त्या सर्व अवयवांच्या आणि ऊतींच्या मूलभूत घटक आहेत. ही संपूर्ण शरीरप्रणाली मिळून एका घटकाच्या संक्षिप्त रूपात एकत्रित झाल्यावर तिची एक वेगळी ओळख निर्माण होते. तिला एक नाव दिले जाते.

बुधिराजा वारंवार अपचनाच्या समस्येने पीडित आहे, याचा अर्थ त्याची पचनसंस्था व्यवस्थित काम करत नाही. नागपालला सर्दी खोकला आहे, याचा अर्थ त्याची श्वसनसंस्था व्यवस्थित काम करत नाही. ही तर केवळ दोन उदाहरणे आहेत. पण असे अनेक आजार आहेत, ज्यामुळे शरीराच्या विविध संस्थांमध्ये समस्या उद्‌भवतात. प्रत्येक शरीरात अस्वस्थतेचे कारण वेगळे आहे. संसर्ग, प्रदूषण, ॲलर्जी किंवा कोणत्याही परिस्थितीशी जुळवून न घेता येणे किंवा वंशपरंपरागत राहणीमान

इत्यादी अनेक कारणे असू शकतात. एखाद्या आजारी शरीराचे कारण एखादी दुर्घटना किंवा मानसिक आघातदेखील असू शकते.

बाह्य जखमा सोडल्या तर असे कितीतरी छोटे-मोठे आजार स्वतःच बरे करून स्वतःला निरोगी ठेवण्याची अद्भुत क्षमता आपल्या शरीरात आहे. या क्षमतेला होमिओपॅथीमध्ये 'व्हायटल फोर्स' असे म्हणतात. ही एक अशी ऊर्जा किंवा जीवनशक्ती आहे, जी शरीराला उत्साहित ठेवते. प्रत्येक मनुष्याजवळ त्याच्या व्हायटल फोर्सचा एक हिस्सा असतो. हे त्या व्यक्तीवर अवलंबून असते की तो आपला हा हिस्सा योग्य आहार, योग्य जीवनशैली तसेच व्यायामाद्वारे व्यवस्थित ठेवतो किंवा वाढवण्यासाठी कार्य करतो. मी या दृष्टिकोनाला 'योग्य दृष्टिकोन' असे नाव दिले आहे. एकदा तुम्ही हे समजून घेतले की त्यानंतर आजारांवर मात करण्यासाठी किंवा त्यापासून बचाव करण्यासाठी तुम्ही सक्षम बनाल.

प्रदूषित वातावरण, अस्वच्छता, आनुवंशिक आजार, मद्यपान आणि उत्तम स्वास्थ्य ठेवण्यासाठी असलेल्या नियमांप्रति अज्ञान अशा कारणांमुळे संपूर्ण स्वास्थ्य आजच्या युगात शक्य नाही. मानवाचं ७०% ते ८०% आरोग्य हे उपयुक्त जीवनशैलीवर अवलंबून असते, असेदेखील आपण म्हणू शकतो. हे साधारणतः सामान्य स्वास्थ्यासाठी लागू पडू शकते, उत्तम स्वास्थ्यासाठी नाही. उरलेले २०% ते ३०% टक्के आरोग्य औषधोपचारांवर अवलंबून असते. आपले शरीर याप्रकारे बनवले गेले आहे की ते आपली ऊर्जा किंवा जीवनशक्ती यांचे रक्षण करू शकेल, परंतु त्याचे योग्य प्रकारे जतन झाले तरच ते शक्य होते. आपल्याजवळ आजारांपासून बचाव करण्यासाठी सुरक्षा व्यवस्था आहे. या व्यवस्थेचा किंवा स्वास्थ्य नियमांचा अवलंब करायला हवा.

स्वास्थ्य नियम : सकाळी लवकर उठणे, रात्री उशिरापर्यंत न जागणे, सकाळी चालायला जाणे, थोडा व्यायाम करणे, संतुलित आणि पौष्टिक आहार घेणे, कुठल्याही प्रकारच्या अतिशयोक्तीपासून दूर राहणे. उदाहरणार्थ खाणे, झोपणे, संभोग, चिंता, तणाव इत्यादी. आपल्यापैकी कित्येक लोकांसाठी या सोनेरी नियमांचे पालन करणे शक्य नाही.

आपल्या जीवनात प्रत्येक पावलावर 'खूप' हा शब्द समस्या उभी करतो. आपण 'खूप' व्यस्त आहोत. जीवन 'खूप' वेगवान बनले आहे. आपल्याकडे वेळ 'खूप' कमी आहे. आपल्याला एका रात्रीत 'खूप' श्रीमंत बनायचं असतं.

बहुसंख्य लोकांकडे वेळेची कमतरता असल्याने ते 'फास्ट फूड' किंवा 'डबाबंद'

खाद्यपदार्थ आणि विविध प्रकारचे 'जंक फूड' यांची निवड करतात. साधारण परंतु पौष्टिक आहाराप्रति आपला दृष्टिकोन पूर्णपणे बदललेला आहे. आपण जे खातो ते अन्न आपल्यासाठी योग्य नाही, याची आपल्याला जाणीव असते. उदाहरणार्थ, कोल्ड्रिंक्स आपल्या पचनसंस्थेसाठी हानिकारक आहेत, तरीपण आपण त्यापासून दूर राहू शकत नाही.

मी तुम्हाला हे सगळं सोडण्याचा आग्रह करू शकत नाही, पण काही सोनेरी नियम आणि दृष्टिकोन यांचे पालन करण्याचा सल्ला अवश्य देऊ शकतो. तो तुम्हाला तुमच्या व्यस्त दिनचर्येतही निरोगी राहण्यास मदत करेल. **तुमच्याकडे सकाळी किंवा संध्याकाळी चालण्यासाठी किंवा हलका व्यायाम करण्यासाठीही वेळ नसेल** तर तुम्ही आणि तुमच्या आसपासच्या लोकांसाठी काही उपयुक्त सूचना खाली दिल्या आहेत.

- नियोजित वेळेनुसार आपल्या अंथरुणावरून उठा. मात्र उठताक्षणी जागा सोडू नका. त्या ठिकाणी बसूनच पाय जमिनीवर टेकवा. त्यानंतर हात समोर घेऊन हातांकडे पाहा. दोन्ही हात एकमेकांवर २० वेळा घासा आणि आपल्या चेहऱ्यावर वरून खालपर्यंत फिरवा. असे तीन वेळा करा. आता ईश्वराला रात्रभर शांत झोप लागली, यासाठी धन्यवाद द्या. वास्तविक 'झोप' म्हणजे अल्प मृत्यूच आहे. रात्रीच्या मृत्यूनंतर आज तुम्ही या जगात जिवंत आहात. रोज सकाळी ईश्वर तुम्हाला नव्या आयुष्याचा आशीर्वाद देतो, तुम्हाला पुन्हा काम करण्यासाठी एक नवीन सकाळ देतो. त्यामुळे या नवीन दिवसाचा अधिक फायदा घ्या. (हात एकमेकांवर घासण्याने आणि झोपेतून उठून आपल्या शरीराला वेळ देण्याचा उद्देश हाच आहे की वास्तवात आपण आपल्या हृदयाला वेळ देत आहोत. झोपेमध्ये हृदयाची गती कमी होते. परिणामी त्याच्यावरील ताण कमी होतो आणि त्याला विश्रांती मिळते. ते दिवसभर रक्तसंचरणाच्या कार्यासाठी तयार करण्यासाठी आणि क्रियाशील बनण्यासाठी त्याला थोडा वेळ द्यायला हवा.)

- सकाळी तोंड धुण्यापूर्वी कमीत कमी दोन ग्लास पाणी प्या. हे पाणी रात्रभर तांब्याच्या भांड्यात ठेवले तर अधिक उत्तम. रेडिओ किंवा टेप चालू करून ईश्वराची स्तुती असलेली भक्तिगीते ऐका. थोडा वेळ आपल्या खोलीमध्ये फिरा, त्यानंतर शौचाला जा. (यामागे बद्धकोष्ठतेपासून बचाव, आत्मविश्वास आणि मानसिक शक्ती वाढवणे हा उद्देश आहे.)

- मलविसर्जनासाठी भारतीय पद्धतीच्या शौचालयाचाच वापर करा. मलविसर्जन शक्यतो जोर न लावता सहजपणे करा. मलविसर्जन करताना दातांना वरील व खालील जबड्यासोबत आत आवळून धरा व तोंड बंद ठेवा. यामुळे दातांची मुळे मजबूत होण्यास मदत होते. तुमचे पोट साफ होत नसेल तर तुम्ही पुढील दोन उपाय करू शकता. पहिला उपाय- तुमच्या दोन्ही अंगठ्यांनी खालच्या ओठांच्या दोन्ही कोपऱ्यातील त्वचा दाबा. २० आकडे म्हणेपर्यंत हा दबाव राहू द्या. दबाव हटवून पुन्हा १० आकडे म्हणा. दबाव देणे आणि सोडणे हे तीन वेळा करा. हा उपाय लागू पडला नाही तर दुसरा उपाय करा. आपल्या दोन्ही हातांनी आपल्या पायाचे पंजे दाबा. या स्थितीमध्ये आपल्या नितंबांना हळूहळू वर उचला, ज्यामुळे पोटऱ्या आणि जांघेत ९० अंश किंवा त्यापेक्षा मोठा कोन बनेल. नितंबांना वर उचलताना दीर्घ श्वास घ्या. नितंब वर घेतल्यावर काही वेळ श्वास रोखून धरा, नितंब पूर्वस्थितीत परत आणताना हळूहळू श्वास सोडा. हा उपाय दोन ते तीन वेळा करा, ज्यामुळे सहजपणे मलविसर्जन होईल.
- दात स्वच्छ करण्यासाठी दोन प्रकारच्या टूथपेस्टचा वापर करा, ज्यामध्ये एक जडीबुटीयुक्त असेल. तीन दिवस एक पेस्ट वापरा, नंतरचे तीन दिवस दुसरी पेस्ट वापरा आणि सातव्या दिवशी मात्र दंतधावन उपलब्ध असेल तर त्याचा प्रयोग करा. उपलब्ध नसेल तर पावडर, दंतमंजन किंवा मिठासोबत मोहरीचे तेल मिसळून उपयोग करा. टूथब्रश खराब झाल्यावर तो बदला. ब्रश केल्यानंतर टंग क्लीनरने जीभ स्वच्छ करा.
- आता आंघोळीसाठी जा. हिवाळ्यात गरम पाण्याने अंघोळ करू शकता. पण आंघोळीनंतर लगेचच थंड हवेत जाऊ नका. तुम्ही पुरुष असाल तर गर्मीच्या दिवसात उघड्यावर आंघोळ करण्याचा प्रयत्न करा. जो ताजेतवानेपणा उघड्यावर आंघोळ केल्याने येतो, तो बंद बाथरूममध्ये येत नाही.
- आंघोळीच्या आधी खाली दिलेले काही उपाय करा.
- मूत्रविसर्जन करून मूत्राशय रिकामे करा.
- उजव्या हाताच्या तर्जनीने दोन ते तीन वेळा बेंबीवर मोहरीचे तेल लावा, जेणेकरून बेंबी तेलाने भरलेली राहील.
- दोन्ही हातांच्या करंगळीने दोन्ही कानांमध्ये तेल लावा, जेणेकरून तेल

कानांच्या आतपर्यंत जाईल. कानात तेल सोडू नये.

- त्याचप्रकारे उजव्या हाताच्या तर्जनीने नाकाच्या दोन्ही छिद्रांमध्ये तेल लावा.
- डाव्या हाताच्या तर्जनीने गुदद्वारावर आणि छिद्राच्या आत तेल लावा. हात स्वच्छ धुवा आणि दोन्ही पायांच्या अंगठ्यांवर पण तेल लावा.
- (उद्देश- आतडे मजबूत बनवणे, कान आणि नाक यांचा प्रदूषणाने होणाऱ्या आजारांपासून बचाव, मूळव्याध आणि इतर गुदद्वारासंबंधी आजारांपासून बचाव, तसेच पायाच्या अंगठ्यांवर तेल लावल्याने डोळ्यांची नजर उत्तम राहते.)
- आंघोळ करताना तोंडात पाणी भरून घ्या, ज्याने तुमचे गाल फुगतील. हे पाणी अंघोळ पूर्ण होईपर्यंत तोंडात भरून ठेवा. आठवड्यातून दोनच वेळा साबण लावा. साबणाऐवजी आपल्या हाताने आपले शरीर घासा आणि पाण्याने धुऊन टाका. आंघोळ केल्यानंतर मगच्या साहाय्याने कमीत कमी दहा वेळा बंद डोळ्यांवर पाणी शिंपडा. त्यानंतर एकदा डोळे उघडून पाणी शिंपडा. पाणी शिंपडतानादेखील तोंडात पाणी भरलेले असावे, जे आंघोळीच्या सुरुवातीला तोंडात भरले होते. पाणी शिंपडून झाल्यानंतर तोंडातील पाणी काढून टाका. त्यानंतर मऊ पंचाने शरीर पुसून घ्या. (उद्देश- डोळे, चेहरा आणि त्वचेची काळजी)
- तुमच्या घरी देवघर असेल तर दोन ते पाच मिनिटे प्रार्थना करा, धूप किंवा उदबत्ती लावा. जेवण बनवणे आणि आवरणे हे तुमचे वेगळे काम असेल. सकाळी नाश्त्यानंतर कमीत कमी पाच वेळा गुळण्या करा, ज्यामुळे तोंडातून अन्नकण निघून जातील. हीच क्रिया दुपारी आणि रात्री जेवणानंतरही करा. याची सर्वांत योग्य पद्धत म्हणजे तोंडात पाणी भरून तर्जनीने दात आणि हिरड्या यांना मसाज करणे. जेवणानंतर टूथपिक वापरणे हीदेखील एक चांगली सवय आहे.
- त्यानंतर घराबाहेर या, तीन वेळा दीर्घ श्वास घ्या आणि सोडा, जेणेकरून ताजी हवा मिळेल. फिरून पुन्हा आपल्या घराकडे बघा आणि आपल्या कुटुंबीयांना अलविदा म्हणा. कारण आता तुम्ही प्रदूषणाच्या दुनियेत पाऊल ठेवायला जात आहात.
- बैठे काम असेल तर दर अर्ध्या तासाने तुम्ही बसण्याची स्थिती बदला, खुर्चीवर

बसून डावीकडे-उजवीकडे, पुढे-मागे झुका. वेळोवेळी पाठ आणि मान वाकून पुढे-मागे करा. पाय सरळ करा, मान डावीकडे-उजवीकडे, पुढे-मागे फिरवा आणि हातांचा कप बनवून डोळ्यांवर काही वेळासाठी झाका.

- रात्रीचे जेवण व्यवस्थित चावून तोंडात पेस्ट बनवा, ज्यामुळे आतड्यांना जेवण पचवणे सोपे जाईल. जेवणाच्या वेळी टीव्ही बघू नका आणि जास्त गप्पादेखील मारू नका. रात्री जेवणानंतर मूत्रविसर्जन करून मूत्राशय रिकामे करा. त्यानंतर परत येऊन पंधरा मिनिटे वज्रासनात बसा.
- पलंगावर जाण्यापूर्वी तुमचे हात, तोंड आणि पाय धुवा. तुमचा दिवस छान गेला याबद्दल ईश्वराचे आभार माना किंवा सकारात्मक विचार करा. थंडीच्या दिवसात आपला चेहरा ब्लँकेट किंवा घोंगडीने झाकू नका, त्याऐवजी गरज असेल तर डोकं झाकण्यासाठी तुम्ही टोपी वापरू शकता.
- तुम्ही दिवसभरात जितके अन्न खाता, त्यापेक्षा एक पोळी किंवा थोडासा भात कमीच खा.
- अन्नसेवनाच्या अर्धा तास आधी किंवा नंतरच पाणी प्या. तुम्ही अन्न खाताना पाणी प्यायल्याशिवाय राहू शकत नसाल तर खाताना मध्ये मध्ये केवळ अर्धा ग्लास पाणी प्या.
- मूत्रविसर्जनाचे वेळी वरील आणि खालील दातांना आतमध्ये आवळून घेण्याची सवय लावून घ्या.
- कानातील मळ काढण्यासाठी कानात काडी घालू नका. वारंवार नाकात बोटे घालू नका. त्याऐवजी रुमालाने नाक साफ करा.
- तुम्हाला सकाळी एक वेळ मलविसर्जनाची सवय असेल तर प्रयत्न करा की संध्याकाळी पण एकदा जाल. डाव्या हाताने भरपूर पाणी वापरून गुदद्वार साफ करा. मात्र थंडीच्या दिवसात गरम किंवा कोमट पाण्याचा उपयोग करू नका.

वरील उपायांचा तुमच्या दिनचर्येत समावेश करा. तुम्ही कितीही व्यस्त असला तरीही या गोष्टी करण्यासाठी जास्त वेळ लागत नाही. या प्रकारची दिनचर्या तुमच्या दैनिक जीवनावर ओझे न बनता तुम्हाला आजार आणि विकार यांसोबत लढण्यासाठी नक्कीच मदत करते. कारण तुमच्याकडे व्यायाम करण्यासाठी, लवकर झोपण्यासाठी आणि लवकर उठण्यासाठी पुरेसा वेळ नाही. तुम्ही ऑफिसमधून किंवा व्यावसायिक मीटिंग संपवून रात्री उशिरा घरी येता आणि त्यामुळे तुमच्याकडे

जेवणानंतर चालायला जाण्यासाठीदेखील वेळ नाही. तुम्ही वरील नियमांचा अवलंब केला तर तुमच्या महत्त्वपूर्ण अवयवांची आजारांपासून सुरक्षा करू शकाल. मला असे वाटत नाही की मी या गोष्टींबाबत आणखी आग्रही व्हावे लागेल, परंतु या नियमांचे पालन करण्याने तुम्हाला काही दिवसांतच चांगले परिणाम दिसतील. बाह्य संसर्ग (इन्फेक्शन) किंवा प्रदूषित वातावरणापासून कुणीही वाचू शकत नाही. तुम्हाला जर एखादा संसर्ग झालाच, तर तुम्ही त्वरित डॉक्टरांशी संपर्क साधायला हवा.

होमिओपॅथीविषयी थोडक्यात माहिती

हे पुस्तक होमिओपॅथीशी संबंधित आहे. यात फक्त होमिओपॅथीच्या मूलभूत तत्त्वांचा आणि उपयोगाचा समावेश आहे, जेणेकरून वाचकांना याचा संपूर्ण लाभ मिळू शकेल.

होमिओपॅथी ही एक अशी औषधोपचार पद्धत आहे, जी वैज्ञानिक तत्त्वांनुसार तयार करण्यात आलेल्या विशिष्ट औषधी घटकांच्या माध्यमातून आरोग्य टिकवून ठेवण्याचे किंवा आरोग्य पुन्हा मिळवून देण्याचे काम करते.

'होमिओपॅथी हा शब्द ग्रीक भाषेतून आलेला असून त्याचा अर्थ आहे - 'समान वेदना'.

होमिओपॅथीमध्ये 'समलक्षण उपचार' हे तत्त्व कार्य करते. हे अगदी सोप्या शब्दांत समजावता येते:

एखादे औषध जास्त प्रमाणात सेवन केल्याने एखाद्या आजाराचे लक्षण निर्माण होते, तर तेच औषध अतिसूक्ष्म प्रमाणात घेतल्याने तो आजार बरा होऊ शकतो. होमिओपॅथीने हे सिद्ध केले आहे की शरीराला कोणताही अपाय न करता, कोणतेही दुष्परिणाम न होऊ देता आरोग्य मिळवून देता येते.

औषधशास्त्राचे जनक हिपोक्रेटीस (इ.स.पू. ४७०-४००) यांनी ही संकल्पना मांडली होती, की उपचाराचे फक्त दोनच मार्ग असतात - 'विपरीत' आणि 'समरूप' (समान). विपरीत उपचारात एखाद्या विषाचे परिणाम नष्ट करण्यासाठी त्याच्या विरोधी गुणधर्म असलेल्या घटकाचा वापर केला जातो. समरूप उपचारात मात्र त्या विषाचाच उपयोग उपचारासाठी केला जातो.

हिपोक्रेटीस यांनी हेही लिहिलं आहे की प्रत्येक रोगाचा स्वतःचा एक स्वभाव असतो आणि तो थंडी, ऊन, ऋतू किंवा हवामानातील बदल अशा बाह्य कारणांमुळे होतो. त्याचबरोबर त्यांनी असेही लिहिले आहे की आपल्या निसर्गरचनेत सर्व आजारांचे उपचार उपलब्ध आहेत. हिपोक्रेटीसनंतर आलेले पॅरासेल्सस (१४९३-१५४१) यांचा विश्वास होता की संपूर्ण सृष्टी एकसंध आहे. त्यांनी या मताला पाठिंबा दिला की 'जे विष रोग निर्माण करू शकते, तेच विष त्या रोगावर उपचारही करू शकते.' त्यांनी हिपोक्रेटीस यांच्या 'समरूपतेच्या सिद्धान्ताचा' पूर्णतः स्वीकार केला. त्यांनी समलक्षण उपचार ही कल्पना वेगळ्या पद्धतीने मांडली होती.

नंतरच्या काळात डॉ. सॅम्युअल हॅनेमन (१७५५-१८४३) यांनी या 'समरूपतेच्या तत्त्वावर' आधारित होमिओपॅथीचा संपूर्ण सिद्धान्त मांडला. ते केवळ डॉक्टर नव्हते, तर एक रसायनशास्त्रज्ञ आणि बहुभाषातज्ज्ञही होते. त्यांनी 'like cures like' म्हणजे 'समरूपतेच्या सिद्धान्ताला' 'Similia Similibus Curentur' अर्थात 'समलक्षण चिकित्सा' असे नाव दिले. याचा अर्थ असा की, कोणत्याही रोगावर उपचार करण्यासाठी अशा औषधीचा शोध घ्यावा लागतो, जे औषध एखाद्या निरोगी व्यक्तीत त्या रोगासारखीच लक्षणे निर्माण करू शकते. त्यांचा हा शोध त्यांनी 'ऑर्गेनॉन ऑफ रॅशनल आर्ट ऑफ हीलिंग' किंवा 'द ऑर्गेनॉन ऑफ हीलिंग आर्ट' या पुस्तकात नमूद केला आहे. हे पुस्तक सहा आवृत्त्यांमध्ये प्रसिद्ध झाले असून प्रत्येक नवीन भागात अधिक विस्तार आणि सुधारणा करण्यात आली आहे. होमिओपॅथिक औषधपद्धतीची लोकप्रियता या पुस्तकाच्या आवृत्त्यांच्या संख्येवरूनच दिसून येते. विशेषतः त्या काळात, जेव्हा व्यावसायिक विरोध, टीका आणि वादविवाद विकोपाला गेले होते. अशा वातावरणात या शोधाला मान्यता मिळवून देणं सोपं नव्हतं.

डॉ. हॅनेमन यांचा विश्वास होता की आपल्या शरीरात एक समतोल यंत्रणा (System) आहे, जी आपल्याला निरोगी ठेवते. याला 'व्हाइटल फोर्स Vital Force' असे म्हणतात. ही एक अशी ऊर्जा आहे, जिला कुठलाही आकार किंवा रासायनिक ओळख नसून ती आपल्या शरीरात काम करते आणि आपल्याला जीवन प्रदान करते. व्हायटल फोर्स किंवा समतोल प्रक्रियेला शरीराची सुरक्षा यंत्रणा म्हणू शकतो. ही एक स्वतंत्र प्रक्रिया असून आधुनिक डॉक्टर यालाच प्रतिरोधक शक्ती (Immune System) असेही म्हणतात. डॉ. हॅनेमन यांचा विश्वास होता, की व्हाइटल फोर्स म्हणजेच चेतनेची शक्ती कमकुवत होते, तेव्हाच एखाद्या आजाराचे आक्रमण होते. होमिओपॅथिक औषधे उत्प्रेरकाचे (योगवाही पदार्थाचे) काम

करतात, जे थोडी उत्तेजना किंवा प्रेरणा देऊन शरीर ऊर्जावान बनवतात. आजार दाबून टाकण्याच्या जुन्या पद्धतीपेक्षा ही पद्धत वेगळी आहे.

'शरीराची योग्य निगा राखली आणि त्याला उचित पोषण मिळाले, की शरीर स्वतःच स्वतःला निरोगी ठेवू शकते,' यावर होमिओपॅथीचा विश्वास आहे. होमिओपॅथिक औषधे स्वचिकित्सा शक्तीला प्रेरित करतात आणि शरीर त्या औषधाचा पूर्णपणे स्वीकार करते. त्यामुळे ती केवळ रोगाचे नाव जाणून दिली जात नाहीत. प्रत्येक रुग्णासाठी वेगळे औषध असते. म्हणजेच दोन रुग्णांना ताप असेल तर दोन्ही रुग्णांना एकच औषध दिले जात नाही. रोगाच्या लक्षणांच्या आधारावर औषध निवडले जाते आणि ते अत्यल्प मात्रेत दिले जाते. होमिओपॅथी औषध देण्यापूर्वी केवळ आजाराचे लक्षणच नव्हे, तर आजारी व्यक्तीचा पूर्ण इतिहास विचारला जातो.

त्याला पूर्वी झालेल्या आजारांची माहिती, त्याच्या पालकांना असलेले आजार, त्याचे व्यक्तिमत्त्व, स्वभाव, वर्तन, आवड-निवड, तसेच शारीरिक रचना या गोष्टीही औषध निवडताना विचारात घेतल्या जातात. म्हणून होमिओपॅथीमध्ये एखाद्या रुग्णाची केस घेणे ही अतिशय गंभीर प्रक्रिया असते आणि जर केस निश्चित नियम ाप्रमाणे घेतली गेली, तर उपचारांचे परिणाम नेहमीच सकारात्मक मिळतात. औषध रुग्णाच्या एकंदर लक्षणांच्या आधारावर निवडले गेले असेल, तर उपचार जलद आणि प्रभावी होतात. या पुस्तकात केस घेण्याच्या विस्तृत प्रक्रियेवर चर्चा केलेली नाही. तुम्ही डॉक्टर नसल्यामुळे तुमचं औषधांशी असलेलं नातं हे डॉक्टरसारखं न राहता, रोगाच्या नावावर आधारित असेल. उदाहरणार्थ - जर तुम्हाला डोकेदुखी असेल, तर 'डोकेदुखी' या विभागाखाली दिलेली लक्षणं पाहा. प्रत्येक लक्षणासमोर संबंधित औषध दिलेले आहे. तुमच्या लक्षणांनुसार तुम्ही योग्य औषध निवडू शकता.

होमिओपॅथीचे संस्थापक डॉ. सॅम्युअल हॅनेमन यांनी त्यांच्या 'The Organon of Medicine' या पुस्तकात दिलेले काही मूलभूत सिद्धान्त :

- डॉक्टरचे पहिले आणि मुख्य कर्तव्य म्हणजे रुग्णाला पूर्णपणे बरे करणे.
- एका आदर्श उपचारात रोग्याला त्वरित, सौम्यपणे आणि कायमस्वरूपी स्वास्थ्य मिळावे. रोग्याला कमीत कमी वेळात सुरक्षात्मक दृष्टीने तसेच सरळ आणि बुद्धिमान सिद्धान्तांच्या आधारेच बरे करायला हवे.

- डॉक्टरला शरीराच्या आरोग्यदायी आणि आजारी अवस्थांची नीट ओळख असायला हवी.
- डॉक्टरला प्रत्येक रोगामध्ये काय बरे करायचे आहे, याची स्पष्ट कल्पना असायला हवी.
- डॉक्टरला प्रत्येक औषधाच्या उपचारक्षम परिणामांची सखोल माहिती असायला हवी.
- रोग लक्षणांद्वारे सिद्ध होतो. लक्षणे ही एका निरोगी शरीरामध्ये अडथळ निर्माण करणाऱ्या दूषित घटकांचे प्रतिनिधित्व करतात.
- औषधांच्या प्रभावाचे ज्ञान हे निरोगी शरीरावर प्रयोग करून मिळवले पाहिजे.
- वरील दोन्ही मुद्द्यांमध्ये संबंध (लक्षणे व औषधांचे ज्ञान) हा like cures like (समरूपतेच्या सिद्धान्ताद्वारे) असतो.
- ज्या औषधाची निवड करण्यात आली आहे, ते एकच औषध द्यावे, त्यासोबत कोणतेही दुसरे औषध देऊ नये.
- निवड केलेल्या औषधाचा डोस अत्यल्प असायला हवा, जो आजार बरा करू शकेल.
- औषध निवडण्याची प्रक्रिया ही रुग्णाच्या सर्व लक्षणांवर आधारित असते.
- सर्व लक्षणे रुग्णाच्या लक्षणांनुसार (जी डॉक्टरांना रुग्णात आढळली आणि जी रुग्णाने डॉक्टरांना सांगितली) असायला हवी. यासोबतच औषधांची लक्षणे आणि रुग्णाची लक्षणे यांमध्ये साम्य हवे.

डॉक्टरने जाणून घेतले पाहिजे

- रोगामध्ये उपचारायोग्य काय आहे?
- कोणताही आजार बरा करण्यासाठी किंवा संपवण्यासाठी कोणती उपाययोजन किंवा पद्धत योग्य आहे?
- औषध देण्यासाठी योग्य सूचना.औषध घेण्याची योग्य वेळ, ज्या वेळी ते अधिक परिणामकारक ठरेल. औषध पुन्हा कधी द्यायचे, कधी बंद करायचे आणि कधी बदलायचे.

होमिओपॅथीतील औषधविज्ञान (Pharmacy)

होमिओपॅथिक औषधे विविध स्रोतांपासून जसे वनस्पती, प्राणिजन्य घटक, खनिज अगदी काही विषारी घटकांपासूनसुद्धा बनवली जातात.

या स्रोतांपासून औषधे 'होमिओपॅथिक औषधसंग्रह'मधील नियमावलीनुसार बनवली जातात. दिले जाणारे डोस हे अत्यल्प मात्रेत पण अत्यंत प्रभावी, सौम्य आणि सुरक्षित असतात.

औषधाच्या शक्तीला एका विशिष्ट संक्षिप्त कोडमध्ये तयार केले जाते, ज्याला सशक्तीकरण असे म्हणतात. मुख्य किंवा मूळ औषधी पदार्थाला द्रव पदार्थात मिसळून जोपर्यंत त्याचे कण हलके होत नाहीत तोपर्यंत विशिष्ट पद्धतीने हलवत राहतात. 'डायल्युशन मेथड (पातळ किंवा हलके करण्याची प्रक्रिया) नुसार या सशक्तिकृत झालेल्या पदार्थाला एक नंबर 'C' किंवा 'X' दिला जातो. जेव्हा तुम्ही ३०'C'चे औषध घेता, याचा अर्थ त्याला ३० वेळा हलके करून हलवले गेले आहे. प्रथम मुख्य औषधाचा एक भाग प्रत्येक वेळी अल्कोहोलच्या ९९ भागांमध्ये मिसळला जातो. एक असेच डायल्युशन आहे १C, ज्याचा १ थेंब घेऊन अल्कोहोलच्या ९९ थेंबात मिसळले जाते. यातून २C शक्ती तयार होते. या प्रक्रियेनुसार पुढील प्रक्रिया चालू ठेवतात.

जितकी जास्त वेळा डायल्यूशन प्रक्रिया होते, तितकी औषधाची शक्ती वाढत जाते. तुम्ही ६X कोडचे औषध घेत असाल, तर डायल्यूशन प्रत्येक वेळी औषधाच्या १ थेंबासोबत ९ थेंब अल्कोहोलपासून सुरू केले जाते. औषधाच्या नावासोबत ३०C किंवा फक्त ३० लिहिलेलं असेल तर त्याचाही अर्थ तोच आहे.

ही औषधे बाजारात छोट्या गोळ्या, पावडर किंवा लिक्विड (द्रव) स्वरूपात उपलब्ध आहेत. हे पुस्तक वाचणाऱ्यांसाठी आणि शिकणाऱ्यांसाठी ३० नंबरच्या गोळ्या घेणं योग्य राहील. होमिओपॅथिक गोळ्या गोड असतात कारण त्या lactose पासून म्हणजेच दुग्धशर्करेपासून बनलेल्या असतात. यामध्ये शक्तियुक्त औषधांचे काही थेंब मिसळले जातात, तेव्हा या गोळ्या औषधांमध्ये रूपांतरित होतात.

या पुस्तकाचा उद्देश विषयाचे सखोल आकलन नाही. त्यामुळे तांत्रिक आणि कठीण औषधी शब्दांचा वापर केलेला नाही. तुम्ही होमिओपॅथीचा सखोल अभ्यास करू इच्छित असाल तर या प्रकाशनाची अनेक पुस्तके उपलब्ध आहेत.

औषध घेताना काय करावे आणि काय टाळावे?

वाचक, जे डॉक्टरांच्या सल्ल्याशिवाय औषधे घेणार असल्यामुळे त्यांचा गोंधळ होऊ नये, यासाठी इथे असे सूचित करण्यात येते, की प्रत्येक आजारासमोर दिलेली औषधे दिवसातून ४ वेळा कमीत कमी ३ तासाच्या अंतराने घ्या.

४ गोळ्यांचा एक डोस, याप्रमाणे घ्या. औषध विक्रेत्यांकडून गोळ्यांचा आकार ३० घ्या. औषध बनवण्याची पद्धती या पुस्तकातील पान क्रमांक ४४ वर दिलेली आहे.

औषधांच्या उत्तम परिणामांसाठी असा सल्ला दिला जातो की औषध घेण्याच्या १५ मिनिट अगोदर आणि १५ मिनिटे नंतरपर्यंत काहीही खाऊ अथवा पिऊ नये.

औषधे जिभेवर ठेवून चघळावी, चावून खाऊ नयेत. ती आपोआप विरघळून जातात. प्राचीन काळी होमिओपॅथीमध्ये सूचित केल्याप्रमाणे लसूण, कांदा आणि कॉफी घेण्यासंबंधी कोणतेही बंधन नाही. काही होमिओपॅथी औषधे जिभेवर नव्हे तर जिभेच्या खाली ठेवायला सांगितली जातात. औषध कसेही घ्या, ती प्रत्येक प्रकारे परिणामकारकच सिद्ध होतात.

काही पथ्य पाळायला हवीत. उदाहरणार्थ अपचन, ज्वर, जुलाब किंवा बद्धकोष्ठता यांमध्ये पचनास हलका आहार घ्यायला हवा. तसेच खोकला येत असेल तर दह्याचे सेवन वर्ज्य करावे.

आपण एखाद्या आजारासाठी औषध घेत आहात आणि जर त्रास बंद झाला असेल तर औषध घेणे थांबवू शकता, परंतु लक्षणे पुन्हा दिसू लागली तर पुन्हा औषध घेणे सुरू करू शकता. मात्र २४ तास उलटूनदेखील आजाराची तीव्रता कमी झाली नसेल तर दिसणाऱ्या लक्षणांनुसार दुसरे औषध घेणे सुरू करा किंवा डॉक्टरांशी संपर्क साधा.

औषधाचे ८ डोस घेऊनही जर आजाराच्या स्थितीत काहीच सुधारणा दिसली नाही तर तुम्ही चुकीच्या औषधाची निवड केली आहे, असे समजून तुम्ही दुसरे औषध निवडू शकता. त्याही औषधाने परिणाम दिसला नाही तर डॉक्टरांशी संपर्क साधा. लक्षणांनुसार तुम्ही जे औषध घेतले आहे ते डॉक्टरांना सांगा.

औषधे एखाद्या विश्वासार्ह दुकानातूनच खरेदी करा आणि त्यांना धूळ, धूप, धूर, उग्र वास यांपासून सुरक्षित ठेवा. तसेच ॲलोपॅथिक औषधे जसे आयोडेक्स, टिंचर, कापूर, अर्क आणि अत्तरे किंवा परफ्युमपासूनदेखील लांब ठेवा. औषधे

ज्या खोलीत ठेवली असतील, तिथे शक्यतो उदबत्ती किंवा धूप लावू नका. औषधे लाकडी किंवा स्टीलच्या बॉक्समध्ये ठेवून कपाटात ठेवा.

औषध घेण्याची सर्वांत योग्य वेळ सकाळी अनेशापोटी आहे किंवा औषधासोबत जे सूचित केले आहे त्याप्रमाणे घ्या.

ज्वर असेल तर शरीराचे तापमान कमी होत असताना औषध घ्यायला हवे.

जुलाब किंवा उलट्या होत असतील तर जुलाब किंवा उलटी झाल्यानंतर औषध घ्यायला हवे.

औषध घेण्याच्या एक तास आधी किंवा एक तास नंतर तंबाखू, धूम्रपान किंवा पान खाण्यास मनाई केली आहे.

तीव्र आणि दीर्घकालीन आजार यांमधील फरक

होमिओपॅथिक औषध घेण्यापूर्वी, तीव्र आणि दीर्घकालीन आजार यांतील फरक समजून घेणे आवश्यक आहे. या पुस्तकात रोजच्या जीवनात होणाऱ्या तीव्र म्हणजेच तात्पुरत्या किंवा लवकर बऱ्या होणाऱ्या आजारांबद्दल किंवा विकारांबद्दल माहिती दिलेली आहे. यामध्ये मधुमेह, दमा (अस्थमा), क्षयरोग (टीबी) यांसारख्या जुनाट आजारांबाबत माहिती दिलेली नाही. कोणताही आजार आपल्या आकलनापलीकडे असेल किंवा रुग्ण खूप काळ आजारी असेल, तर अशा रुग्णांसाठी डॉक्टरांचा सल्ला घेणे आवश्यक आहे. सर्दी, खोकला, फ्लू, अतिसार, साधी बद्धकोष्ठता, चुकीचे अन्न सेवन केल्याने उद्‌भवणाऱ्या समस्या, कांजिण्या आणि सामान्य ज्वर हे तीव्र आजार आहेत. या पुस्तकातील योग्य औषध निवडले तर हे आजार लवकर बरे होतात. तीव्र आजारांना एक मर्यादित कोर्स असतो, कारण हे आजार शरीरात खोलवर गेलेले नसतात. बहुसंख्य वेळा हे आजार स्वतःहूनच बरे होतात. तीव्र आजारांच्या ३ पायऱ्या असतात.

- **पहिली पायरी म्हणजे आजाराचा सुरुवातीचा टप्पा,** ज्यामध्ये आजाराची जास्त लक्षणे दिसत नाहीत.
- दुसरी पायरी ज्यात आजाराची लक्षणे दिसतात. यालाच **तीव्र टप्पा** म्हणतात.
- तिसरी पायरी ज्यामध्ये रुग्ण बरा होऊन त्याला चांगले वाटू लागते. याच पायरीला **आरोग्याच्या पुनर्प्राप्तीचा टप्पा** म्हटले जाते.

लवकर बरे होणाऱ्या आजारांमध्ये काही विषाणू किंवा किटाणू यांचा शरीरात प्रवेश झाल्यामुळे रोगाची प्राथमिक लक्षणे दिसतात. त्यानंतर रोग वाढणे आणि पुन्हा ठीक होण्याची लक्षणे दिसणे या तीनही पायऱ्या पूर्ण होऊन रोग शरीरातून बाहेर निघून जातो. हे आपल्याला गोवर, कांजिण्या यांमध्ये दिसून येते.

मुळात दीर्घकालीन आजारांमध्ये तीन पैकी एक मियाजम. उदाहरणार्थ- खाज, उपदंश किंवा सायकोसिस (चेहऱ्यावर येणारा एक प्रकारचा त्वचारोग) हे स्थायी स्वरूपात शरीरात प्रवेश करतात. अशा आजारांमध्ये लवकर बरे होण्याची शक्यता दिसून येत नाही.

काही विशिष्ट प्रकारच्या आजारांच्या समूहाला मियाजम नाव दिले गेले आहे. डॉ. हॅनेमन जेव्हा होमिओपॅथीच्या सत्यतेबाबत संशोधन करत होते, तेव्हा त्यांना हे बघून आश्चर्य वाटले की त्यांच्याद्वारे रुग्णाच्या शारीरिक संरचनेनुसार निवडलेल्या विशिष्ट औषधांचा काही रुग्णांवर अजिबात परिणाम झाला नाही. काही रुग्णांवर थोड्या काळासाठी परिणाम झाला, परंतु काही काळानंतर तो आजार पुन्हा उद्‌भवला. त्यांनी त्या रुग्णांची तसेच त्यांच्या कुटुंबातील सदस्यांच्या आजारांचा इतिहास अशी पूर्ण माहिती एकत्रित केली. त्यावर बराच काळ प्रयोग केल्यानंतर डॉ. हॅनेमन यांना असे आढळले, की हे आजार रुग्णांच्या बरे होण्यामध्ये अडथळा निर्माण करत आहेत. या अडथळ्यांनाच 'मियाजम' असे नाव दिले. मियाजम या विषयावर त्यांनी सर्वसमावेशक परंतु खूपच कठीण सिद्धान्तांवर विस्तृत तथ्यांचा एक आलेखच तयार केला.

या मियाजमचे (तथ्याचे) मूल्यमापन करण्यासाठी होमिओपॅथिक डॉक्टर रुग्णांच्या आजारांचा पूर्वइतिहास (जे त्यांना आनुवंशिकतेने मिळालेले आहेत आणि वातावरणातून मिळालेले आहेत) एकत्रित करतात. या सर्वांव्यतिरिक्त रुग्णांची शारीरिक रचना, वैयक्तिक, कौटुंबिक पार्श्वभूमी यांच्या मदतीनेदेखील मियाजम निश्चित केले जाते.

जुनाट किंवा दीर्घकाळ टिकणारे आजार खोलवर आपली मुळे पसरून ठेवतात. ते हळूहळू वाढून दीर्घकाळ शरीरात राहतात आणि रुग्णाच्या आरोग्याला हानी पोहोचवतात. असे आजार कधी बरे होतील किंवा संपूर्ण निरोगी होण्यास किती कालावधी लागेल, हे कोणीही सांगू शकत नाही.

उत्तम गृहोपयोगी किटसाठी मार्गदर्शक तक्ता

औषध तयार करण्याची पद्धत

विक्रेत्यांसाठी :

- सर्व औषधे डायल्यूशनमध्ये आणि ३० शक्तीमध्ये असावीत, एक ड्राम बाटलीत (काच किंवा प्लास्टिकची लांब, छोटीशी डबी) भरलेली असावीत.
- औषध तयार करण्यासाठी बाटली छोट्या गोळ्यांनी भरून त्या गरजेप्रमाणे औषधाच्या डायल्यूशनचे ७ ते ८ थेंब टाकावे. त्यानंतर झाकण किंवा कॉर्क लावून नीट मिसळावे, ज्यामुळे सर्व गोळ्यांमध्ये औषध पसरेल.

ग्राहकासाठी :

- आवश्यकतेनुसार खालील औषधे उत्कृष्ट आणि विश्वासार्ह होमिओपॅथिक मेडिकल स्टोअरमधून घ्या.
- ३० नंबरच्या ग्लोब्यूल्सचे (छोट्या गोळ्यांचे) सुमारे २०० ग्रॅमचे एक पॅकेट आणि एक ड्रमच्या ५० रिकाम्या बाटल्या खरेदी करा.
- बाटलीत औषध मिसळण्याच्या पद्धतीत काही शंका असेल तर औषध खरेदी करताना विक्रेत्याकडून पूर्ण माहिती घ्या. तो तुम्हाला औषध तयार करण्याच्या पद्धतीबाबत मार्गदर्शन करेल.
- तुम्हाला पुस्तकाच्या तिसऱ्या भागात एकल औषधाच्या प्रयोगाविषयी माहिती मिळेल. त्यानंतर तुम्ही २०० शक्तीचे औषध खरेदी करू शकता.

सर्वसाधारणपणे उपयोगात येणारी काही सामान्य औषधे

१. **एकोनाइटम नॅपेलस** (Acon.) : थंड हवेच्या संपर्कात येणे, घसा दुखणे, अचानक तीव्र ज्वर (ताप) येणे, मुलांमध्ये कोरडा खोकला, अस्वस्थता, भीती वाटणे अशी तीव्र लक्षणे.

२. **ऐंटिमोनियम क्रूड** (Ant-crud.) : अति खाल्ल्यानंतर उद्‌भवणाऱ्या समस्या, नाकाच्या छिद्रांमध्ये आणि तोंडाच्या कोपऱ्यांवर जखमा, कोरडे ओठ, पायांच्या तळव्यांवर कुरूप (लीपी), एका पाठोपाठ अतिसार आणि बद्धकोष्ठता होणे, जिभेवर पांढरा थर येणे, पित्ताची उलटी, फाटलेल्या दुधासारखी उलटी[१], अपचन, पोटदुखी (अति खाणाऱ्या) लोकांसाठी.

३. **एलियम सेपा** (All c.) : सामान्य सर्दी, शिंका येणे आणि डोळ्यांतून पाणी येणे, नाकातून वाहणाऱ्या स्रावामुळे[२] जळजळ परंतु डोळ्यांतून पाणी येतांना जळजळ न होणे, घशात जळजळयुक्त वेदना जाणवणे, कांदा खाण्याची तीव्र इच्छा होणे.

४. **एपीस मेलिफिका** (Apis.) : कीटक चावणे, जळजळयुक्त वेदना होणे, घोट्यांना सूज येणे, थंड हवेमुळे किंवा थंड शेकण्याने बरे वाटणे, पित्त उठणे, (काही खाद्य पदार्थांच्या ॲलर्जीमुळे शरीरावर सूज येणे, वेदना होणे आणि प्रचंड खाज सुटणाऱ्या जखमा होणे.)

५. **अर्जेंटम नाईट्रिकम** (Arg-n.) : आम्लता, अजीर्ण, मानसिक तणाव, डोकेदुखी, कंठशोथ[३] (घशात जळजळ होऊन आवाज बसणे, श्वास घेण्यात अडचण, वेदनादायक खोकला), जेवणानंतर लगेच शौचाला जाण्याची इच्छा, उंचीची भीती, गोड खाण्याची इच्छा.

६. **अर्निका मोंटाना** (Arn.) : दुखापत झाल्यावर रक्त न येणे (मुकामार), दुखापतीमुळे आघात, खरचटणे, जखम, दुखापतीनंतर हलक्या वेदनांची जाणीव, थकवा, दंतचिकित्सा किंवा शस्त्रक्रियेपूर्वी याचा प्रयोग करा.

---

१. उल्टी २. बहाव ३. laryngits

७. **आर्सेनिकम अल्बम** (Ars.) : अतिसार, उलटी, विषारी अन्न सेवन केल्यामुळे होणारे विकार, परागकण किंवा धुळीची ॲलर्जी यांमुळे येणारा ताप[१]-सर्दी, पोटात पेटके[२] येणे, गर्मीमुळे तसेच थंड पाणी पिण्यामुळे लक्षणांमध्ये सुधार दिसणे, आजारपणामुळे येणारी अस्वस्थता किंवा अशक्तपणा.

८. **बॅलाडोना** (Bell.) : धडधडणारी वेदना, अचानक तीव्र ज्वर, कोरड्या त्वचेची जळजळ, स्फोटक (तीव्र) स्वरूपाची डोकेदुखी, प्रकाशाप्रति अतिशय संवेदनशीलता, चेहऱ्यावरील स्नायूंमध्ये वेदना[३], गलगंड[४], घशात वेदना, गोवर, घसादुखीसाठी हे प्राथमिक औषध आहे.

९. **ब्रायोनिया अल्बा** (Bry.) : स्नायूंमध्ये वेदना, सर्दीमुळे छातीत वेदना, कोरडा वेदनादायी खोकला ज्यामध्ये छातीवर पकडण्याने आराम वाटतो, हळूहळू ज्वर वाढणे, तीव्रतेने आणि जास्त प्रमाणात तहान लागणे, सर्व लक्षणे गतीमुळे किंवा चालण्यामुळे वाढतात, एकटे राहण्याची इच्छा होणे.

१०. **कल्केरीया कार्बोनिका** (Calc.) - रक्ताल्पता, ओले झाल्यावर उद्‌भवणाऱ्या समस्या, त्वरित थंडी वाजणे, मासिक पाळीमध्ये अतिरिक्त स्राव, पुरळ, ताण, अतिरिक्त भूक, आम्लता, बद्धकोष्ठता.

११. **कल्केरिया फॉस्फोरिका** (Calc.-p.) - खाण्यानंतर तीव्र पोटदुखी, त्वरित थंडी वाजणे, लहान मुलांमध्ये दात येणे, शरीरातून अतिरिक्त स्राव वाहण्याने उद्‌भवणाऱ्या समस्या, रक्ताल्पता, ब्रेन फॅग[५] (अतिरिक्त मानसिक थकव्यामुळे येणारा अशक्तपणा), हाडे तुटल्यानंतर ती हळूहळू सांधली जाणे.

१२. **कल्केरिया फ्लोरिका** (Calc.-f.) - सांध्यांमध्ये तुटल्यासारख्या वेदना, नाकातून घट्ट स्राव, जोरात शिंका येणे पण शिंकल्यावर बरे वाटणे, कंबरदुखी, रक्ती मूळव्याध, दात किडणे, हाडे वाढणे.

---

[१] *फुलांचे पराग कण किंवा धूळ मातीमुळे होणारी एलर्जी (hay fever)* [२] *पोट, आतडे (abdomen)*
[३] *चेहऱ्याच्या स्नायूंमध्ये तीव्र वेदना* [४] *गंडमाळा (गळ्याच्या ग्रंथींमध्ये) वेदनायुक्त सूज*
[५] *अतिरिक्त मानसिक थकव्यासोबत दुर्बलता / अशक्तपणा जाणवणे.*

१३. **कॅथरीस वेसिकॅटोरिया** (Canth.) - लघवी करताना जळजळ, फोड येण्याआधी जळजळ व द्रव पदार्थांमुळे होणारा दाह[१], वेदना, जळजळ, उन्हामुळे जळजळ, मूत्राशयामध्ये वेदनादायी सूज व दाह[२] (वारंवार लघवीची इच्छा होणे), लघवीसाठी वारंवार जोर करणे, लघवी करताना, आधी व नंतर वेदना, लघवी लाल, गरम आणि कमी प्रमाणात होणे.

१४. **कार्बो व्हेजिटॅबिलीस** (Carb v.) : अपचन, गॅसमुळे पोट फुगणे[३], वायुप्रसाराने आराम वाटणे, केस गळणे, डोकेदुखी, नाकातून रक्त येणे, थंड घाम, श्वासाची दुर्गंधी, शरीरात द्रव कमी, आवाज फाटणे, पुरळ आणि अशक्तपणा.

१५. **चामोमीला** (Cham) : नवजात बाळांना दात येणे, मळमळ, लहान मुलांमध्ये अतिसार, अर्धशिशी, लहान मुलांमध्ये कोणत्याही आजारपणामुळे चिडचिड होणे आणि अति उत्साह येणे.

१६. **चायना ऑफिशिनॅलिस** (Chin) : रक्ताल्पता, भूक मंदावणे, शरीरात द्रवाची कमतरता, अतिसार, थकवा, वात सरण्यास अडथळा, वायूमुळे पोट फुगणे[४], डोकेदुखी.

१७. **कॉक्युलस इंडिकस** (Cocc.) : प्रवासामुळे होणारे आजार (उलटी आणि जीव घाबरणे), मळमळ, झोपेच्या अभावामुळे मानसिक-शारीरिक तणाव, थकवा, दुःख आणि रागामुळे समस्या.

१८. **कोलोसिंथिस** (Colo-c.) : पोटदुखीवर प्रभावी औषध, फुगलेले वेदनादायक पोट, वेदनादायी अतिसार, मळमळ किंवा उलटी, पुढे वाकल्यावर किंवा शौचानंतर वेदना कमी होणे, थंड पाणी प्यायल्यावर, शौचक्रियेच्या आधी, फळ खाल्ल्यानंतर किंवा पाणी प्यायल्यावर पोटदुखी तीव्र होणे.

१९. **यूफ्रेशिया ऑफिसिनालिस** (Euphr.) : डोळ्यांची सूज, डोळ्यांतून जळजळीसह पाणी येणे, डोळ्यांची जळजळीसह सूज[५], गोवर, नाकातून पाण्यासारखा स्राव.

---

१. पातळ पदार्थांमुळे जळजळ *२. वेदनायुक्त सूज*

३. वातामुळे पोट फुलणे *४. वातामुळे पोट फुलणे*

५. जळजळ युक्त सूज

२०. **फेरम फॉस्फोरिकम** (Ferr-p.) : नाकातून रक्त येणे, उष्णता जाणवणे, भूक बदलणे, भीती, अशक्तपणाने तापाची सुरुवात, न पचलेल्या अन्नाची उलटी, कोरडे ढेकर.

२१. **जेल्सेमियम सेम्परवायरन्स** (Gels.) : स्नायूंमध्ये वेदनांसह श्लेष्म[१] ताप, थंडीसह ताप, तहान कमी लागणे, सुरुवातीला सौम्य तक्रारी, चिंतेसह कंप, गोवर, परीक्षा किंवा मुलाखतीच्या वेळी अस्वस्थता, घशात वेदना, नाक वाहणे, डोकेदुखी.

२२. **हेमॅमेलिस व्हर्जिनियाना** (Ham.) : सकाळी नाकातून रक्त येणे, पाय आणि जांघा यांच्या नसांमध्ये सूज, मासिक पाळीच्या वेळी त्रास, गर्भधारणेनंतर किंवा प्रसूतीनंतर मूळव्याधीत रक्तस्राव.

२३. **हेपार सल्फ्यूरिस कॅल्केरियम** (Hep.) : थंड सहन न होणे, छातीत घरघर, घशात वेदना, घशात काहीतरी अडकले आहे असे वाटणे, कोरड्या खोकल्यासह पिवळा स्राव, बरे न होणारे फोड, अतिसंवेदनशील त्वचा, घामाला आंबूस वास येणे आणि थंडपणा.

२४. **हायपेरिकम परफोरॅटम** (Hyper) : नसांमध्ये जखम, शरीराच्या संवेदनशील भागांवर उदाहरणार्थ- बोट, अंगठा, ओठ, डोळे-कान आणि कॉकसिक्स[२] (माकडहाड) इथे खरचटणे, नसांमध्ये गोळी लागल्यासारख्या वेदना[३].

२५. **इग्नेशिया अमारा** (Ign.) : आघात, दुःख, रडण्याचे झटके, टोचल्यासारखी डोकेदुखी (विशेषतः कपाळात), भावनिक धक्क्याने अतीव दुःख आणि उदासपणा, वारंवार मूड बदलणे, अन्न गिळताना घशातील वेदना कमी होणे, घन पदार्थांपेक्षा द्रव पदार्थ गिळताना त्रास होणे.

२६. **इपेकाकुआन्हा** (Ipecac.) : मळमळ आणि उलटी (पित्त, खाल्लेलं अन्न, हिरवा/कडसर रंग), यांसोबत इतर लक्षणे असू शकतात किंवा नसूही शकतात, निरंतरतेने सकाळपासून होणारी अस्वस्थता, नाकातून रक्त येणे, अचानक स्नायू आखडल्याने खरखरयुक्त खोकला, त्यासोबत मळमळ होणे किंवा चेहरा निळसर पडणे.

---

[१] *श्लेष्मयुक्त ज्वर (influenza)*

[२] *माकड हाड, एक छोटेसे त्रिकोणी आकाराचे हाड जे मणक्याच्या सर्वात शेवटी असते (tailbone)*

[३] *तीव्र वेदना*

२७. **काली बायक्रोमिकम** (Kali-bi) : दाट पिवळसर चिकट कफ, कोरडा खोकला, घशात वेदना, सर्दी, नाकपुड्यांमध्ये साठलेला चिकट कफ, कानात वेदनांसह जाड पिवळसर दुर्गंधीयुक्त स्राव, जेवल्यावर कोरडी ढेकर.

२८. **काली फॉस्फोरिकम** (Kali-p) : थकवा, अपचन, रक्ताल्पता, सर्दीनंतर अशक्तपणा, आरोग्य सुधारण्याच्या काळात अशक्तपणा, मानसिक तणाव, अतिरिक्त काम, निराशा.

२९. **लेडम पाल** (Led) : संधिवात, त्वचा फाटणे, कापणे आणि जखम, शरीरात सतत स्थान बदलणाऱ्या वेदना, थंड पाण्याने स्नान केल्यावर बरे वाटणे, कीटक चावणे, दंश, जखमेमुळे डोळ्यांभोवती काळपटपणा.

३०. **लाइकोपोडियम क्लॅवॅटम** (Lyc.) : जीर्ण अपचन, सायंकाळी ४ ते ८ या वेळात उजव्या बाजूच्या लक्षणांमध्ये तीव्र वाढ, कमरेच्या खालच्या भागात वेदना, नाकातून पिवळा स्राव वाहणे, नाक बंद व कोरडे होणे, बद्धकोष्ठता, शौचास जाण्याची इच्छा, कडक घट्ट मल, मूत्राशयाला सूज, केस गळणे, अपचन (ढेकर- तिखट, कोरडी), परीक्षेच्या आधी भीती आणि व्यासपीठाची भीती.

३१. **मर्क्युरियस सॉल्युबिलिस** (Merc.) : थंडी वाजण्याची तक्रार, दुर्गंधीयुक्त श्वास, शरीरातून दुर्गंध येणे, जुलाब, घशाला सूज, ग्रंथींमध्ये फोड, दातांच्या मुळांमध्ये कीड, नाकातून स्राव (हिरवा-पिवळा, जळजळीत आणि रक्तमिश्रित), मूत्राशयाला सूज, कानात वेदना (दुर्गंधीयुक्त स्राव), डोळ्यांना सूज, तोंडात फोड, घशात वेदना.

३२. **नॅट्रम म्यूरिएटिकम** (Nat-m.) : थकवा, गुंतागुंतीचे नैराश्य, सायनसची समस्या, शिंका येतानाच सर्दी, नाक वाहणे, डोळ्यांतून पाणी येणे, बद्धकोष्ठता, लहान गोल गाठींच्या स्वरूपात मल, अधिक मीठ खाणे, तोंडाच्या भोवती आणि ओठांवर त्वचा फाटणे.

३३. **नक्स व्होमिका** (Nux-v.) : अती कामामुळे उशिरापर्यंत काम करणे, व्यायाम न करणे, जड, मसालेदार अन्न सेवन करणे, मद्यपान, प्रत्येक

---

[१] *शरीरात फिरती तीव्र वेदना, जी प्रत्येक वेळी अचानक विविध भागात जाणवते आणि काही वेळेनंतर आपोआप बरी होते. (Wandering pain)*

[२] *गंडमाळा, (गळ्याच्या ग्रंथींमध्ये) वेदनायुक्त सूज*

प्रकारची संवेदनशीलता, प्रत्येक प्रकारची समस्या जी व्यसनामुळे (अतिरिक्त अन्नसेवन, मद्यपान, कॉफी किंवा तंबाखू) उद्‌भवते. या समस्या सकाळी वाढतात, बद्धकोष्ठता (शौच समाधानकारक न होणे), खाजेसहित मूळव्याध (गरोदरपणात), नशेची आवड, पोटात वेदनादायी मुरड, मूत्राशयात सूज, पोट फुगणे, अपचन.

३४. **फायटोलॅक्का डेकॅन्ड्रा** (Phyt.) : घशात खवखव, घशाला गडद लाल रंगाची सूज, टॉन्सिल्स सुजलेले असणे, थंड पेय प्यायल्यावर आराम वाटणे, गिळताना होणाऱ्या त्रासामुळे दोन्ही कानांत तीव्र वेदना जाणवणे, तोंडात फोड येणे, अचानक वरच्या दिशेला वेदना जाणवणे आणि अचानक जाणे, श्वासाला दुर्गंध येणे, आवाज बसणे.

३५. **पल्सेटिला नायग्रिकन्स** (Puls.) : ज्याप्रमाणे नक्स व्होमिका औषध पुरुषांसाठी उपयुक्त आहे, त्याप्रमाणे पल्सॅटिला हे औषध स्त्रियांसाठी उपयुक्त आहे. सौम्य बदल, अचानक रडायला येणे किंवा हसणे, मासिक पाळीपूर्वी नैराश्य, वैफ़ल्यग्रस्तता, अनियमित मासिक पाळी, अपचन, ॲलर्जिक (परागकण, धूळ, धूर, धूप) ज्वर, डोकेदुखी, डोळ्यांच्या पापण्यांच्या आत आणि वरील बाजूस वेदना तसेच 'पू'युक्त पुटकुळ्या, तहान न लागणे, बदलत्या तक्रारी, कानात वेदनेसोबत घट्ट पिवळा किंवा हिरवा स्राव, ढेकर - जे खाल्ले आहे, त्याच्या स्वादांसह छातीत जळजळ, सांध्यांमध्ये अस्थिर वेदना. (wandering pain.)

३६. **ऱ्हस टॉक्सिकोडेन्ड्रॉन** (Rhus-t.) : भिजण्याने किंवा हवामानात बदल झाल्याने आजार उत्पन्न होणे, आमवात, कंबरदुखी, कंबरेतील स्नायूंमध्ये वेदना, नितंब आणि सांध्यांत ताठरपणा, ओठांवर फोड, पाठदुखी आणि कडकपणा, विश्रांतीनंतर किंवा सुरुवातीच्या हालचालींमध्ये त्रास वाढणे, घशात कोरडेपणा आणि खवखव, कोरडेपणामुळे घशात आखडल्यासारखे जाणवणे, थंडीमुळे, जास्त वजन उचलल्याने त्रास, मानसिक थकवा, जडपणा आणि बेचैनी, त्वचेवर पित्त उठणे.

---

१. डोळ्यांच्या पापण्यांमध्ये आंतरिक आणि वरच्या बाजूला वेदना तसेच पुयुक्त दाणे निघणे (बारीक फोड येणे) / दाण्यांसारखे बारीक फोड येणे.

३७. **रूटा ग्रेव्हिओलेन्स** (Ruta.) : डोळ्यांवर ताण, दुर्बलता आणि धूसर दृष्टी, खूप जवळून किंवा अधिक श्रमदायक काम डोळ्यांनी केल्यामुळे छातीत दुखणे आणि हलके वाटणे, शरीराचा एखादा भाग आधाराला टेकवल्यास त्या ठिकाणी हाड सांध्यातून हलल्यासारखे वाटणे व वेदना होणे, हाडे दुखणे, वेदनादायक जखमा, हात, घोटे, मनगट व कोपर मुरगळणे.

३८. **सेपिया ऑफिसिनॅलिस** (Sep.) : जीवनात बदल झाल्याने सकाळी अस्वस्थता जाणवणे, मासिक पाळी बंद होणे किंवा उशिरा येणे, वेदनामय मासिक पाळी, कंबरेत दुखणे, मूत्राशयाचा दाह, कमजोरी, केस गळणे, उष्णता जाणवणे.

३९. **सिम्फायटम ऑफिसिनेल** (Symphutum off.) : हाडांचे तुटणे, संधिवातासारखी लक्षणे, हाडांना इजा होणे किंवा तुटल्यासारखी स्थिती निर्माण होणे.

४०. **सिलिशिया टेरा** (Sil.) : ग्रंथींमध्ये फोड येणे, पू असलेले फोड, दातांच्या मुळांमध्ये कीड, बद्धकोष्ठता (शौच समाधानकारक न होणे), पोट दुर्गंधीयुक्त गॅसने फुगणे, दातांच्या हिरड्यांमध्ये फोड, डोकेदुखी आणि डोक्याच्या मागे वेदना, जुनी डोकेदुखी, सायनसची समस्या, घशात सूज व टोचणाऱ्या वेदना, त्वचेतील बाह्य घटकांना (परकीय पदार्थांना) बाहेर टाकण्यात मदत करते, दातदुखीबरोबर गळ्याच्या ग्रंथी व चेहऱ्यावर सूज.

औषधांचे उष्णतेसंबंधी वर्तन

आपल्या देशात आपल्याला आहाराची प्रकृती सांगितली जाते. आहार उष्ण किंवा थंड प्रकृतीचा असतो. उदाहरणार्थ, बटाटा उष्ण प्रकृतीचा आणि कोरणेपणा आणणारा आहे, तर भोपळा ओलसर आणि थंड प्रकृतीचा आहे. परंतु मुळ्यामध्ये उष्ण आणि थंड दोन्ही प्रकृती दिसतात. आहाराची प्रकृती याचा अर्थ आपण जे खातो ते आपल्या शरीरात उष्ण किंवा थंड परिणाम करतात. त्याचप्रमाणे जी औषधे, औषधी वनस्पती, भाज्या, झाडे, पशुजन्य पदार्थ, धातू यांपासून बनवलेली असतात, ती उष्ण किंवा थंड प्रकृतीची असतात.

मानवी शरीर हे एकसारख्या प्रकृतीचे नसून ते शोषण क्षमतेच्या आधारावर थंड किंवा उष्ण प्रकृतीचे आहे. काही लोक अतिथंड प्रकृतीचे असतात तर काहींना फारशा उबदार कपड्यांची आवश्यकता भासत नाही. काही लोकांना थंड हवेची आवश्यकता असते, त्यांना उन्हाळ्यात खूप घाम येतो, पण काही लोकांना जास्त घाम येत नाही व त्यांना जास्त उष्णताही जाणवत नाही. व्यक्तीच्या प्रकृतीनुसार

दिलेले औषध परिणामकारक ठरते.

औषधांचे तीन प्रकारांमध्ये वर्गीकरण केले गेले आहे

- थंड (शीत) प्रकृतीची औषधे
- उष्ण (गरम) प्रकृतीची औषधे
- दोन्ही - थंड आणि गरम प्रकृतीची औषधे

मी रुग्णांवर औषधोपचार करताना जुनाट आजारांशिवाय इतर कोणत्याही आजारात औषध गरम आहे की थंड, याचा फारसा विचार करत नाही. तुम्हीदेखील गरम किंवा थंड प्रकृतीच्या औषधांविषयी फार काळजी करण्याची गरज नाही. विशेषतः आजार नुकताच उद्भवला असेल तर ही बाब गौण ठरते.

वर दिलेल्या ४० औषधांपैकी १५ औषधे ही दोन्ही म्हणजेच उष्ण आणि शीत प्रकृतीची आहेत. त्यांचे क्रमांक पुढीलप्रमाणे - १, २, ५, ६, ८, ९, १४, १५, २५, २६, २९, ३०, ३१, ३२ आणि ३५

बाह्य उपयोगासाठी काही घरगुती मलम

होमिओपॅथीत बाह्य उपयोगासाठी कोणतेही पूर्णतः सिद्ध झालेले (well proved.) औषध नाही. अशा औषधांना होमिओपॅथिक मानले जात नाही. काही औषधे इथे दिलेली आहेत, जी अपघातप्रसंगी बाह्य उपयोगात वापरू शकता. बाह्य उपयोगात येणारी औषधे शक्तिकृत (प्रबल) केलेली नसून वनस्पतींचे अर्क आहेत. बाजारात बाह्य उपयोगात येणाऱ्या औषधांमध्ये विविध लोशन, तेल, मलम, द्रव्य आणि क्रीम उपलब्ध आहेत.

येथे काही मलम/मदर टिंक्चर (मूलार्क) दिलेले आहेत. तुम्ही त्यांचा वापर करू शकता.

- **आर्निका मलम** - खरचटणे, स्नायूंमधील वेदना, ताण, रुग्ण खूप वेळ बिछान्यावर झोपून राहिल्यामुळे शरीरावर होणाऱ्या जखमा आणि घट्टे (Corns.) यांमध्ये बाह्य उपयोगासाठी उपयुक्त, परंतु खोल, उघड्या जखमा आणि कापलेली त्वचा यांसाठी वापरू नये.
- **कॅलेंड्युला मलम** - किरकोळ जखमा, खरचटणे, पुरळ, त्वचेतील भेगा (बाळांना नॅपीमुळे होणाऱ्या जखमा) आणि त्वचा उन्हामुळे भाजल्यास

उपयुक्त. वापरण्याआधी त्वचा नीट स्वच्छ करून धूळ वगैरे काही उरली नाही ना याची खात्री करून नंतर हलक्या हाताने हे मलम लावावे.

- **हेमॅमेलीस मलम** : मूळव्याध, रक्तवाहिन्या फुगणे.
- **एस्क्युलस मलम** : तुम्ही हॅमामेलिस किंवा एस्क्युलस यांचा अंतर्गत उपयोग करत असाल, तर त्याच औषधाचा बाह्य वापरही करावा. बाजारात प्रसिद्ध ब्रँडच्या नावाने मिळणाऱ्या काही मलमांमध्ये दोन्ही औषधांचे मिश्रण असते, त्यामुळे याचा वापर करण्याआधी डॉक्टरांचा सल्ला घेणे उत्तम.
- **हायपेरिकम मलम** : भेगा, जखमा, थंडीमुळे होणारे संसर्ग (इन्फेक्शन), फोड, कीटकदंश, आणि उन्हामुळे त्वचा भाजल्यावर उपयुक्त.
- **यूफ्रेशिया आय ड्रॉप्स** : डोळ्यांचे इन्फेक्शन, पाणी येणे आणि जळजळ होणे.
- **लेडम मलम** : कीटक चावण्याने सूज येणे, उघडी जखम, खरचटणे.
- **रूटा मलम** : खरचटणे, ताण, टेनिस एल्बो, घट्टे.
- **कंथरीस मलम** : जळजळ
- **ऱ्हस टॉक्स मलम** : संधिवात, स्नायूंमधील तणाव, खेच बसणे.
- **आर्टिका मलम (Urt-u)** : त्वचेवर अतिरिक्त खाज, पित्त उठणे, पुरळ, त्वचेची जळजळ होणे पण फोड न येणे, द्रवदाह (द्रव पदार्थांमुळे जळजळ)
- फायटोलाका मदर टिंक्चर : याचा उपयोग घशातील संसर्ग आणि वेदनेसाठी केला जातो. १०० मि.ली. कोमट पाण्यात १० थेंब मदर टिंक्चर मिसळून गुळण्या करा. टिंक्चर ३० मि.ली घ्या.

टीप :

१. अनेक कंपन्या वर नमूद केलेले लोशन आणि मलम तयार करतात. 'फायटोलाका' मलम वगळता अन्य मलमांचा वापर कसा करावा, हेही लिहिलेले असते -

२.'कालियम' या औषधाला 'काली' असेही म्हणतात.

उपयोगात येणारी सामान्य औषधे एका नजरेत

Uses of Common Remedies at a Glance

पचनासंबंधी समस्या

Digestion problems

नक्स वॉमिका, पल्सेटिला नाइग्रीकन्स, एंटिमोनियम क्रूडम, कार्बो व्हेजिटॅबिलिस, चाइना ऑफिसिनॅलिस, लाइकोपोडियम क्लॅवेटम, अर्जेंटम नाइट्रिकम, चामोमिला

शरीरातील वेदना

Body Pains

रस टॉक्सीकोडेन्ड्रॉन, ब्रायोनिआ एल्बा, काली बाइक्रोमिकम, रूटा ग्रॅवीओलेन्स, फाइटोलक्का डेकान्ड्रा, कॅल्केरिया कार्बोनिका, कल्केरिया फॉस्फोरिका, कोलोसिंथिस, बेलाडोना, लेडम पालुस्त्रे

सर्दी पडसे, खोकल्याची समस्या

COLD, COUGH, CORYZA PROBLEMS

एकोनाइटम नॅपेलस, एलियम सेपा, जेल्सेमियम सेम्पेरविरेन्स, आर्सेनिकम आल्बम

सामान्य अशक्तपणा

GENERAL WEAKNESS

चाइना ऑफिसिनॅलिस, एलियम सेपा, काली फॉस्फोरिकम, कल्केरिया फॉस्फोरिका

हाडांमध्ये दुखापत होण्याने किंवा जखमांच्या समस्या

INJURY, BONES, WOUNDS PROBLEMSआर्निका मोन्टाना, कल्केरिया फॉस्फोरिका, कल्केरिया फ्लोरिका, सिम्फाइटम, रूटा ग्रॅवीओलेन्स, लेडम पालुस्त्रे, हाइपेरिकम परफोरेटम

वैफल्यग्रस्तता, शोक, चिंतेच्या समस्या

DEPRESSION, GRIEF, WORRY PROBLEMS

इग्नेशिया अमारा, नॅट्रम म्यूरिएॅटिकम, पल्सेटिला नाइग्रीकन्स, काली फॉस्फोरिकम, सेपिआ ऑफिसिनॅलिस

फोड आणि गळू

BOILS, ABSCESSES

हेपार सल्फर, बेलाडोना, सिलिशिया टेरा, मर्क्यूरियस सोल्युबिलिस, अर्निका मोन्टाना

घशात खवखव

SORE THROAT

बॅलाडोना, सिलिशिया टेरा, मर्क्यूरियस सोल्युबिलिस, फाइटोलक्का डेकान्ड्रा

सामान्य ज्वर

FEVER (MILD)

एकोनाइटम नॅपेलस, बेलाडोना, फेरम फॉस्फोरिका, जेल्सेमियम सेम्पेरविरेन्स, चाइना ऑफिसिनॅलिस

दुखापत आणि होमिओपॅथी
INJURY AND HOMOEOPATHY

लहान मुलांना दुखापत होणे, खेळाडूंमध्ये मुरगळ किंवा दुखापत होणे, महिलांना स्वयंपाक घरात काम करताना चाकू अथवा सुरीमुळे कापणे किंवा भाजणे याशिवाय पुरुषांना दाढी करताना ब्लेड कापणे या अतिशय सामान्य बाबी आहेत. अशा प्रकारच्या दुखापतींची यादी खूपच मोठी होईल. प्रत्येकाला कधी ना कधी दुखापत होतेच आणि तो डॉक्टरकडे उपचारासाठी धाव घेतो. तुम्ही शिक्षणाला महत्त्व देत असाल आणि घरात होमिओपॅथिक औषधे ठेवत असाल, तर तुम्ही एका डॉक्टरची भूमिका निभावत प्रथमोपचार करून मदत करू शकता. मात्र ही दुखापत जास्त मोठी किंवा गंभीर नसावी. त्यासाठी कुठल्याही ऑपरेशनची, टाके घालण्याची गरज नसावी. इथे काही सामान्य नियम दिले आहेत ज्यांचे पालन करून तुम्ही इतरांवर उपचार करण्याचा आनंद घेऊ शकता.

किरकोळ दुखापती हाताळताना
HANDLING MINOR CUTS

शरीराच्या कोणत्याही भागावर कापण्यामुळे दुखापत किंवा जखम झाली असेल, तर सर्वप्रथम ती कोमट पाणी आणि साबण लावून धुवून स्वच्छ करा. जखमेवर धूळ राहता कामा नये, जेणेकरून ही धूळ जखमेत जाऊन इन्फेक्शन होऊ शकते. त्यावर अँटीबायोटिक मलम लावा. या मलमाचा जखमेवर एक पातळ थर बसतो आणि ती झाकली जाते. साहजिकच जखमेला बाह्य संसर्ग होत नाही. त्यामुळे जखमेवर पट्टी बांधण्याची आवश्यकता भासत नाही. कापलेली जखम मोठी असेल तरच त्यावर पट्टी बांधण्याची आवश्यकता असते.

कापण्यामुळे खोल जखम आणि रक्तस्राव

HANDLING BLEEDING AND DEEP CUTS

जखमेतून येणारे रक्त थांबण्यासाठी प्रथम जखम बोटाने काही वेळ दाबून धरा. तो दाब इतका जास्त नसावा ज्याने आणखी दुखापत होईल किंवा व्यक्तीला वेदना होतील. रक्तस्राव कमी झाल्यानंतर जखमेवरील दाब बंद करा. जखम झालेला भाग शक्यतो जमिनीपासून उंचावर ठेवा. उदाहरणार्थ, जखम पायावर असेल तर पायाच्या खाली एक उशी ठेवा आणि डोक्याखालची उशी हटवा. जेणेकरून पाय डोक्याच्या तुलनेत उंचीवर राहतील. आता जखमेवर कापसाचे पॅड (steerile gauze pads) ठेवा, जे थांबणारे रक्त शोषून घेईल. रक्तस्राव बंद झाल्यानंतर कापसाच्या पॅडवर बँडेज बांधून त्यावर बर्फ ठेवा. यामुळे रक्तवाहिन्या आकुंचन पावतील.

हे सगळं करूनही रक्तस्राव थांबला नाही, तर त्वरित डॉक्टरांशी संपर्क साधा. लहान मुलांच्या शरीरावर दुखापत झाली तर सर्वप्रथम जखमेतून होणारा रक्तस्राव थांबण्यासाठी योग्य त्या ठिकाणी दबाव द्या. त्यानंतर जखमेवर निर्जंतुक मलमपट्टी करा आणि मुलांना त्वरित डॉक्टरांकडे घेऊन जा.

मुका मार

NON-BLEEDING INJURIES

आर्निका मोन्टाना एक प्रसिद्ध होमिओपॅथिक औषध आहे, त्यात जखम बरी करण्याचे गुणधर्म आहेत. होमिओपॅथीविषयी फारशी माहिती नसणाऱ्या लोकांनादेखील हे माहीत आहे. ज्याप्रमाणे कल्केरिया फॉस्फोरिकाने मुलांच्या दात येण्यासंबंधी समस्यांसाठी प्रसिद्ध आहे, त्याचप्रमाणे हे औषधदेखील होमिओपॅथीच्या क्षेत्रात जगप्रसिद्ध आहे. अगदी ॲलोपॅथिक डॉक्टरदेखील हे घेण्याचा सल्ला देतात.

आतून दुखापत होणे म्हणजेच मुका मार, सूज तसेच त्वचा लाल अथवा निळसर होणे. यामध्ये आर्निका मोन्टाना ३० हे औषध दिवसातून चार वेळा घेण्याची गरज असते. दुसऱ्या दिवशी जर वेदना आणि सूज दिसली तर ऱ्हस टॉक्सिकोडेंड्रॉन ३० या औषधाचे दोन डोस द्या. तिसऱ्या दिवशी जर वेदना कमी झाल्या असतील पण अशक्तपणा जाणवत असेल तर कल्केरिया कार्बोनिका ३०चा एक डोस दुखापतीनंतर येणारी सर्व अस्वस्थता बरी करतो. पहिल्या दिवशी अर्निका मोन्टाना घेतल्यानंतर वेदना आणि सूज कमी झाली तर ऱ्हस टॉक्सिकोडेंड्रॉन आणि कल्केरिया कार्बोनिका घेण्याची आवश्यकता भासत नाही.

जखमांसोबत रक्तस्राव

DIFFERENT BLEEDING INJURIES

जखमांमधून रक्तस्राव होत असेल तर प्रथम लेडम पालूस्त्रे ३० या औषधाचे दोन डोस १५ मिनिटांच्या अंतराने द्यायलाच हवेत. हे औषध अँटिटिटॅनस इंजेक्शनप्रमाणे काम करते. हे औषध घेऊन एका तासानंतर हायपेरिकम परफोरेटम ३०चे तीन डोस दर दोन तासाने द्या. जखम स्वच्छ पाणी आणि अँटीसेप्टिक सोल्युशन लावून स्वच्छ करा, हे वेगळे सांगण्याची आवश्यकता नाही. यासोबतच जखमेतून रक्तस्राव थांबण्यासाठी दाब द्या. रक्तस्राव थांबत नसेल तर त्वरित डॉक्टरांचा सल्ला घ्या. रक्तस्राव थांबला तरीही औषध देणे चालू ठेवावे.

विविध प्रकारच्या दुखापती व विविध होमिओपॅथिक औषधे

DIFFERENT TYPES OF INJURIES AND DIFFERENT HOMOEOPATHIC MEDICINES

- तुम्ही भिंतीवर खिळा ठोकत असाल आणि चुकून हातोडा बोटावर लागला. जखमेतून रक्तस्राव होत नाहीये, परंतु तीव्र वेदना जाणवत आहेत. अशावेळी एक दिवस **लेडम पालुस्त्रे** ३० हे औषध दिवसातून तीन वेळा घ्या.
- भाजी चिरताना चाकूने बोट कापून रक्तस्राव होऊ लागल्यास बोट वाहत्या पाण्याखाली धरल्यास रक्तस्राव बंद होतो. त्या वेळी एक दिवस **हाइपेरिकम परफोरेटम** ३० हे औषध दिवसातून तीन वेळा घ्या.
- हाडांवर कोणत्याही प्रकारची दुखापत होते, तेव्हा रक्तस्राव होत नाही. उदाहरणार्थ, दरवाजा बंद करताना दारात बोट अडकणे, खुर्चीवरून उठताना गुडघा टेबलाला आपटणे अथवा घरात चालताना कोपर पलंग किंवा खिडकीवर आपटणे इत्यादी. अशा वेळी **रुटा ग्रेव्हीओलेन्स** ३० हे औषध एक दिवस दिवसातून तीन वेळा घ्या.
- झोपेत उंदीर, कुत्रा किंवा मांजर चावले तर **लेडम पालुस्त्रे** २००चा एक डोस घ्या आणि डॉक्टरांशी संपर्क साधा.
- मूल पायरीवरून खाली पडले आणि त्याच्या पाठीवर फरशीमुळे दुखापत झाली. ही दुखापत पाठीला किंवा मणक्याला झाली असेल तर भले जखमेतून रक्त येत असो वा नसो, **हायपेरिकम परफोरेटम** २००चा एक डोस घ्या आणि

त्यानंतर डॉक्टरांशी संपर्क साधा.

- मशीनच्या ब्लेडमुळे शरीराचा कुठलाही भाग कापला गेला किंवा ऑपरेशननंतर जखम भरून येत नसेल किंवा कोरडी होत नसेल तर **स्टॅफीसॅग्रीया** २००चा एक डोस घ्या.
- मुले खेळताना पडतात आणि त्यांना दुखापत होते, मुकामार लागतो. अशावेळी त्यांना अर्निका मोन्टाना देणे पुरेसे आहे. मुले हातावर पडल्याने हातावर दुखापत होऊन खरचटले आणि त्यातून थोडेसे रक्त येत असेल तर अशा वेळी **हायपेरिकम परफोरेटम** ३० हे औषध दिवसातून तीन वेळा, केवळ एक दिवस द्या.
- दगडावर पडल्यामुळे किंवा दगड लागल्यामुळे जखम झाली आणि त्वचा फाटली तर **कॅलेंडुला ऑफिसिनलीस** ३० हे औषध दिवसातून तीन वेळा एक दिवस घ्या.
- काचेचा तुकडा हाताच्या किंवा पायाच्या त्वचेत घुसला तर त्वरित काचेचा तुकडा काढून टाका आणि **हायपेरिकम परफोरेटम** ३० हे औषध दिवसातून तीन वेळा, एक दिवस घ्या. दाढी करताना चेहऱ्यावर कापल्यासदेखील हेच औषध घ्या.
- मुले आपापसात धक्काबुक्की करताना चेहऱ्यावर दुखापत होऊन डोळ्यांखाली लाल किंवा निळसर खूण दिसते तेव्हा **आर्निका मोन्टाना** ३० हे औषध दिवसातून तीन वेळा एक दिवस द्या.
- खेळताना खेळाडूंना किंवा मुलांना पेटके आले अथवा मुरगळल्यावर आर्निका मोन्टाना ३० हे औषध दिवसातून चार वेळा एक दिवस द्या. दुसऱ्या दिवशी **बेलिस पेरेनिस** ३० हे औषध दिवसातून तीन वेळा घ्या.
- (मुरगळ किंवा पेटके आणि फ्रॅक्चर – यांवरील उपचारांमध्ये मुरगळ किंवा पेटके दोन्ही समान आहेत. मुरगळीमध्ये हाडांना जोडणारा ऊतक समूह (tissues) तुटतो, तर पेटक्यामध्ये स्नायुतंतू तुटतात. फ्रॅक्चर म्हणजे हाडे तुटणे होय. या सर्व बाबींमध्ये पूर्णपणे आराम आणि दाब देऊन ठेवण्याची आवश्यकता असते. फ्रॅक्चरसदृश स्थितीत डॉक्टरांचा सल्ला घ्यावा.)
- एखाद्या अपघातात हाडे तुटण्यावर सर्वप्रथम औषध **आर्निका मोन्टाना** १M चा एक डोस घ्या. याचा आणखी एक डोस चार तासानंतर घ्या. त्यानंतर

अस्थिरोगतज्ज्ञांकडून यावर उपचार करू द्या. प्लास्टर लावले गेले असेल आणि हाडे सांधण्याची गरज असेल, तेव्हा **सिंफाईटम ऑफिसिनेल** २००, दिवसातून दोन डोस, तीन दिवस घ्या. चौथ्या दिवशी **काल्केरिया फॉस्फोरिका** ६X घ्यायला सुरुवात करा. हे दिवसातून चार वेळा, दहा दिवस घ्या. यामुळे हाडे लवकर आणि सहजपणे जुळून येतात.

- बऱ्याच वेळा मुलांना वेगवेगळ्या कारणांनी डोक्यावर मार लागतो. हा मुकामार असेल तर प्रथम आर्निका मोन्टाना ३० हे औषध दिवसातून चार वेळा, दोन दिवस घ्या. डोक्यावर मार लागल्यामुळे अशक्तपणा, थकवा असेल तर **काली फॉस्फोरिकम** ६X हे औषध दिवसातून तीन वेळा, सात दिवस, **अर्निका मोन्टाना** ३०सोबत घ्या. डोके चिरडले गेले असेल, डोक्याच्या व मानेच्या मागील भागात वेदना असतील तर दुखापतीच्या काही दिवसांनंतर **नेट्रम सल्फुरिकम** ३० हे औषध दिवसातून तीन वेळा, सात दिवस घ्या.
- डोळ्यांवर मार लागून आजूबाजूला खरचटले असेल तर **आर्निका मोन्टाना** ३० सोबत **युफ्रेशिया ऑफिसिनॅलीस** ३० हे औषध दिवसातून दोन वेळा, तीन दिवस घ्या. डोळ्यांची आग होऊन पाणी येत असेल तर फक्त **युफ्रेशिया ऑफिसिनलीस** ३० हे औषध दिवसातून तीन वेळा, तीन दिवस घ्या. चांगल्या परिणामांसाठी **युफ्रेशिया आय ड्रॉप्स**चा उपयोग करता येतो. चेंडू लागल्याने खोल दुखापत झाली असेल तर **सिम्फाईटम ऑफिसिनेल** २००चे दोन डोस प्रत्येकी एक तासाच्या अंतराने घ्या. याने फरक पडला नाही तर डॉक्टरांशी संपर्क साधा.

होमिओपॅथीमध्ये अनेक उत्तम औषधे आहेत जी शल्यचिकित्सेच्या (सर्जिकल ऑपरेशनच्या) आधी आणि नंतर दिली जातात. त्यांचे आश्चर्यजनक परिणामदेखील पाहायला मिळतात. रुग्ण घाबरत नाहीत तसेच त्यांना वेदनाही कमी होतात. इंजेक्शन दिल्यानंतर होणारे परिणामही कमी होतात. त्याचप्रमाणे लसीकरणानंतर येणाऱ्या गाठी, सूज यादेखील कमी होतात. **बेलिस पेरेनिस, ऱ्हस टॉक्सिकोडेंड्रॉन, स्टॅफीसॅग्रीया, थुजा ऑक्सिडेंटिलिस** ही औषधे डॉक्टरांच्या सल्ल्याने घेणे योग्य राहील.

फ्रॅक्चर आहे किंवा हाड तुटले आहे, हे कसे ओळखाल

हाड तुटले आहे की नाही कसे ओळखावे? सर्वसाधारणपणे फ्रॅक्चर झाल्यावर सूज येत नाही. पण मुरगळल्यावर किंवा ओढ बसल्यावर सूज येते. पायाच्या घोट्यांना मुरगळल्यावर फ्रॅक्चर आहे हे जाणून घेण्यासाठी पोटऱ्यांना अरुंद भागात

पकडून दोन्ही हातांनी जोरात दाबा. याने घोट्यांना वेदना जाणवली तर फ्रॅक्चर असू शकते. तरीदेखील फ्रॅक्चर जाणण्यासाठी एक्स-रे काढणेच उत्तम.

सामान्य दुखापतींसाठी चार औषधे घरी ठेवा

दुखापतींसाठी केवळ चार औषधे घरी ठेवा. यासाठी जास्त खर्च लागत नाही. (१) आर्निका मोन्टाना ३० (२) लेडम पालुस्त्रे ३० (३) हायपेरिकम परफोरेटम ३० (४) रुटा ग्रॅवीओलेन्स ३० ही चारही औषधे प्रत्येकी १ ड्राम बाटलीत ३० नंबरच्या गोळ्यावर बनवून ठेवा. एक दिवसाच्या डोसने फरक पडल्यास औषधाचा दुसरा डोस घेण्याची आवश्यकता नाही. एक दिवसाच्या डोसने फरक न जाणवल्यास होमिओपॅथिक डॉक्टरांशी संपर्क साधा.

हा लेख ज्या लोकांना होमिओपॅथी उपचारपद्धती आवडते आणि जे प्रथमोपचार शिकू इच्छितात त्यांच्यासाठी आहे. हे पान काढून किंवा फाडून ते तुम्ही स्वतःजवळ ठेवू शकतात. तुम्ही हे वारंवार वाचाल तर या औषधांचा उपयोग तुम्हाला पाठ होऊन जाईल.

पार्ट २

लक्षणांसोबत तीन मुख्य औषधे

औषध घेण्याचे सर्वसाधारण नियम

- प्रत्येक आजारांसमोर त्याच्या प्राथमिकतेच्या आधारावर औषधे दिलेली आहेत. पहिल्या औषधाचा परिणाम दिसला नाही तर दुसरे औषध घ्या आणि दुसऱ्याही औषधाचा परिणाम दिसला नाही तर तिसरे औषध घेऊ शकता.
- सर्व औषधे ३०च्या शक्ती (potency) मध्ये घ्या.
- ४ गोळ्यांचा एक डोस असतो.
- गोळ्यांचा आकार ३० नंबर ठेवला आहे.
- एका दिवसात ४ डोस ३ तासांच्या अंतराने घ्या.
- अत्यधिक वेदनांमध्ये औषध दर १० मिनिटांनी ३ डोसपर्यंत घेऊ शकता.
- २४ तासांमध्ये पहिल्या औषधाचे ८ डोस घेतल्यानंतरही आराम वाटला नाही तर दुसऱ्या औषधाचे ८ डोस घ्या आणि तरीदेखील आराम वाटला नाही तरच तिसरे औषध घ्या.
- वरील तीनही औषधे घेतल्यानंतरही आराम वाटला नाही, तर होमिओपॅथिक डॉक्टरांशी संपर्क साधा.
- थोडासा जरी आराम वाटत असेल तर ३ ते ४ दिवस औषध घेऊ शकता.
- औषधाचे ४ डोस घेतल्यानंतर त्वरित आराम वाटला तर पुढच्या दिवशी ३ डोस, त्यानंतर तिसऱ्या दिवशी २, चौथ्या दिवशी १ या पद्धतीने घ्या. शेवटी पाचव्या दिवशी औषध बंद करा.

- पहिल्याच औषधाने जर आराम मिळत असेल तर दुसरे किंवा तिसरे औषध घेण्याची आवश्यकता नाही. औषधाचे डोस कमी करण्यासाठी वरील सूचनांचे पालन करा.
- त्याचप्रमाणे दुसऱ्या किंवा तिसऱ्या औषधानंतर आराम मिळाला तरीदेखील वरील प्रमाणेच पालन करा.

इंग्रजी वर्णमालेप्रमाणे काही रोग व त्यावरील औषधे

A

१. **Abdominal disorder** – पोटाचे विकार, अपचन

अ) नक्स वॉमिका ब) कार्बो व्हेज. क) चाइना ऑफि.

२. **Abscess** – गळू

अ) बेलाडोना ब) हेपार सल्फर क) मर्क सॉल

३. **Abuse of drugs, alcohol, tobacco** – अमली पदार्थ, दारू, तंबाखू यांचे अति सेवन

अ) नक्स वॉमिका ब) टबॅकम क) सल्फ्यूरिक ॲसिड

४. **Aching** – वेदना

अ) अर्निका मोन्टाना ब) ऱ्हस टॉक्स क) चाइना ऑफि.

५. **Acidity** – ऍसिडिटी (अम्लता)

अ) कल्केरिया कार्ब ब) नक्स वॉमिका क) सल्फ्यूरिक ॲसिड

६. **Acne** – तारुण्यपिटिका

अ) एस्टरीयास रुबेन्स ब) काली ब्रोम. क) कल्केरिया फॉस.

७. **Airsickness, vomiting** – विमान प्रवासातील डोकेदुखी, जीव घाबरणे, उलटी किंवा चक्कर येणे

अ) बोरॅक्स (तीन डोस विमान प्रवासाच्या एक दिवस आधी घेणे.)

८. **Alopecia** – केस गळणे

अ) लाइकोपोडियम क्लॅवेटम, ब) ॲसिड फॉस. क) वाईजबेडन

९. **Anaemia** – रक्ताची कमतरता

अ) कल्केरिया फॉस ब) चाइना ऑफिसिनॅलिस क) फेरम मेट.

१०. **Anus itching, due to worms** – जंतांमुळे गुदद्वाराजवळ खाज

अ) सिना ब) ट्यूक्रियम क) स्पायजेलिया एन्टी

११. **Anus itching, burning, crawling –** गुदद्वाराजवळ जळजळ, खाज, वळवळ जाणवणे

अ) सल्फर ब) रटान्हिया क) इग्नेशिया अमारा

१२. **Anxiety** – चिंता

अ) एकोनाईट नेपेलस ब) इग्नेशिया अमारा क) नॅट्रम मूर.

१३. **Ankles swelling** – घोटे सुजणे

अ) एपिस मेलिफिका ब) स्ट्रोंटियम कार्बोनिकम क) लेडम पाल

१४. **Appetite loss** – भूक न लागणे

अ) चाइना ऑफिसिनॅलिस ब) नक्स वॉमिका क) फेरम मेट.

१५. **Appetite increasd or changed** – अतिरिक्त भूक

अ) सिना ब) कॅल्केरिया कार्ब क) चाइना ऑफिसिनॅलिस

१६. **Apthae(mouth ulcers or stomatitis)** – तोंड येणे

अ) बोरॅक्स ब) मर्क सॉल क) ॲसिड नाइट्रिकम

B

१. **Back pain** – पाठदुखी

अ) र्‍हस टॉक्स ब) ब्रायोनिया अल्बा क) अँटिमोनियम टार्ट

२. **Back pain, lifting from** – वजन उचलण्याने पाठदुखी

अ) र्‍हस टॉक्स ब) कल्केरिया कार्ब क) ग्रॅफायटिस

३. **Back pain with haemorrhoids** – मूळव्याधीसोबत पाठदुखी

अ) एस्क्यूलस हिप ब) नक्स वॉमिका

४. **Back pain before menses** – मासिक पाळीच्या आधी होणारी पाठदुखी

अ) काली कार्ब ब) पल्सेटिला क) लॅकेसिस म्यूट.

५. **Back pain before menses** - मासिक पाळीच्या वेळी होणारी पाठदुखी

अ) कॉस्टिकम ब) काली कार्ब क) पल्सेटिला

६. **Back pain lower** - कंबरदुखी

अ) एस्क्यूलस हिप ब) सिमिसिफ्यूगा क) अर्निका मोन्टाना

७. **Bad or foul breath** - श्वासाची दुर्गंधी

अ) मर्क सॉल ब) कार्बोलिकम ॲसिड

८. **Barber's itch** - दाढीमध्ये होणारी खाज, खरूज यांसारखे संसर्गजन्य विकार

अ) ऱ्हस टॉक्स ब) पेट्रोलियम क) टेल्यूरियम

९. **Bed sores** - बराच काळ पलंगावर झोपून असलेल्या रुग्णाला शरीरावर होणारे फोड वा जखमा

अ) अर्निका मोन्टाना ब) कॅलेन्ड्यूला ऑफि. क) ॲसिड फ्लोर.

१०. **Bed wetting** - गादी ओली करणे

अ) सिना ब) सेपिया ऑफि. क) क्रिओसोटम

११. **Bites** - चावणे

अ) एपिस - मधमाशी, कीटक चावणे **ब) लाइसिनम** - कुत्रा चावणे

क) कॅलेडियम - डास चावणे

१२. **Belching** - ढेकर येणे

अ) अँटिमोनियम क्रूड. ब) अर्जेन्टम नाइट्रिकम क) कार्बो व्हेज.

१३. **Bleeding gums** - हिरड्या व दातांतून रक्त येणे

अ) कार्बो व्हेज. ब) मर्क सॉल. क) अर्निका मोन्टाना

१४. **Bleeding piles** - रक्ती मूळव्याध

अ) ॲसिड नाइट्रिकम ब) हेमॅमेलिस क) फेरम फॉस.

१५. **Blood loss of (haemorrhage)** - रक्तस्रावामुळे रक्ताची कमतरता

अ) चाइना. ब) हेमॅमेलिस. क) फॉस्फोरस

१६. **Blood pressure high** - उच्च रक्तदाब वाढणे

अ) बराइटा मूर. ब) ऑरम मेटॅलिकम क) लॅकेसिस म्यूट.

१७. **Blood pressure low** - निम्न रक्तदाब

अ) कॅक्टस ग्रँडी. ब) चाइना ऑफि. क) कार्बो व्हेज.

१८. **Blisters** - छाले

अ) नॅट्रम मूर. (ओठांच्या आजूबाजूला)

ब) कॅन्थारिस (अतिरिक्त चालण्यामुळे पायांना)

क) एपिस (कीटक चावल्यामुळे)

१९. **Bone injury** - हाडांमधील जखमा

अ) सिम्फाइटम ब) अर्निका मोन्टाना क) रूटा

२०. **Bone enlargement** - हाड वाढणे

अ) कल्केरिया फ्लोर. ब) ॲसिड फ्लोर. क) हेक्ला लावा

२१. **Bones pain** - हाडांच्या वेदना

अ) यूपॅटोरियम पर्फ. ब) रूटा क) एसॅफोटिडा

२२. **Breathlessness** - श्वास लागणे

अ) कल्केरिया कार्ब. ब) आर्सेनिक अल्बम क) कार्बो व्हेज.

२३. **Burns** - जळजळ

अ) कॅन्थारिस ब) हेपार सल्फर क) काली बीच. (खोल जखमांमध्ये पू तयार होणे)

२४. **Burning of soles** - तळपायांची आग होणे

अ) सल्फर ब) सँग्वीनेरिया केना. क) लाइकोपोडियम क्लॅवेटम

२५. **Burning of palms** - तळहातांची आग होणे

अ) सल्फर ब) पेट्रोलियम क) फॉस्फोरस

२६. **Burning of chest** – छातीत जळजळ

अ) कार्बो व्हेज. ब) सल्फर

२७. **Burning of urine** – लघवी करताना जळजळ

अ) कॅन्थारिस ब) सल्फर क) मर्क कॉर.

२८. **Burning of vagina** – योनीमधील जळजळ

अ) कार्बो ऍनामेलिस ब) क्रिओसोटम क) सल्फर

C

१. **Car sickness, Travel sickness** – प्रवासादरम्यान आजारी पडणे

अ) कॉक्यूलस इंड. ब) इग्नेशिया अमारा क) पेट्रोलियम

२. **Changing or shifting pains** – शरीरात वेदनेची जागा बदलणे

अ) काली बीच. ब) पल्सेटिला क) लॅक कॅन

C- CHILD

मुलांमधील सर्वसाधारण आजार आणि विचित्र वर्तन

१. **Weak mentally or physically** – मानसिक किंवा शारीरिक दुर्बलता

अ) बराइटा कार्ब. ब) कल्केरिया फॉस. क) काली फॉस.

२. **Is afraid of downward motion** – खाली पडण्याची भीती

अ) बोरॅक्स

३. **Irritable behaviour, quiet when carried** – चिडचिड, कडेवर घेतल्यावरच शांत होणे

अ) चामोमिला

४. **Rachitic** – मुडदूससदृश लक्षणे

अ) कल्केरिया कार्ब

५. **Complaints of pains in legs at night** – रात्री पाय दुखण्याची तक्रार

अ) कल्केरिया फॉस.

६. **Smells sour** - शरीराला आंबट आणि आंबूस वास येणे

अ) कल्केरिया कार्ब. ब) हेपार सल्फर क) रिह्यूम

७. **Desires things but refuses when given** - एखादी वस्तू मागणे पण ती मिळत असताना नकार देणे

अ) चामोमिला ब) ब्रायोनिया

८. **Pulls own hair** - स्वतःचे केस ओढणे

अ) बॅलाडोना

९. **Very shy** - अतिशय लाजाळू

अ) सिलिशिया टेरा

१०. **Keeps hands moving on objects on the table** - टेबलावरील वस्तूंना वारंवार हात लावणे

अ) काली मूर.

११. **Sheets feet while sitting on chair** - खुर्चीवर बसल्यावर पाय हलवणे

अ) लाइकोपोडियम क्लॅवेटम

१२. **Tosses, kicks clothes off, restless sleep** - सतत कूस बदलणे, लाथा मारून कपडे खाली फेकणे

अ) आर्सेनिक अल्बम

१३. **Eats excessive salt** - अतिरिक्त मीठ खाणे

अ) नॅट्रम मूर.

१४. **Eats excessive sweets** - अतिरिक्त गोड खाणे

अ) अर्जेन्टम नाइट्रिकम

१५. **Chews cloth and raw food rice** - कपडे आणि कच्चे तांदूळ खाणे

अ) ॲल्युमिना

१६. **Eats earth, lime, clay, chalk** - माती, चुना, चिखल, खडू खाणे

अ) कल्केरिया कार्ब. ब) ॲल्युमिना क) ॲसिडम नाइट्रिकम

१७. **Crying before urinating** - लघवीच्या आधी रडणे

अ) लाइकोपोडियम क्लॅवेटम ब) बोरॅक्स

१८. **Crying during teething** - दात येतांना रडणे

अ) चामोमिला ब) कल्केरिया फॉस.

१९. **Crying during teething, milk disagrees** - दात येताना रडणे, दुधामुळे अपचन

अ) एथूजा साइनॅपियम

२०. **Crying spells-withholding breathing, when crying** - वारंवार रडणे, रडताना श्वास रोखून धरणे

अ) फेरम मेट

२१. **Colic infantile** - लहान बाळांची पोटदुखी

अ) एलियम सेपा ब) ऍलोज क) चामोमिला

२२. **Frightened in sleep** - झोपेत दचकणे

अ) लाइकोपोडियम क्लॅवेटम

२३. **Late learning to talk** - उशिरा बोलायला शिकणे

अ) नॅट्रम मूर. (डॉक्टरांचा सल्ला घ्या)

२४. **Late learning to walk** - उशिरा चालायला शिकणे

अ) कल्केरिया कार्ब. (डॉक्टरांचा सल्ला घ्या)

२५. **Constipation of infants** - लहान बाळांमधील बद्धकोष्ठता

अ) ॲल्युमिना ब) ब्रायोनिया अल्बा. क) मॅग्नेशियम कार्ब.

२६. **Diarrhoea of Children** - मुलांमधील जुलाब

अ) चामोमिला ब) पोडोफाइलम क) कल्केरिया कार्ब

२७. **Diarrhoea of Children during dentition** - दात येताना जुलाबाची समस्या

अ) कल्केरिया कार्ब. ब) पोडोफाइलम क) चामोमिला

२८. **Infants, nose blocked at night** - रात्री लहान मुलांचे नाक बंद होणे

अ) सॅम्ब्यूकस

२९. **Children pulling penis frequently at night** - रात्री लहान मुलांचे वारंवार स्वतःचे लिंग ओढणे

अ) मर्क सॉल ब) कॅन्थारिस

C

३. **Coryza (discharge from nose, eyes common cold)** - सर्दी (नाकातून व डोळ्यांमधून पाणी येणे)

अ) एलियम सेपा ब) आर्सेनिकम एल्बम क) नेट्रम मूर

४. **Coryza with irritating eyes** - सर्दीमुळे डोळ्यांची जळजळ

अ) यूफ्रेशिया ऑफिसिनॅलिस

५. **Cold, dry weather increases it** - सर्दी (कोरड्या हवामानात वाढणारी)

अ) एकोनाइटम नेपेलस ब) कॅल्केरिया कार्ब क) हेपार सल्फर

६. **Cold, dry weather increases it** - सर्दी (ओल्या हवामानात वाढणारी)

अ) रस टॉक्स ब) कॅल्केरिया कार्ब क) डल्कामारा

७. **Cold, nose running during the day and nose blocked at night** - सर्दी, दिवसा नाक गळणे आणि रात्री नाक बंद होणे

अ) नक्स वॉमिका

८. **Calculus (stones) in kidneys** - मुतखडा

अ) बरबेरिस वल्गैरिस - काही फरक जाणवला नाही तर डॉक्टरांशी संपर्क साधा

९. **Carries of teeth** - दात किडणे

अ) क्रिओसोटम ब) मर्क सॉल क) प्लेनटेगा मेज.

१०. **Coccyx pain due to injury** - दुखापतीमुळे माकडहाडाजवळ वेदना

अ) हाइपेरिकम पर्फ ब) ग्रॅफाइटिस

११. **Cervical spondylosis** - सर्वाइकल स्पोंडिलोसिस

अ) रस टॉक्स. ब) कोनियम मॅक. क) ॲसिड फॉस.

१२. **Constipation, general** - सर्वसाधारण बद्धकोष्ठता

अ) नक्स वॉमिका ब) एल्यूमिना क) ब्रायोनिया एल्बा

१३. **Constipation, ineffectual urging** - बद्धकोष्ठता (शौचास जोर करावा लागणे)

अ) लाइकोपोडियम क्लॅवेटम ब) नक्स वॉमिका क) सल्फर

१४. **Constipation, alternating with diarrhoea** - बद्धकोष्ठता (शौचास जोर करावा लागणे)

अ) पटिम क्रूड. ब) नक्स वॉमिका क) चेलिडोनियम मेजस

१५. **Constipation, before and during menses** - वारंवार बद्धकोष्ठता आणि जुलाब आळीपाळीने होणे

अ) नेट्रम मूर. ब) सेपिआ ऑफि. क) सिलिशिया टेरा

१६. **Constipation, during pregnancy** - गरोदरपणातील बद्धकोष्ठता (डॉक्टरांचा सल्ला घ्या)

अ) एल्यूमिना ब) नक्स वॉमिका क) सेपिआ ऑफि.

१७. **Constipation, stool slips back** - बद्धकोष्ठता, मल आत घसरणे

अ) सिलिशिया टेरा ब) थूजा ऑक्सी क) सेनिक्यूला अॅक्वा

१८. **Constipation, stool slips back** - प्रवासादरम्यान बद्धकोष्ठता

अ) प्लॅटिनम मेट. ब) नक्स वॉमिका

१९. **Constipation, stool slips back** - बद्धकोष्ठता, अनेक दिवस शौचाची इच्छा न होणे

अ) अॅल्युमिना ब) ब्रायोनिया एल्बा क) हाइड्रॅसटिस

२०. **Corns** - कुरूप

अ) एंटिमोनियम क्रूडम ब) थूजा ऑक्सी. क) एसिडम नाइट्रिकम

२१. **Cough Dry** - कोरडा खोकला

अ) एकोनाइटम नेपेलस ब) बॅलाडोना क) इपिकॅक

२२.**Cough Wet** - कफयुक्त खोकला

अ) ब्रायोनिया एल्बा ब) बॅलाडोना क) एंटिम टार्ट.

२३.**Cough, eating aggravates** - खाण्यामुळे वाढणारा खोकला

अ) ब्रायोनिया एल्बा ब) कॉकस कॅक्टाइ क) काली बाइ.

२४. **Cough of old people** - वृद्ध लोकांचा खोकला

अ) एल्यूमिना ब) एंटिमोनियम टार्ट क) बराइटा कार्ब.

२५.**Cough, urine esapes with** - खोकताना लघवी होणे

अ) कॉस्टिकम ब) स्यूमैक्स क) पल्सेटिला

२६.**Coough, whooping** - डांग्या खोकला

अ) कार्बो वेज. ब) इपिकॅक क) ड्रोसेरा रोट.

२७. **Coough, talking aggravate** - बोलण्यामुळे खोकला वाढणे

अ) स्यूमैक्स क्रिस. ब) फॉस्फोरस क) ड्रोसेरा रोट.

२८. **Coough with vomiting of food** - खोकल्यासोबत अन्नाची उलटी होणे

अ) इपिकेंक ब) ड्रोसेरा रोट. क) फेरम फॉस

२९. **Cooughing bring pain in head** - खोकल्यासोबत डोके दुखणे

अ) बॅलाडोना ब) ब्रायोनिया एल्बा क) कॅप्सिकम

३०. **Chest pain with flatulence** - पोट फुगण्यासोबत छातीत दुखणे

अ) कार्बो वेज.

३१. **Cramps, legs and calves** - पायात व पोटऱ्यांमध्ये पेटके येणे

अ) एम्ब्रा ग्रिस. ब) क्यूप्रम मेट. क) मॅग्नेशियम फॉस.

३२. **Cracked lips, finger tips** - ओठांना व बोटांना भेगा

अ) नेट्रम मूर ब) ग्रॅफाइटिस

३३. **Cracking of joints** - सांध्यांचा आवाज येणे

अ) कॉस्टिकम ब) काली बाई. क) पेट्रोलियम

३४.**Cramps** - पेटके

अ) कोलोसिंथिस ब) क्यूप्तम मेट. क) मॅग्नेशियम फॉस.

D

१. **Dandruff** - डोक्यातील कोंडा

अ) कॅल्केरिया कार्ब. ब) थूजा ऑक्सी. क) ग्रॅफाइटिस

२. **Dentition (teething)** - दात येताना समस्या

अ) कॅल्केरिया फॉस, ब) फेरम फॉस.

३. **Desire for salt** - मीठ खाण्याची इच्छा होणे

अ) कॉस्टिकम ब) सेपिआ ऑफि. क) कोनियम मेक

४. **Diarrhoea** - जुलाब

अ) एकोनाइटम नेप. ब) एलोस क) चाइना ऑफि.

५. **Diarrhoea, hot weather** - गरम हवामानात होणारे जुलाब

अ) पोडोफाइलम पेल, ब) अँटिमोनियम फूड क) एल्लोश

६. **Diarrhoea, early morning** - सकाळी जुलाब होणे

अ) सल्फर ब) पोडोफायलम पॅल क) नेट्रम सल्फ

७. **Diarrhoea with flatus escaping** – जुलाबासोबत गॅस (वायू) सुटणे

अ) अर्जेन्टम नाइट्रिकम ब) चाइना ऑफि. क) एलोस

८. **Diarrhoea, offensive** – घाण वासाचे जुलाब

अ) चामोमिला ब) पोडोफाइलम पेल. क) आर्सेनिकम एल्बम

९. **Diarrhoea with force like a shot** – गोळी सुटल्यासारखे जुलाब

अ) पोडोफाइलम पेल. ब) क्रोटॉन टिग.

१०. **Diarrhoea, sour stink** – आंबट/आंबूस वासाचे जुलाब

अ) कॅल्केरिया कार्ब. ब) रिह्यूम क) हेपार सल्फर

११. **Diarrhoea with Rumbling** – गडगडाटासह जुलाब

अ) एलोस ब) नेट्रम सल्फर क) एसिडम फॉस.

१२. **Diarrhoea with undigested particles** – जुलाबासोबत न पचलेले अन्नकण पडणे

अ) कॅल्केरिया कार्ब. ब) चाइना ऑफि. क) फेरम फॉस.

१३. **Drinks desired, very hot** – खूप गरम पाणी पिण्याची इच्छा

अ) आर्सेनिकम एल्ब. ब) चेलिडोनियम मेजस

१४. **Drinks desired, cold** – अति थंड पाणी पिण्याची इच्छा

अ) पल्सेटिला ब) सेलेनियम मेट.

१५. **Drinks desired, very cold** – अति थंड पेय पिण्याची इच्छा

अ) फॉस्फोरस

१६. **Drowsiness** – सुस्ती येणे

अ) एसिडम फॉस. ब) जेल्सेमियम सेम्पे

१७. **Dryness of mouth** – तोंडाला कोरड पडणे

अ) ब्रायोनिया एल्बा ब) आर्सेनिकम एल्ब.

१८. **Dryness of mouth, no thirst** – तोंडाला कोरड पडूनही तहान न लागणे

अ) एपिस ब) नक्स मोसचाटा क) पल्सेटिला

१९. **Dyspepsia (gastric symptoms)** – अजीर्ण, अपचन (गॅस्ट्रिक लक्षणे)

अ) कार्बो वेज. ब) चाइना ऑफि. क) लाइकोपोडियम क्लॅवेटम

२०. **Dysentery** – आमांश (डिसेंट्री)

अ) मर्क्यूरियस कॉर. ब) इपिकॅक क) फेरम फॉस.

E

१. **Ear Pain** – कानदुखी

अ) बॅलाडोना ब) एकोनाइटम क) चामोमिला

२. **Ear discharge** – कानातून स्राव येणे

अ) पल्सेटिला ब) मर्क सॉल क) हेपार सल्फर

अ) सिना ब) आयोडियम क) सल्फर

४. **Eats well but looses weight** – व्यवस्थित जेवण करूनही वजन कमी होणे

अ) एब्रोटेंनम ब) आयोडियम क) नेट्रम मूर.

५. **Ecchymosis (blueness of skin-neel)** – त्वचेची रंगविकृती (त्वचा निळसर होणे)

अ) अर्निका मोंटाना ब) लेडम पाल क) ॲसिडम सल्फर

६. **Emotional, easily excited** – भावनिकता, त्वरित उत्तेजित होणे

अ) एकोनाइट नेप. ब) आर्सेनिकम एल्बम क) कॉस्टिकम

७. **Eczema (general)** – सर्वसाधारण खाज (पुढील भागात बघा)

अ) आर्सेनिकम एल्बम ब) मर्क्यूरियस विव.

८. **Epistaxis (Nose bleeding)** – नाकातून रक्त येणे

अ) ब्रायोनिया एल्बा. ब) मिलेफोलियम क) इपिकेंक

९. **Eructations** – ढेकर येणे

अ) अर्जेन्टम नाइट्रिकम ब) कार्बो व्हेज. क) सल्फर

१०. **Eruptions in winter** – हिवाळ्यात फोड येणे

अ) एल्यूमिना ब) पेट्रोलियम क) सोराइनम

११. **Examination fear** – परीक्षेची भीती

अ) एनाकॉर्डियम ऑक्सी. ब) आर्जेन्टम नाइट्रिकम क) जेल्सेमियम सेम.

१२. **Exostosis (Bone enlargement)** – हाड वाढणे

अ) कॅल्केरिया फ्लोर. ब) एसिडम फ्लोर. क) हेक्ला लावा

१३. **Exposure to cold winds, all diseases** – थंड हवेच्या संपर्कात आल्यावर होणारे आजार

अ) एकोनाइटम नेप. ब) रस टॉक्स.

१४. **Expulsion of foriegn bodies** – शरीरातून विजातीय पदार्थ बाहेर पडणे

अ) सिलिशिया टेरा

१५. **Extremities swollen** – हातापायांवर सूज

अ) एपिस ब) मर्क्यूरियस सॉल क) नेट्रम मूर.

१६. **Excessive sexual desire** – संभोगाची अति इच्छा

अ) स्टॅफिसैग्रिया ब) फॉस्फोरस

१७. **Eyes burning, tear bland** – डोळे जळजळणे, डोळ्यांतून पाणी येणे

अ) एलियम सेपा ब) आर्सेनिकम एल्बम

१८. **Eyes Red** – डोळे लाल होणे

अ) बॅलाडोना ब) यूफ्रेशिया ऑफि.

१९. **Eyes overstraining** – डोळ्यांवरील ताण

अ) रूटा ब) नेट्रम मूर. क) सेनेगा

२०. **Eyes disorders, watering, red etc.** - डोळ्यांचे विकार, पाणी येणे, लाल होणे इत्यादी

अ) यूफेशिया ऑफि.

२१. **Eye lids glued together after sleep** - झोपेतून उठल्यावर डोळे चिकटणे

अ) बोरॅक्स ब) पल्सेटिला क) अर्जेन्टम नाइट्रिकम

२२. **Eyes upper lids swelling** - डोळ्यांच्या वरील पापणीवर सूज

अ) काली कार्ब.

२३. **Eyes, swelling below** - डोळ्यांच्या खाली सूज

अ) एपिस

२४. **Eyes dark rings around** - डोळ्यांभोवती काळी वर्तुळे

अ) चाइना ऑफि. ब) नेट्रम कार्ब. क) फोस्फोरस

F

१. **Fever simple, exposure to cold** – थंड हवेच्या संपर्कामुळे होणारा साधारण ज्वर

अ) ब्रायोनिया एल्ब. ब) नक्स वॉमिका क) एकोनाइटम नेप.

२. **Formication (creeping sensation)** - शरीरावर एखादा किडा वळवळत असल्याची भावना

अ) अगैरिकस मस. ब) नेट्रम मूर. क) एकोनाइट नेप.

३. **Flatulence (gas)** - पोट फुगणे (गॅस)

अ) कार्बो वेज ब) पल्सेटिला क) चाइना ऑफि.

४. **Facial blemishes** - चेहऱ्यावरील डाग - धब्बे

अ) सीपिआ ऑफ. ब) बरबेरिस एक्वी. क) सिमिसिफ्यूगा रेसी.

५. **Face, upper lip swelling** - चेहरा आणि वरच्या ओठांवर सूज

अ) हेपार सल्फर ब) एपिस क) नेट्रम मूर

६. **Face, much oily, greasy** – तेलकट, चिपचिपा चेहरा

अ) नेट्रम मूर ब) थूजा ऑक्सी. क) सोराइनम

७. **Face pain** – चेहऱ्यावरील वेदना

अ) एकोनाइटम नेप. (सामान्य) ब) कालमिया लॅटिफोलिया (उजव्या बाजूला) क) स्पाइजेलिया एन्ट. (डाव्या बाजूला)

८. **Facial pain (Right)** – चेहऱ्याच्या उजव्या बाजूला वेदना

अ) कॅलमिया लॅटि. ब) पल्सेटिला क) एकोनाइटम नेप.

९. **Facial pain (Left)** – चेहऱ्याच्या डाव्या बाजूला वेदना

अ) स्पाइजेलिया एन्टी. ब) कोलोसिंथिस

१०. **Falling out of hair** – केस गळणे

अ) एसिडम फॉस. ब) लाइकोपोडियम क्लॅवेटम क) नेट्रम मूर

११. **Fastidiousness** – दृढनिश्चयी

अ) आर्सेनिकम एल्ब ब) एनाकॉर्डियम क) नक्स वॉमिका

१२. **Feet, sweat offensive** – पायावरील घामाचा घाण वास येणे

अ) सिलिशिया टेरा ब) कॅल्केरिया कार्ब.

१३. **Feet burning** – पायाची जळजळ

अ) सॅन्यूइनेरिया केन. ब) चामोमिला क) सल्फर

१४. **Feet numbness** – पाय बधिर होणे

अ) आर्सेनिकम एल्ब ब) नेट्रम मूर. क) एसिडम फॉस.

१५. **Feet heaviness** – पाय जड होणे

अ) एल्यूमिना ब) आर्सेनिकम एल्बम क) नेट्रम मूर.

१६. **Fidgety** (uneasiness of nerves, muscles hand and feet) – अस्थिरता (हात व पायाच्या नसांमध्ये, स्नायूंमध्ये बेचैनी)

अ) काली ब्रोम. ब) निकंम मेट. क) फॉस्फोरस

१७. **Fissures and cracks** – भेगा

अ) ग्रॅफाइटिस ब) सिलिशिया टेरा

१८. **Fingers, boring in nose by children** – लहान मुलांचे सतत नाकात बोटे घालणे

अ) सिना ब) सल्फर

१९. **Fingers, Crack** – बोटांवर भेगा

अ) कॅल्केरिया कार्ब. ब) नेट्रम मूर. क) पेट्रोलियम

२०. **Fistula** – भगंदर

अ) कॅल्केरिया कार्ब ब) कॅल्केरिया फॉस क) सिलिशिया टेरा

२१. **Forgetfullness of old persons** – वृद्धावस्थेतील विस्मरण

अ) लाइकोपोडियम क्लॅवेटम ब) एसिडम फॉस. क) बराइटा कार्ब,

२२. **Fright, ailments from** – भीती, घाबरण्यामुळे समस्या

अ) एकोनाइट नेप. ब) इग्नेशिया अमारा क) ओपियम

२३. **Fractures of bones** – हाडे तुटणे

अ) आर्निका मोंटाना ब) सिंफाईटम ऑफि. क) रूटा

२४. **Fungus growth, corns, warts** – फंगस लागणे, मस, घट्टे येणे

अ) थूजा ऑक्सी. ब) कॉस्टिकम क) एसिडम नाइट्रिकम

२५. **Forehead eruptions** – कपाळावर मुरुम

अ) लेडम पाल ब) नेट्रम मूर. क) सेपिआ ऑफि.

२६. **Forehead heaviness** – डोके जड होणे

अ) एकोनाइटम ब) बॅलाडोना क) नेट्रम मूर.

G

१. **Gallstone pain** – पित्ताशयातील खड्यांमुळे वेदना

अ) कॅल्केरिया कार्ब. ब) बरबेरिस वल्गरिस क) चाइना ऑफि.

२. **Gastric problems** – पोटाचे विकार

अ) कॅल्केरिया कार्ब. ब) कार्बो व्हेज. क) पल्सेटिला

३. **Genitals burning, hot** – जननेंद्रियामध्ये (गुप्तांगामध्ये) जळजळ

अ) कॉफिआ क्रूडा ब) टीन्ट्यूला हिस्प.

४. **Genitals, eruptions** – जननेंद्रियांना फोड

अ) रस टॉक्स. ब) पेट्रोलियम क) सल्फर

५. **Genitals, itching** – जननेंद्रियांना खाज

अ) कॉफिआ क्रूडा.ब) रेडियम ब्रोम. क) नेट्रम मूर.

६. **Genitals, offensive odour** – जननेंद्रियांना दुर्गंधी

अ) सारसापॅर्पोरला ब) सल्फर क) थूजा ऑक्सी.

७. **Giddiness (Looking down)** – खाली बघितल्यावर चक्कर येणे

अ) आर्जेन्टम नाइट्रिकम ब) कोलोसिंथिस क) सिलिशिया टेरा

८. **Giddiness (Looking up)** – वर बघितल्यावर चक्कर येणे

अ) कॉस्टिकम ब) पल्सेटिला क) काली फॉस.

९. **Glands, stony** – ग्रंथी कडक होणे

अ) ब्रोमियम ब) कोनियम मॅक. क) कार्बो एन.

१०. **Glands swelling (general)** – ग्रंथींना सूज (सामान्य)

अ) ऱ्हस टॉक्स. ब) मर्क्यूरियस सॉल. क) ऑरम मेट.

११. **Grinding of teeth (sleep)** – झोपेत दात वाजणे

अ) सिना ब) बॅलाडोना क) कॅल्केरिया कार्ब.

१२. **Grief, effects of** – खोलवर दुःखाची भावना

अ) इग्नेशिया अमारा ब) नेट्रम मूर. क) कॉस्टिकम

१३. **Gripe of children (Pain)** – लहान मुलांना पोटदुखी

अ) चामोमिला ब) कोलोसिंथिस क) मॅग्नेशियम फॉस.

१४. **Goitre** – गलगंड

अ) कॅल्केरिया कार्ब. ब) आयोडियम क) स्पॉन्जिया टोस्टा

१५. **Gout, joints** – संधिवात

अ) अर्टिका यूरेन्स – क्यू ब) एसिडम बेन्झ. क) लेडम पाल

१६. **Greasy skin (oily)** – तेलकट त्वचा

अ) नेट्रम मूर. ब) ब्रायोनिया एल्बा. क) कॉस्टिकम

१७. **Gums bleeding** – हिरड्यांमधून रक्त येणे

अ) कार्बो वेज. ब) मर्क्यूरियस सॉल. क) एसिडम नाइट्रिकम

१८. **Gums, receding** – हिरड्यांची झीज

अ) अमोनियम कार्ब. ब) मर्क्यूरियस सॉल. क) कार्बो व्हेज.

१९. **Gums, painful boil and swelling** – हिरड्यांना वेदनादायक फोड व सूज

अ) बॅलाडोना ब) मर्क्यूरियस सॉल. क) बोरॅक्स

H

Haemorrhage – रक्तस्राव

अ) चाइना ब) हेमॅमेलिस क) फॉस्फोरस

१. **Haemorrhage after tooth extraction** – दात काढल्यानंतर होणारा रक्तस्राव

अ) अर्निका मोंटाना ब) हेमॅमेलिस वर. क) बोविस्टा लाएको.

२. **Haemorrhage from uterus** – गर्भाशयातील रक्तस्राव

अ) सबाइना ब) हेमॅमेलिस वर. क) चाइना ऑफि.

३. **Haemorrhoids (Piles), external** – मूळव्याध बाहेरील बाजूस

अ) एस्क्यूलस हिप. ब) हेमॅमेलिस वर. क) एलोस

४. **Haemorrhoids, internal** – मूळव्याध आतील बाजूस

अ) नक्स वॉमिका ब) आर्सेनिका एल्ब. क) सल्फर

५. **Haemorrhoids, blind** – रक्तस्राव न होता होणारी मूळव्याध

अ) एस्क्यूलस हिप. ब) नक्स वॉमिका क) सल्फर

६. **Haemorrhoids, bleeding** – रक्तस्रावासहित मूळव्याध

अ) एसिडम नाइट्रिकम ब) हॅमॅमेलिस वर. क) हायपेरिकम पर.

७. **Haematuria (Blood in urine)*** – लघवीमधून रक्त येणे (*डॉक्टरांशी संपर्क साधा)

अ) सारसापॅरिला ब) हेपार सल्फर क) लाइकोपोडियम क्लॅवेटम

८. **Haemoglobin, to raise** – हिमोग्लोबिन वाढण्यासाठी

अ) फेरम फॉस. ३X

९. **Hair loss of** – केस गळणे-मूठभर, गुच्छ

अ) लाइकोपोडियम क्लवेटम ब) ॲसिड फॉंस. क) वाईजमेडन

१०. **Hair falling in bunches, handfuls** – केस गळणे-मूठभर, गुच्छ

अ) कार्बो व्हेज. ब) मेजेरियम क) फॉस्फोरस

११. **Hair falling after pregnancy and disease** – गर्भावस्था व आजारपणानंतर केस गळणे

अ) नेट्रम मूर. ब) सेपिआ ऑफि.

१२. **Hair on face on lips/chin of women (*consult a doctor)** – महिलांना चेहरा आणि ओठ/हनुवटीवर केस येणे (डॉक्टरांशी संपर्क साधा)

अ) थूजा ऑक्सी. ब) ओलियम जेक. ३X

१३. **Hair falling after parturition** – प्रसूतीनंतर केस गळणे

अ) कार्बो वेज. ब) सल्फर क) लाइकोपोडियम क्लॅवेटम

१४. **Hair oily and Greasy** - तेलकट, चिपचिपित केस

अ) ब्रायोनिया एल्बा ब) मर्क्यूरियस सॉल क) एसिड फॉस.

१५. **Hair dry** - कोरडे केस

अ) कॅल्केरिया कार्ब. ब) थूजा ऑक्सी. क) सल्फर

१६. **Hard bed, lying on sensation** - झोपताना पलंग कडक वाटणे

अ) अर्निका मोंटाना ब) बॅप्टिशिया टिंक्ट. क) पायरोजेनियम

१७. **Headache, frontal** - कपाळ/डोकेदुखी

अ) एकोनाइटम नॅप. ब) बॅलाडोना क) ब्रायोनिआ एल्बा.

१८. **Headache, frontal extending to eyes, Nose or face** - डोकेदुखी, कपाळापासून डोळे, नाक आणि चेहऱ्यापर्यंत

अ) अर्गरिकस मस. ब) ब्रायोनिआ एल्बा. क) एलोस

१९. **Headache, frontal extending to back of head, neck and spine** - डोकेदुखी, कपाळापासून डोक्याच्या मागच्या बाजूला, मान व मणक्यांपर्यंत

अ) ब्रायोनिआ एल्बा. ब) जेल्सेमियम सेम. क) लॅक डिफ्लोरॅटम

२०. **Headache - back of head** - डोक्याच्या मागील भागात वेदना

अ) ब्रायोनिआ एल्बा. ब) सिमिसिफ्यूगा रस. क) नक्स वॉमिका

२१. **Headache from back of head to Eyes and forehead** - डोकेदुखी, डोक्याच्या मागील भागापासून डोळे व कपाळापर्यंत

अ) जेल्सेमियम सेम ब) सॅन्युइनेरिया कॅन ब) सिलिशिया टेरा

२२. **Headache, left-sided** - डोक्याच्या डाव्या बाजूला वेदना

अ) स्पाइजेलिया एन्ट ब) कोलोसिंथिस क) लॅकॅसिस म्यूट.

२३. **Headache, right-sided** - डोक्याच्या उजव्या बाजूला वेदना

अ) बॅलाडोना ब) सॅन्गुइनेरिया कॅन क) कॅल्केरिया कार्ब.

२४. **Headache of school-girls** - शाळकरी मुलींमधील डोकेदुखी

अ) कॅल्केरिया फॉस ब) नेट्रम मूर.

२५. **Headache periodical** – ठरावीक वेळेत होणारी डोकेदुखी

अ) सॅन्गुइनेरिया कॅन.

२६. **Headache goes from left to right** – डोकेदुखी डावीकडून उजवीकडे

अ) लॅकॅसिस म्यूट.

२७. **Headache goes from right to left** – डोकेदुखी उजवीकडून डावीकडे

अ) बॅलाडोना

२८. **Head-lice*** – केसात उवा होणे (*डॉक्टरांशी संपर्क साधा)

अ) नेट्रम मूर ब) कार्बोलिकम एसिड क) सोराइनम

(*Externally, use lotion of Sabadilla at night and wash in the morning. Comb hair with lice-comb duly dipped in luke warm water after each combing-stroke. Repeated strokes can help. Special lice combs are available in the market)

(केसांना रात्री सबॅडिला लोशन लावून सकाळी केस धुवावेत. त्यानंतर उवा काढण्यासाठी विशिष्ट कंगवा वापरतात त्याने केस विंचरावेत. प्रत्येक वेळी केस विंचरताना कंगवा गरम पाण्यात बुडवून घ्यावा. वारंवार हे करत राहिलात तर उवांचा नायनाट होऊ शकतो. उवा काढण्याच्या कंगव्याला 'फणी' असे म्हणतात.)

२९. **Head problems, late effects of injuries** – डोक्यावरील दुखापतीचा उशिरा त्रास होणे

अ) अर्निका मोंटाना ब) नेट्रम सल्फर क) नेट्रम मूर.

३०. **Healing is poor in ulcers, boils** – फोड, गळू बरे होण्यास वेळ लागणे

अ) हेपार सल्फर ब) मर्क्यूरियस सॉल क) सिलिशिया टेरा

३१. **Heat, burning sensation** – गरमी, सतत जळजळ होण्याची भावना

अ) आर्सेनिकम एल्ब ब) सॅन्गुइनेरिया कॅन क) सल्फर

३२. **Heart burn** – छातीत जळजळ

अ) कार्बो वेज ब) पल्सेटिला क) कॅल्केरिया कार्ब.

३३. **Heaviness of stomach after eating** – खाण्यानंतर पोट जड होणे

अ) चाइना ऑफि ब) नक्स वॉमिका क) पल्सेटिला

३४. **Heaviness of abdomen, load** – पोट जड होणे

अ) लाइकोपोडियम क्लॅवेटम ब) एलोस क) ग्रॅफाइटिस

३५. **Heaviness of bladder** – मूत्राशय जड होणे

अ) लाइकोपोडियम क्लॅवेटम ब) नेट्रम मूर क) सेपिआ

३६. **Heaviness of uterus** – गर्भाशय जड होणे

अ) चाइना ऑफि ब) सेपिआ

३७. **Heels pain** – टाच दुखणे

अ) पल्सेटिला ब) कॉस्टिकम क) सायक्लॅमेन

३८. **Hernia** – हर्निया

अ) लाइकोपोडियम क्लॅवेटम ब) नक्स वॉमिका क) एसिडम नाइट्रिकम

(डॉक्टरांशी संपर्क साधा)

३९. **Hiccoughs** – उचकी लागणे

अ) मॅग्नेशियम फॉस **12x** ब) नक्स वोमिका क) इग्नेशिया अमारा

४०. **Hips, painful** – नितंब वेदना

अ) अर्निका मोंटाना ब) फाइटोलक्का डेक क) रूटा

४१. **Hoarseness** – घसा बसणे

अ) कॉस्टिकम ब) ऑरम ट्राय क) सल्फर

४२. **Home sickness** – घरापासून लांब जाण्याचे दुःख

अ) इग्नेशिया अमारा ब) ब्रायोनिआ एल्बा क) एसिडम फॉस.

४३. **Hunger, more, with loss of flesh** – अतिरिक्त भूक पण अंगी न लागणे

अ) आयोडम ब) एब्रोटॅनम क) नेट्रम मूर ड) सिना इ) कॅल्केरिया कार्ब फ) चाइना ऑफिसिनॅलिस

४४. **Hypertension and Hypotension** – उच्च रक्तदाब व निम्न रक्तदाब

Blood pressure high (Hypertension) – उच्च रक्तदाब

अ) बराइटा मूर ब) ऑरम मॅटैलिकम क) लॅकेसिस म्यूट.

Blood pressure low (Hypotension) – निम्न रक्तदाब

अ) कैक्टस ग्रैंडी ब) चाइना ऑफि क) कार्बो वेज

४५. **Hydrocele** ✻ – अंडकोष वृद्धी (डॉक्टरांशी संपर्क साधा)

अ) रोडोडैन्ड्रोन ब) ग्रॅफाइटिस क) पल्सेटिला

I

१. **Inability to think** – विचार करण्यास असमर्थता

अ) नेट्रम सल्फर ब) नेट्रम कार्ब क) नक्स मॉस

२. **Inactive, lethargic** – निष्क्रिय, सुस्त (आळशी)

अ) नक्स मॉस ब) एसिडम फॉस क) जेल्सेमियम सेम.

३. **Incontinence of urine or stool** – मल व मूत्र यांवर संयम नसणे

अ) कॉस्टिकम ब) एसिडम फॉस क) क्रिओसोटम

४. **Indifferent to others (apathy)** – इतरांविषयी उदासीनता

अ) एसिडम फॉस ब) सेपिआ क) एम्ब्रा ग्रिस (सभी चीज़ों को)

५. **Indigestion** – अजीर्ण, अपचन

अ) पल्सेटिला ब) नक्स वॉमिका क) एथ्यूजा (जब ज़्यादा भोजन किया हो)

ड) कार्बो व्हेज इ) चाइना ऑफि फ) लाइकोपोडियम क्लॅवेटम

६. **Impotency** – नपुंसकता

अ) एसिडम फॉस ब) सेलेनियम मेट क) स्टैफिसॅग्रिया

७. **Impotency due to masturbation** – हस्तमैथुनामुळे येणारी नपुंसकता

अ) स्टैफिसॅग्रिया ब) एग्नस कास्टस क) लाइकोपोडियम क्लॅवेटम

८. **Inflammation of eye lids** – डोळ्यांच्या पापण्यांवर सूज

अ) ग्रॅफाइटिस ब) मेजेरियम क) आर्जेन्टम नाइट्रिकम

९. **Influenza** – शीतज्वर

अ) यूपॅटोरियम पर्फ ब) रस टॉक्स क) जेल्सेमियम सेम

१०. **Injury to eyes** – डोळ्यांत दुखापत

अ) सिम्फाइटम ऑफि.

११. **Injury to eye ball** – डोळ्यांच्या बुबुळाला दुखापत

अ) अर्निका मोंटाना ब) लेडम पाल क) सिम्फाइटम ऑफि.

१२. **Injury due to fracture** – फ्रॅक्चरमुळे दुखापत, हाड तुटणे

अ) सिम्फाइटम ब) अर्निका मोंटाना क) कॅल्केरिया फॉस.

१३. **Injury to head** – डोक्यावर दुखापत

अ) अर्निका मोंटाना ब) नेट्रम सल्फर

१४. **Injury, sprains, strains** – दुखापत, मुका मार, मुरगळणे

अ) ऱ्हस टॉक्स ब) कॅल्केरिया कार्ब क) नक्स वॉमिका

१५. **Insects bite** – किडा चावणे

अ) एपिस मेल ब) लेडम पाल क) आर्सेनिकम एल्ब

१६. **Insomnia, sleeplessness** – झोप न येणे

अ) एकोनाइटम नेप ब) इग्नेशिया अमारा क) कॉफिआ क्रूडम

१७. **Insult, bad effects of** – अपमानाचे दुष्परिणाम

अ) एनाकॉर्डियम ओरी ब) इग्नेशिया अमारा क) कोलोसिंथिस

१८. **Involuntary sighing** – अनैच्छिक उसासा टाकणे

अ) इग्नेशिया अमारा ब) कॅल्केरिया फॉस क) लॅकॅसिस म्यूट

१९. **Involuntary stool in children** – लहान मुलांमध्ये मल विसर्जनावर संयम नसणे

अ) एलोस

२०. **Itching on undressing** – कपडे बदलल्यावर किंवा काढल्यावर शरीरावर खाज

अ) ऱ्हूमॅक्स क्रिस ब) नेट्रम सल्फर क) ओलिएन्डर

२१. **Itching, scratches till it bleeds – खाज, रक्त येईपर्यंत खाजवणे**

अ) मेजेरियम ब) आर्सेनिकम एल्ब क) सोराइनम

२२. **Itching without eruptions** – कोणत्याही प्रकारचे फोड नसताना खाजणे

अ) डॉलीकोस पूर ब) आर्सेनिकम एल्ब क) मेजेरियम

२३. **Itching, burning after** – खाजल्यानंतर जळजळ

अ) ऱ्हस टॉक्स ब) पेट्रोलियम क) सल्फर

२४. **Itching, anus** – गुदद्वाराजवळ खाज

अ) सिना ब) एलोस क) सल्फर

J

१. **Jaundice** – कावीळ

अ) चेलिडोनियम मेजस ब) लाइकोपोडियम क्लॅवेटम क) नक्स वॉमिका

२. **Jaundice, liver painful** – कावीळ, यकृताला वेदना

अ) चाइना ऑफि ब) पोडोफाइलम पेल क) सेपिआ ऑफि

३. **Jaws swelling** – जबडा/हिरड्या सुजणे

अ) हेक्ला लावा ब) क्रिओसोटम क) एसिडम नाइट्रिकम

४. **Joints, cracking** - सांधे वाजणे

अ) कॉस्टिकम ब) जिन्सेंग क्विन क) एकोनाइटम नेप

५. **Joints pain** - सांध्यांमध्ये वेदना

अ) यूपॅटोरियम पर्फ ब) आर्जेन्टम मेट क) सिम्फाइटम ऑफि,

६. **Joy, excessive, ill effects, insomnia** - अत्यधिक आनंदाचे दुष्परिणाम, झोप न येणे

अ) कॉफिआ

K

१. **Keloids** - दुखापत किंवा जखम झालेल्या जागी त्वचेचा धागेदार टण्णू किंवा गाठीसारखा फोड तयार होणे.

अ) एसिडम फ्लोर ब) सिलिशिया टेरा क) थूजा ऑक्सी

२. **Kidney disorders** - मूत्रपिंडाचे विकार

अ) बरबेरिस वल्गॅरिस ब) एपिस मेल क) टेरेबिनथिना चिओस

३. **Kidney stone*** – मुतखडा (*डॉक्टरांशी संपर्क साधा)

अ) बरबेरिस वल्गॅरिस ब) कॅल्केरिया कार्ब, क) ओसिमम कॅन.

४. **Knees pain, simple** - गुडघेदुखी (साधारण)

अ) बरबेरिस वल्गॅरिस ब) डायोस्कोरिया विल. क) ऱ्हस टॉक्स

५. **Knees pain, rheumatic** - गुडघेदुखी, संधिवाताशी संबंधित

अ) एसिडम बेन्द्रा, ब) कॉस्टिकम क) फाइटोलक्का डेक

६. **Knees synovitis (Lack of bone lubricant)** - गुडघ्यातील पाणी कमी होणे

अ) एपिस मेल ब) सल्फर क) ब्रायोनिया एल्बा.

७. **Knees swelling** - गुडघ्यांवर सूज

अ) एपिस मेल ब) लेडम पाल क) एसिडम नाइट्रिकम

L

१. **Lactation (Breast milk) late coming and suppressed later** अ)प्रसूतीनंतर स्तनपान, ब) दूध उशिरा येणे व अचानक बंद होणे क) एकोनाइट नेप.

अ) एसाफोटिडा ब) कॅल्केरिया कार्ब

२. **Lactation, Absence of milk** – स्तनपान, दुधाचा अभाव

अ) मिलिफोलियम

३. **Lactation, for terminating** – स्तनपान बंद करण्यासाठी

अ) लॅक कॅन ब) पल्सेटिला

४. **Laryngitis** – स्वरयंत्राचा दाह (स्वरयंत्राचा दाह झाल्यामुळे आवाज बसणे, श्वसनास त्रास तसेच वेदनादायक खोकला येणे)

अ) एकोनाइटम नेप ब) स्पॉन्जिआ टोस्टा क) काली बाइ

५. **Lassitude (weariness)** – आळशीपणा (थकवा)

अ) सेपिआ ऑफि ब) एसिडम फॉस क) फेरम फॉस

६. **Laughing causing more of disease** – हसण्यामुळे विकार किंवा त्रास वाढणे

अ) बोरॅक्स ब) स्टॅन्नम मॅट क) फॉस्फोरस

७. **Laughing on matters (triffles) that are insignificant** – छोट्या छोट्या गोष्टींवर हसणे

अ) कॅनॅबिस इंडि ब) हायोसाएमस नाइगर

८. **Lethargic** – सुस्तपणा

अ) नक्स मॉस ब) जेल्सेमियम सेम

९. **Leucorrhoea** – श्वेतप्रदर (अंगावरून पांढरे जाणे)

अ) कॅल्केरिया कार्ब ब) सेपिआ ऑफि. क) बोरॅक्स

१०. **Lentigo (Freckles) brown** – त्वचेवर तपकिरी डाग

अ) कॅल्केरिया कार्ब ब) पल्सेटिला क) सल्फर

११. **Lice in head** - डोक्यात उवा होणे

अ) नेट्रम मूर ब) कार्बोलिकम एसिड) सोराइनम

(*Externally, use lotion of Sabadilla at night and wash in the morning. Comb hair with lice-comb duly dipped in luke warm water after each combing-stroke. Repeated strokes can help. Special lice combs are available in the market)

(केसांना रात्री सबॅडिला लोशन लावून सकाळी केस धुवावेत. त्यानंतर उवा काढण्यासाठी विशिष्ट कंगवा वापरतात त्याने केस विंचरावेत. प्रत्येक वेळी केस विंचरताना कंगवा गरम पाण्यात बुडवून घ्यावा. वारंवार हे करत राहिलात तर उवांचा नायनाट होऊ शकतो. उवा काढण्याच्या कंगव्याला 'फणी' असे म्हणतात.)

१२. **Lifting weight, causing pain, strains**-वजन उचलल्यामुळे वेदना, मुरगळणे

अ) अर्निका मोंटाना ब) रस टॉक्स

१३. **Lips crack** - ओठ फाटणे

अ) नेट्रम मूर ब) सेपिआ ऑफि क) सोराइनम

१४. **Liver disorders, general** लिव्हरचे सामान्य विकार

अ) चेलीडोनियम मेजस ब) लाइकोपोडियम क्लॅवेटम क) चाइना ऑफि.

१५. **Liver enlarged** - लिव्हरचा आकार वाढणे

अ) नेट्रम सल्फर ब) लाइकोपोडियम क्लॅवेटम

१६. **Loquacity (talking too much)** - वाचाळ, अतिरिक्त बडबड

अ) लॅकॅसिस म्यूट ब) स्ट्रॅमोनियम क) हायोसाएमस नाइगर

१७. **Lumbar region pain** - कंबरदुखी

अ) एस्क्यूलस हिप ब) सिमिसिफ्यूगा क) अर्निका मोंटाना

१८. **Lump feeling in throat** - गळ्यामध्ये गाठ लागणे

अ) ॲसाफोटिडा ब) इग्नेशिया अमारा

१९. **Lying down frequently, desire** - नेहमी आडवे पडण्याची इच्छा

अ) जेत्सेमियम सेम ब) नक्स वॉमिका क) सिलिशिया टेरा

२०. **Lying down causes aggravation** - आडवे पडल्याने त्रास वाढणे

अ) ऱ्हस टॉक्स ब) पल्सेटिला नाइयीकन्स क) नेट्रम सल्फर

२१. **Lying down causes amelioration** - आडवे पडल्याने त्रास कमी होणे

अ) नक्स वॉमिका ब) ब्रायोनिया एल्बा

२२. **Lying right side cause aggravation** - उजव्या कुशीवर झोपण्याने त्रास वाढणे

अ) ऱ्हस टॉक्स ब) मॅग्नेशियम मूर क) स्टॅन्नम मेट

२३. **Lying left side cause aggravation** - डाव्या कुशीवर झोपण्याने त्रास वाढणे

अ) पल्सेटिला नाइग्रीकन्स ब) स्पाइजेलिया एन्ट क) काली कार्ब

२४. **Lying right side cause amelioration** - उजव्या कुशीवर झोपण्याने आराम वाटणे

अ) नेट्रम मूर ब) सल्फर

२५. **Lying left side cause amelioration** - डाव्या कुशीवर झोपण्याने आराम वाटणे

अ) इग्नेशिया अमारा ब) स्टॅन्नम मेट

२६. **Lying painful side cause amelioration** - वेदना होणाऱ्या बाजूवर झोपल्याने आराम वाटणे

अ) ब्रायोनिआ एल्बा ब) पल्सेटिला नाइग्रीकन्स क) कॅल्केरिया कार्ब

M

१. **Masturbation habit, ill effects** - हस्तमैथुनाचे दुष्परिणाम

अ) एसिडम फॉस ब) स्टॅफिसैग्रिया

२. **Measles** - गोवर

अ) पल्सेटिला नाइग्रीकन्स ब) आर्सेनिक एल्ब क) यूफ्रेशिया ऑफि

३. **Menopause** - मासिक पाळी बंद होणे/रजोनिवृत्ती

अ) लॅकॅसिस म्यूट

४. **Menstruation disturbances, general (*see next chapter for detailed symptoms) –** अनियमित मासिक पाळी (सामान्य)(याविषयाची विस्तृत माहिती पुढच्या भागात दिली आहे.) अनियमित मासिक पाळी अनियमित डिंबोत्सर्जनमुळे (ovulation) होते. मासिक पाळी सुरू झाल्यानंतर काही वर्षं हे होत राहतं.

अ) पल्सेटिला नाइग्रीकन्स ब) सेपिआ ऑफि.

५. **Menses, complaints before after** - मासिक पाळीपूर्वी व नंतर उद्भवणाऱ्या समस्या

अ) नेट्रम मूर.

६. **Menses, complaints after** - मासिक पाळीनंतर उद्भवणाऱ्या समस्या

अ) बोरॅक्स ब) ग्रॅफाइटिस

७. **Menses, complaints during** - मासिक पाळीदरम्यान उद्भवणाऱ्या समस्या

अ) पल्सेटिला नाइग्रीकन्स ब) ग्रॅफाइटिस

८. **Menses complaints before** - मासिक पाळीपूर्वी उद्भवणाऱ्या समस्या

अ) पल्सेटिला नाइग्रीकन्स ब) कॅल्केरिया कार्ब क) सल्फर

९. **Menses, complaints when lying down** - मासिक पाळीदरम्यान आडवे पडल्याने उद्भवणाऱ्या समस्या

अ) क्रिओसोटम ब) मॅग्नेशियम कार्ब

१०. **Mental tiredness** - मानसिक थकवा

अ) काली फॉस ब) नक्स वॉमिका क) जेल्सेमियम सेम

११. **Mental development slow*** (*Consult a doctor, a long process of healing) - मानसिक विकास मंद गतीने होणे (डॉक्टरांशी संपर्क साधा, बरे होण्याची प्रक्रिया दीर्घकाळ चालू शकते)

अ) बराइटा कार्ब ब) नेट्रम मूर क) कॅल्केरिया कार्ब

१२. **Milk intolerance by children (not digested)** - लहान मुलांमधील दुधाचे अपचन

अ) एथ्यूजा साइनेपियम ब) मॅग्नेशियम कार्ब क) नेट्रम कार्ब

१३. **Mouth, offensive odour, sleeping** - झोपताना तोंडाची दुर्गंधी

अ) मर्क्यूरियस सॉल ब) एथ्यूजा साइनेपियम क) कार्बो व्हेज.

१४. **Mouth ulcers, general** - तोंडाचे व्रण (सामान्य)

अ) बोरॅक्स ब) एसिडम नाइट्रिकम क) मर्क्यूरियस सॉल.

१५. **Mouth bitter, bad taste** - तोंडात कडवट, वाईट चव लागणे

अ) पल्सेटिला नाइग्रीकन्स ब) मर्क्यूरियस सॉल.

१६. **Mouth blisters, corners** - तोंडातील कोपऱ्यांमध्ये व्रण, फोड

अ) नेट्रम मूर ब) पल्सेटिला नाइग्रीकन्स क) मर्क्यूरियस सॉल.

१७. **Mouth dryness but with thirst** - तोंड कोरडे पडणे पण तहान लागणे

अ) ब्रायोनिआ एल्बा.

१८. **Mumps** - गालगुंड

अ) बॅलाडोना ब) मर्क्यूरियस आयोड क) फाइटोलक्का डेक.

१९. **Muscles sprain, strain** - स्नायू मुरगळणे, ताणले जाणे

अ) अर्निका मोंटाना ब) ऱ्हस टॉक्स क) कॉस्टिकम

N

१. **Nails, ingrowing** - नखे आतील बाजूस वाढणे

अ) सिलिशिया टेरा ब) ग्रॅफाइटिस क) मॅग्नेशियम फॉस

२. **Nails cracked** - नखे तुटणे/फाटणे

अ) नेट्रम मूर ब) अँटिमोनियम क्रूड क) सिलिशिया टेरा

३. **Nails, grow quickly** - नखे भरभर वाढणे

अ) अॅसिडम फ्लोर

४. **Nails, do not grow** - नखे न वाढणे

अ) अँटिमोनियम क्रूड

५. **Nails, white spots** - नखांवर पांढरे डाग

अ) सिलिशिया टेरा

६. **Nails biting** - नखे चावणे/खाणे

अ) नेट्रम मूर ब) ऑरम ट्राय

७. **Nausea** - मळमळ

अ) इपिकॅक ब) आर्सेनिकम एल्ब क) नक्स वॉमिका

८. **Nausea in pregnancy** - गरोदरपणातील मळमळ

अ) सेपिआ ऑफि

९. **Navel bleeding, infants** - लहान बाळांच्या बेंबीतून रक्तस्राव

अ) एब्रोटॅनम ब) नक्स मॉस

१०. **Neck pain** - मानदुखी

अ) सिमिसिफ्यूगा रेस ब) ऱ्हस टॉक्स क) ब्रायोनिआ एल्बा

११. **Neck stiff** - मान ताठणे (आकडणे)

अ) एकोनाइटम नेप ब) बॅलाडोना क) कॉस्टिकम

१२. **Neuralgia (Pain) of face, left** - चेहऱ्याच्या डाव्या बाजूला नसांम ध्ये वेदना

अ) स्पाइजेलिया एन्ट

१३. **Neuralgia, face right side** – चेहऱ्याच्या उजव्या बाजूला नसांमध्ये वेदना

अ) एकोनाइटम नेप ब) पल्सेटिला नाइग्रीकन्स क) कालमिया लॅट.

१४. **Neuralgia anywhere with numbness** – शरीराचा कोणत्याही नसांमधील वेदनांमुळे सुन्न (बधिर) होणे.

अ) चामोमिला

१५. **Nerves painful** – नसांमध्ये वेदना

अ) एकोनाइटम नेप ब) बॅलाडोना क) मॅग्नेशियम फॉस

१६. **Nose bleeding, not knowing cause** – विनाकारण नाकातून रक्त येणे

अ) बॅलाडोना ब) फेरम फॉस

१८. **Nose bleeding in the morning** – सकाळी नाकातून रक्त येणे

अ) एम्ब्रा ग्रिस

१७. **Nose bleeding when washing face** – चेहरा धुताना नाकातून रक्त येणे

अ) अमोनियम कार्ब,

१९. **Nose blocking on sleeping** – झोपताना नाक बंद होणे

अ) सॅम्ब्यूकस नाइना ब) लाइकोपोडियम क्लॅवेटम

२०. **Nose blocking when going out** – बाहेर गेल्यावर नाक बंद होणे

अ) हेपार सल्फर

२१. **Nose boring by children till it bleeds** – लहान मुलांचे नाकात बोट घालून रक्त येईपर्यंत खाजवणे.

अ) ऑरम ट्राय.

२२. **Nose boring by children, frequent** – लहान मुलांचे वारंवार नाकात बोटे घालणे

अ) सिना

२३. **Nose, polypi** – नाकाच्या ग्रंथी वाढणे

अ) लेम्ना माइनर

२४. **Nose Running** – नाक वाहणे (नाकातून पाणी येणे)

अ) एलियम सेपा ब) आर्सेनिकम एल्ब क) यूफ्रेशिआ ऑफि.

२५. **Numbness, general** – सुन्नपणा (सामान्य)

अ) नेट्रम मूर ब) एकोनाइटम नेप क) ऱ्हस टॉक्स.

२६. **Numbness of feet, hand or soles** – हात – पाय, तळवे सुन्न पडणे

अ) एल्यूमिना

२७. **Numbness of head** – डोके सुन्न होणे

अ) ॲसाफोटिडा ब) काली फॉस

२८. **Numbness, lying on limbs** – हातांवर-पायांवर झोपल्याने सुन्नपणा येणे

अ) कार्बो व्हेज ब) पल्सेटिला नाइग्रीकन्स क) ऱ्हस टॉक्स

O

१. **Obesity** – स्थूलपणा

अ) फ्यूकस वेस ब) कॅल्केरिया कार्ब, क) फाइटोलक्का बेरी

२. **Odour, offensive from body** – शरीराची दुर्गंधी

अ) मर्क्यूरियस सॉल ब) सोराइनम

३. **Odour, intolerance for strong odours** – तीव्र वासाप्रति असहनशीलता

अ) नक्स वॉमिका

४. **Odour, offensive feet sweats** – तळपायाला दुर्गंधीयुक्त घाम

अ) कॅल्केरिया कार्ब ब) सिलिशिया टेरा

५. **Oedema, below eyes** - डोळ्यांखाली सूज

अ) एपिस मेल.

६. **Oedema, upper lids, eyes** - डोळ्यांच्या वरील पापणीवर सूज

अ) काली कार्ब.

७. **Oedema, general** - सामान्य सूज

अ) एपिस मेल ब) आर्सेनिकम एल्ब ल) कोलचिकम

८. **Offended easily** - त्वरित नाराजी

अ) स्टैफिसॅग्रिया ब) इग्नेशिया अमारा क) नक्स वॉमिका

९. **Old age disorders, general** (Senility, sexual excesses, trembling, weakness etc.) - वृद्धापकाळातील सामान्य समस्या (वृद्धत्व, लैंगिक अतिरेक, थरथर, दुर्बलता, इत्यादी.)

अ) एम्ब्रा ग्रिस ब) बराइटा कार्ब क) लाइकोपोडियम क्लॅवेटम

१०. **Operationafter effects** - ऑपरेशननंतरचे परिणाम

अ) ऱ्हस टॉक्स ब) हाइपेरिकम पर क) सिमिसिफ्यूगा रेस

११. **Orchitis, inflammation of testicles** - अंडकोषावर सूज

अ) क्लेमॅटिस इरेक्टा ब) स्पॉन्जिआ टोस्टा क) मर्क्यूरियस कॉर.

१२. **Otorrhoea, discharge from ears** - कानातून स्राव येणे

अ) पल्सेटिला नाइग्रीकन्स ब) हेपार सल्फर क) मरर्क्यूरियस सॉल.

१३. **Ovary pain** - अंडाशयातील वेदना

अ) कोलोसिंथिस ब) पोडोफाइलम पेल क) लॅकॅसिस म्यूट.

१४. **Over lifting, pains thereof** - जास्त वजन उचलण्याने वेदना

अ) ऱ्हस टॉक्स

१५. **Ozeana, offensive nasal discharge** - नाकातून दुर्गंधीयुक्त स्राव

अ) ॲसाफोरिडा ब) मर्क्यूरियस कॉर क) कॅल्केरिया कार्ब.

P

१. **Pains, body Worse during rest** - आरामामुळे शरीरात वेदनांची तीव्रता वाढणे

अ) ऱ्हस टॉक्स ब) काली कार्ब क) मॅग्नेशियम फॉस

२. **Pains deep in bones** - हाडांमधील खोलवर वेदना

अ) ऑरम मेट ब) ॲसॅफोटिडा क) यूपॅटोरियम पर्फ

३. **Pains in long bones** - लांब हाडांमध्ये वेदना

अ) यूपॅटोरियम पर्फ ब) स्टॅफिसॅग्रिया क) मेजेरियम

४. **Pains in damp weather** - ओलसर हवामानामुळे वेदना

अ) रस टॉक्स ब) डल्कामारा क) मर्क्यूरियस सॉल

५. **Pains, dull type** - सुस्त वेदना

अ) चाइना ऑफि. ब) नक्स वॉमिका क) इग्नेशिया अमारा

६. **Pains, burning type** - जळजळयुक्त वेदना

अ) एपिस मेल ब) आर्सेनिकम एल्ब क) सल्फर

७. **Pains bursting type** - विस्फोटक वेदना

अ) एकोनाईटम नेप ब) ब्रायोनिआ क) कॅप्सिकम एन

८. **Pains squeezing type** - पिळवटून टाकणाऱ्या वेदना

अ) कॅक्टस ग्रॅन. ब) एसिडम नाइट्रिकम क) सल्फर

९. **Pains stitching type** - सुई टोचल्यासारख्या वेदना

अ) ब्रायोनिआ एल्बा ब) नेट्रम सल्फर क) काली कार्ब

१०. **Pains in scapulae** (shoulders) - खांदेदुखी

अ) चेलिडोनियम मेजस ब) सॅन्युइनेरिया केन क) फेरम मेट.

११. **Pains, cramps type** - पेटके आल्यासारख्या वेदना

अ) क्यूप्रम मेट ब) कोलोसिथिस क) पल्सेटिला नाझीकन्स

१२. **Pains during night only** – वेदना, फक्त रात्री होणे

अ) ऑरम मेट ब) ॲसाफोटिडा क) मर्क्यूरियस सॉल

१३. **Pains with periodicity (Definite time interval)** – ठरावीक वेळेच्या अंतराने होणाऱ्या वेदना

अ) सॅन्युइनेरिया केन. ब) आर्सेनिकम एल्ब क) चाइना ऑफि.

१४. **Pains wandering** – अस्थिर वेदना

अ) पल्सेटिला नाइग्रीकन्स ब) काली बाई क) कालमिया लॅट.

१५. **Pains suddenly come, suddenly go** – वेदना, अचानक चालू व अचानक बंद होणे

अ) बॅलाडोना ब) काली बाइ. क) काली कार्ब.

१६. **Palpitation at night** – रात्री छातीत धडधड होणे (जीव घाबरणे)

अ) कॅल्केरिया कार्ब. ब) कॅनाबिस इंडिका क) लॅकॅसिस म्यूट.

१७. **Perspiration, excessive** – अत्यधिक घाम येणे

अ) एसिडम फॉस ब) ऱ्हस ग्लॅब्रा क) थूजा ऑक्सी.

१८. **Pharyngitis** – घशाचा दाह (अन्न नलिकेचे विकार), घशात सूज

अ) बॅलाडोना ब) काली बाई. क) मर्क्यूरियस सॉल

१९. **Piles** – मूळव्याध

Haemorrhoids (Piles), external – बाह्यांगावरील मूळव्याध

अ) एस्क्यूलस हिप ब) हेमॅमेलिस वर क) एलोस

Haemorrhoids, internal – आंतरिक मूळव्याध

अ) नक्स वॉमिका ब) आर्सेनिका एल्ब क) सल्फर

Haemorrhoids, blind – रक्तस्रावाशिवाय मूळव्याध

अ) एस्क्यूलस हिप ब) नक्स वॉमिका क) सल्फर

Haemorrhoids, bleeding – रक्ती मूळव्याध

अ) एसिडम नाइट्रिकम ब) हॅमॅमेलिस व्हर. क) हायपेरिकम पर

२०. **Pimples, general** –मुरूम, सामान्य

अ) बॅलाडोना ब) कार्बो व्हेज क) काली ब्रोम ड) एस्टरीयास रुबेन्स इ) कॅल्केरिया फॉस.

२१. **Plugging of nails sensation** – नखे बोटांच्या आत वाढून अडकल्याची भावना

अ) इग्नेशिया अमारा ब) थूजा ऑक्सी क) एनाकार्डियम ओरी

२२. **Polyp, nasal** – नाकाच्या ग्रंथींना सूज

अ) कॅल्केरिया कार्ब ब) ट्यूक्रियम मॅरम क) सॅन्युइनेरिया नाइट्रिका

२३. **Polyuria** – अत्यधिक लघवी होणे

अ) आर्जेनटम नाइट्रिकम ब) कॅल्केरिया फ्लोर क) ॲसिड. फॉस.

२४. **Prolapse of rectum** – गुदाशय खाली सरकणे

अ) सेपिआ ऑफि. ब) रूटा ग्रा. क) पोडोफाइलम पेल.

२५. **Prolapse of uterus** – गर्भाशय खाली सरकणे

अ) सेपिआ ऑफि. ब) नेट्रम मूर. क) बॅलाडोना

२६. **Prostatiis*** – पुरुषांमध्ये प्रोस्टेट ग्रंथींना सूज (डॉक्टरांशी संपर्क साधा.)

अ) सबाल सेरूलाटा Q ब) कोनियम मेक. क) फेरम पिक्रीकम

२७. **Ptyalism (excessive saliva)** – तोंडात अत्याधिक लाळ बनणे

अ) मर्क्यूरियस सॉल. ब) काली मूर. क) सिफिलिनम २०० चा एक डोस

२८. **Puffiness of face** – चेहऱ्यावर सूज

अ) एपिस मेल. ब) आर्सेनिकम एल्ब. क) कॅल्केरिया कार्ब

२९. **Pus forming, boils** – फोडांमध्ये पू तयार होणे

अ) मर्क्यूरियस सॉल. (फोड येण्यासाठी सुरुवात झाल्यानंतर) ब) हेपार सल्फर (फोड आल्यावर) क) हेपार सल्फर २०० चा एक डोस (फोड कमी होण्यासाठी)

३०. **Pruritis (itching)** – खाज

अ) रस टॉक्स ब) स्यूमॅक्स क्रिस. क) सल्फर

३१. **Pyorrhea, bad smell from mouth** –पायोरिया, हिरड्या सडून तोंडात दुर्गंधी

अ) मर्क. कॉर. ब) काली कार्ब. क) कार्बो व्हेज. (हिरड्या आणि दातांमधून रक्त वाहत सेल तर)

R

१. **Rash, mosquito bite** – डास चावल्याने लाल पुरळ

अ) डल्कामारा

२. **Rash children** – लहान मुलांमध्ये लाल पुरळ

अ) एकोनाइटम नेप. ब) ब्रायोनिआ एल्बा.

३. **Restlessness** – बेचैनी

अ) एकोनाइटम नेप. ब) आर्सेनिकम एल्ब. क) ऱ्हस टॉक्स.

४. **Ringworm** – दाद, खाज

अ) सेपिआ ऑफि. ब) आर्सेनिकम एल्ब. क) बॅसिलिनम-१च (एक डोस)

५. **Rectum, fullness** – गुदाशयात जडपणा

अ) एस्क्यूलस हिप. ब) एसिडम नाइट्रिकम क) सल्फर

६. **Rectum, burning** – गुदाशयात जळजळ

अ) आर्सेनिकम एल्ब. ब) कॅप्सिकम ऍन. क) सल्फर

७. **Rectum, continuous pain** – गुदाशयात वारंवार वेदना

अ) एसिडम नाइट्रिकम ब) एस्क्यूलस हिप. क) फाइटोलक्का डेक.

८. **Rhinitis, first stage** – नासिकाशोथ, नाकात सूज

अ) एकोनाइटम नेप. ब) आर्सेनिकम एल्ब. क) जेल्सेमियम सेम.

९. **Ribs pain** – बरगड्यांमध्ये वेदना

अ) एकोनाइटम नेप. ब) वायथिया हेल. क) अर्जेन्टम नाइट्रिकम

S

१. **Sad feeling of** – दुःखी, उदास वाटणे

अ) इग्नेशिया अमारा ब) नेट्रम मूर. क) ऑरम मेट.

२. **Saliva more** – अतिरिक्त लाळ

अ) मर्क्यूरियस सॉल, ब) एलियम सटाइवा क) अमोनियम कार्ब.

३. **Sciatica, general** – कंबरेच्या स्नायूंमधील वेदना

अ) कोलोसिंथिस ब) रस टॉक्स क) मॅफॅलियम पॉली.

४. **Scabies** – खरूज

अ) कॅल्केरिया सल्फर (शुष्क और नम) ब) ग्रॅफाइटिस वेट. (नम) क) हेपार सल्फर

५. **Seasickness** – समुद्री प्रवासात आजारपण

अ) नक्स वॉमिका ब) कॉक्यूलस इंडि. क) पेट्रोलियम

६. ***Sexual desire, lost or diminished** – संभोगाची इच्छा कमी होणे किंवा संपणे

अ) लाइकोपोडियम क्लॅवेटम ब) स्टॅफिसॅग्रिया

७. *** Sexual desire excessive (*Males better consult a doctor)** – संभोगाची इच्छा अति होणे

अ) कॅन्थॅरिस वेस. ब) एसिडम फ्लोर क) एसिडम फॉस.

८. **Skin affections, eczema wet** – त्वचा विकार, बुरशीजन्य संसर्ग, खाज

अ) ग्रॅफाइटिस

९. **Skin affections, itching and burning** – त्वचा विकार, खाज व जळजळ

अ) सल्फर

१०. **Skin sensitive to touch cold** - थंडीसाठी त्वचा संवेदनशील असणे

अ) हेपार सल्फर

११. **Sensation of fullness (Stomach)** - पोट जड वाटणे

अ) लाइकोपोडियम क्लॅवेटम ब) एस्क्यूलस हिप. क) चाइना ऑफि.

१२. **Sensation of emptiness (stomach)** - पोट रिकामे वाटणे

अ) सेपिआ ऑफि ब) कोकस कॅक.

१३. **Sinusitis** - सायनसमध्ये सूज

अ) काली बीच. ब) सिलिशिया टेरा क) संन्युइनेरिया केन

१४. **Sleepiness** - सुस्ती

अ) साइमॅक्स लेक ब) साइक्लॅमिन यूरो.

१५. **Smell of food intolerance** - अन्नाच्या वासाप्रति असहनशीलता

अ) कोल्चीकम ब) सेपिआ ऑफि. क) आर्सेनिकम एल्ब.

१६. **Sneezing, persistent** - वारंवार शिंका येणे

अ) सबाडिला ब) सेन्युइनेरिया केन. क) सायक्लॅमेन

१७. **Sneezing without coryza (common cold)** - सर्दी नसतानाही शिंका येणे

अ) कॅल्केरिया कार्ब. ब) मर्क्यूरियस सॉल. क) एसिडम नाइट्रिकम

१८. **Sneezing morning** - सकाळी शिंका येणे

अ) काली बाई. ब) एलियम सेपा क) अमोनियम कार्ब.

१९. **Sneezing violent** - जोरात शिंका येणे

अ) अगॅरिकस मस. ब) साइक्लामेन यूरो.

२०. **Snoring** - घोरणे

अ) लेम्ना माइनर ब) हिप्पोजेनिनम क) सेन्युइनेरिया नाइट्रीका

२१. **Sore throat** - घसा खवखवणे

अ) बॅलाडोना ब) मर्क्यूरियस सॉल. क) हेपार सल्फर

२२. **Soreness** - वेदना

अ) ऱ्हस टॉक्स ब) अर्निका मोंटाना क) रूटा ग्रेव

२३. **Sourness** - आंबटपणा

अ) कॅल्केरिया कार्ब.

२४. **Spondilytis, left sided** - स्पोंडिलिटिस, पाठीच्या सांध्यांमध्ये डाव्या बाजूला वेदना

अ) फेरम फरेंस ब) ऱ्हस टॉक्स क) कॉस्टिकम

२५. **Spondilytis, right side** - स्पोंडिलिटिस, पाठीच्या सांध्यांमध्ये उजव्या बाजूला वेदना

अ) चलिडोनियम मेजस ब) नेट्रम मूर. क) कार्बो ऍनीमॅलिस ड) राम टोका इ) कोनियम मॅक. फ) एसिड फॉस.

२६. **Spots, pain in small spots** - शरीरावर छोटे छोटे वेदनादायक डाग

अ) काली बाई. ब) लॅकॅसिस म्यूट.

२७. **Spots, yellow and brown on face** - चेहऱ्यावर पिवळे आणि तपकिरी डाग

अ) सेपिआ ऑफि. ब) सल्फर

२८. **Stammering** - तोतरे बोलणे

अ) बोविस्टा लायको. ब) स्ट्रॅमोनियम

२९. **Standing uncomfortable** - उभे राहण्याने अस्वस्थपणा

अ) सल्फर

३०. **Sticky discharges, cough, stool etc** - चिकट स्राव, कफ, मल इत्यादी

अ) काली बाई. ब) ग्रॅफाइटिस

३१. **Stiffness of body parts** - शरीराचे भाग आखडणे

अ) ऱ्हस टॉक्स ब) ब्रायोनिआ एल्बा.

३२. **Stinging sensation** - डंख मारल्यासारख्या वेदना होणे

अ) सिलिशिया टेरा ब) एपिस मेल.

३३. **Stomach disorders, indigestion** - पोटाचे विकार, अपचन

अ) नक्स वॉमिका ब) कार्बो वेज क) लाइकोपोडियम क्लॅवेटम

३४. **Stomach burning** - पोटात जळजळ

अ) आर्सेनिकम एल्ब. ब) सेपिआ ऑफि. क) सल्फर

३५. **Stomach heaviness after eating** (also see sensation above) - खाल्ल्यानंतर पोट जड होणे.

अ) लाइकोपोडियम क्लॅवेटम ब) काली बीच. क) हेपार सल्फर

३६. **Stomatitis** - तोंडातील व्रण (छाले)

अ) बोरॅक्स ब) एसिडम नाइट्रिकम क) मर्क्यूरियस सॉल.

३७. **Stool frequent, desire ineffectual** - कुठल्याही प्रभावाशिवाय वारंवार मल विसर्जनाची इच्छा

अ) नक्स वॉमिका ब) सेपिआ ऑफि. क) एलोस

३८. **Stool dry, hard, burnt** - कोरडा, कडक, जळजळयुक्त मल

अ) ब्रायोनिआ एल्बा.

३९. **Stool, slips back** - मल पुन्हा आत घसरणे

अ) सिलिशिया टेरा ब) थूजा ऑक्सी. क) सॅनिक्यूला अॅक्वा

४०. **Stool with mucus, knotty, large** - गाठीसारखे, श्लेष्मयुक्त मल (आव)

अ) ग्रॅफाइटिस

४१. **Stool, no desire for days** - अनेक दिवस मलविसर्जनाची इच्छा न होणे

अ) एल्यूमिना ब) ब्रायोनिआ एल्बा. क) हाइड्रेसटिस Q

४२. **Stool passes only when standing** – उभे राहिल्यावरच मलविसर्जन होणे.

अ) कॉस्टिकम

४३. **Styes, eyes** – डोळ्यांतील रांजणवाडी

अ) स्टॅफिसॅग्रिया ब) थूजा ऑक्सी. क) सिलिशिया टेरा

४४. **Sun-stroke** – उष्माघात

अ) ग्लोनाइनम ब) नेट्रम कार्ब. क) नेट्रम मूर.

४५. **Sweating, head** – डोक्यावर घाम येणे

अ) कल्केरिया कार्ब

४६. **Sweating on uncovered parts** – शरीरावरील न झाकलेल्या भागांवर घाम येणे.

अ) थुजा ऑक्सी.

४७. **Sweat offensive, foot or axilla** – तळपाय किंवा काखेतील दुर्गंधीयुक्त घाम.

अ) ऱ्हस टॉक्स ब) सल्फर क) सिलिशिया टेरा

४८. **Sweat, missing- no sweating** – घाम न येणे.

अ) एल्यूमिना

४९. **Swelling** – सूज

अ) एपिस मेल. ब) आर्सेनिकम एल्ब. क) कोलचिकम

५०. **Swelling with pain** – वेदनादायक सूज

अ) एपिस मेल ब) पल्सेटिला नाइग्रीकन्स क) एसिडम नाइट्रिकम

५१. **Synovitis** (inflammation of joints having lubricating fluid) – सांध्यांमध्ये सूज व वेदना

अ) ब्रायोनिआ एल्बा. ब) कॅल्केरिया फ्लोर. क) एपिस मेल.

T

१. **Taste bitter** – कडवट चव

अ) नेट्रम मूर. ब) पल्सेटिला नाइग्रीकन्स

२. **Taste, everything salty** – प्रत्येक पदार्थ खारट लागणे

अ) बॅलाडोना

३. **Tasteless, tongue coated white** – प्रत्येक चव खारट लागणे

अ) अँटिमोनियम क्रूडम ब) नेट्रम मूर. क) मॅग्नेशियम कार्ब.

४. **Taste sour** – आंबट चव

अ) नक्स वॉमिका ब) कॅल्केरिया कार्ब. क) लाइकोपोडियम क्लॅवेटम

५. **Teeth bleeding after extraction** – दात काढल्यावर रक्तस्राव

अ) अर्निका मोंटाना ब) स्टॅफिसॅग्रिया क) फॉस्फोरस

६. **Teeth grinding** – दात वाजवणे

अ) सिना ब) बॅलाडोना

७. **Teething troubles, children** – लहान मुलांना दात येताना समस्या.

अ) कॅल्केरिया फॉस

८. **Thirst less, dry mouth** – तहान न लागणे, तोंड कोरडे पडणे

अ) पल्सेटिला नाइग्रीकन्स ब) एथूजा सायन. (पूर्ण अभाव) क) एपिस मेल

९. **Thirsty feeling, but drinking very little water** – जास्त तहान लागणे पण कमी प्रमाणात प्यायला जाणे.

अ) आर्सेनिकम एल्ब.

१०. **Thirst unquenchable** – न संपणारी तहान

अ) नेट्रम मूर. ब) ब्रायोनिआ एल्बा.

११. **Throat sore** – घसा खवखवणे

अ) बॅलाडोना ब) मर्क्यूरियस सॉल. क) हेपार सल्फर

१२. **Thumb sucking** - अंगठा चोखणे (कृपया डॉक्टरांशी संपर्क साधा.)

अ) कॅल्केरिया फॉस. ब) नेट्रम मूर. क) सिलिशिया टेरा

१३. **Tongue mapped cracked** - जीभ, कापणे - फाटणे

अ) नेट्रम मूर. ब) ऑरम ट्राय. क) रस वेन.

१४. **Tongue swelling with bad odour** - जिभेवर दुर्गंधीयुक्त सूज

अ) मर्क्यूरियस सॉल.

१५. **Tonsils red and inflamed** - टॉन्सिल्स (गळ्यातील ग्रंथी) लाल होणे व सुजणे

अ) बॅलाडोना ब) मर्क्यूरियस सॉल. क) हेपार सल्फर

१६. **Tonsils, enlarged** - टॉन्सिल्स वाढणे

अ) बराइटा कार्ब ब) कॅल्केरिया फ्लोर. क) मक्यूरियस आयोड. रूब.

१७. **Toothache** - दातदुखी

अ) मर्क्यूरियस सॉल. ब) आर्सेनिकम एल्ब, क) चामोमिला

१८. **Twitching** - हिसकणे

अ) अगॅरिकस मस. ब) इग्नेशिया अमारा क) जिंकम मेट.

U

१. **Ulcers with itching** - खाजेसह व्रण, फोड

अ) सल्फर

२. **Ulcers not healing quickly** - लवकर बरे न होणारे व्रण, फोड

अ) सिलिशिया टेरा

३. **Unrefreshing sleep** - झोपेनंतरची सुस्ती

अ) नक्स वॉमिका

४. **Urination while, child cries** - लहान मुलांचे लघवी करताना रडणे

अ) बोरॅक्स

५. **Urine escapes involuntary** – लघवीवर ताबा न राहणे

अ) कॉस्टिकम ब) नेट्रम मूर.

६. **Urine milky in children** – लहान मुलांमध्ये पांढरी लघवी

अ) सिना ब) एसिडम फॉस.

७. **Urine retention in children** – लघवी अडून राहणे/लघवी न होणे (लहान मुलांमधील)

अ) एकोनाइटम नेप.

८. **Urine urge more in newly weds** – नवविवाहितांमध्ये वारंवार लघवीची इच्छा.

अ) स्टॅफिसॅग्रिया

९. **Urticarica** – पित्त उठणे

अ) एपिस मेल. ब) अर्टिका यूरेन्स ट क) ऱ्हस टॉक्स.

V

१. **Vaccination, ill effects** – लसीकरणाचे दुष्परिणाम

अ) थूजा ऑक्सी. ब) सिलिशिया टेरा

२. **Varicose veins, legs** – व्हेरिकोस व्हेन्स, पायाच्या नसांना सूज

अ) ऍस्क्यूलस हीप. ब) पल्सेटिला नाइग्रीकन्स क) एसिडम फ्लोर

३. **Vertigo** – वर्टिगो, चक्कर येणे

अ) कॉक्यूलस ब) कोनियम क) बॅलाडोना

४. **Voice loss, sudden of singers, speakers** – गायक, वक्त्याचा अचानक आवाज जाणे.

अ) ऑरम ट्राय. ब) ऱ्हस टॉक्स. क) फॉस्फोरस ड) कॉस्टिकम इ) सल्फर

५. **Vomiting** – उलटी/वमन

अ) इपिकॅक (सामान्य) ब) एथ्यूजा सायन. (शिशुओं में दूध पीने के बाद)

क) मर्क्यूरियस सॉल.

६. **Vomiting in pregnancy** – गरोदरपणातील उलट्या

अ) सेपिआ ऑफि.

W

१. **Wakes up, frightened, suffocated** – अचानक दचकून, जीव घाबरण्याने जाग येणे

अ) स्पॉन्जिया टोस्टा ब) सॅम्ब्यूकस नाझ्या

२. **Wandering pains** – अस्थिर वेदना

अ) पल्सेटिला नाइग्रीकन्स ब) काली बीच. क) लॅक कॅन.

३. **Warts** – चामखीळ

अ) थूजा ऑक्सी. ब) एसिडम नाइट्रिकम क) कॉस्टिकम

४. **Wasp bite** – गांधीलमाशी चावणे

अ) कॅन्थॅरिस वेस.

५. **Watering from eyes** – डोळ्यांतून पाणी येणे

अ) यूफ्रेशिया ऑफि.

६. **Weakness feeling, general** – सामान्य अशक्तपणा

अ) चाइना ऑफि. ब) फेरम फॉस. क) एसिडम फॉस.

७. **Weakness of old age** – वृद्धापकाळात येणारा अशक्तपणा

अ) एम्ब्रा ग्रिस

८. **Weak memory** – कमकुवत स्मृती

अ) ॲनाकार्डियम ओरी. ब) काली फॉस.

९. **Weak digestion after fever** – तापानंतर पाचनक्रियेतील अशक्तपणा

अ) कार्बो वेज. ब) सेपिआ ऑफि.

१०. **Weeps more** – खूप रडणे

अ) इग्नेशिया अमारा ब) नेट्रम मूर. क) पल्सेटिला नाइग्रीकन्स

११. **Weight loss though eats well** – भरपूर खाऊनदेखील वजन कमी होणे

अ) आयोडम ब) नेट्रम मूर. क) एब्रोटनम

१२. **Worms** – पोटात जंत

अ) सिना ब) ट्यूक्रियम मरुम

१३. **Wrists cramps** – मनगटात पेटके

अ) ॲक्टीआ स्पाइकाटा ब) रोडोडेन्ड्रान

१४. **Writer's cramps** – लेखकाच्या हातात पेटके (हात आणि बोटांच्या स्नायूंमधील थरथर व वेदना)

अ) जेल्सेमियम सेम. ब) अर्जेन्टम मेट. क) मॅग्नेशियम फॉस.

Y

१५. **Yawning frequent** - वारंवार जांभई येणे

अ) एकोनाइटम नेप. (झोपल्यानंतर अधिक प्रमाणात) ब) नक्स वॉमिका (जास्त जेवण झाल्यावर) क) इग्नेशिया अमारा

पार्ट ३

लक्षणांच्या आधारे एकल औषध

(सिंगल रेमेडी) देण्याची पद्धत

फक्त दातदुखी किंवा फोड, गळू यांच्या २ किंवा ३ केसेसमध्ये त्वरित आराम मिळावा म्हणून औषधे बदलून दिलेली आहेत.

औषध घेण्याचे नियम

- जी औषधाची क्षमता (potency) आणि मात्रा (dose) सांगितली आहे, त्यानुसारच औषध घ्यावे.
- क्षमता (potency) दिलेली नसेल, तर पोटेंसी ३० समजावी.
- औषधाची मात्रा म्हणजेच डोस दिलेला नसेल, तर सकाळी अनाशापोटी ४ गोळ्यांची एक मात्रा असावी.
- ४ वर्षांवरील मुलांसाठी एक मात्रा ४ गोळ्यांची असावी.
- २ ते ४ वर्षे वयोगटातील मुलांसाठी एक मात्रा ३ गोळ्यांची असावी.
- २ वर्षांखालील लहान बाळांसाठी एक मात्रा १ गोळीची असावी.
- औषधाबरोबर जर कुठलीही सूचना दिलेली नसेल, तर परिणाम मिळण्यासाठी ३ दिवस वाट पाहावी.
- थोडा जरी आराम जाणवला, तरी एक दिवसाची मात्रा कमी करून पुढील ३ दिवस वाट पाहावी.
- पूर्णपणे आराम मिळाला असेल, तर तीन दिवसांनंतर औषध घेण्याची गरज नाही.

- एक आठवड्यानंतरही आराम मिळत नसेल, तर डॉक्टरांशी संपर्क साधा.

मुरुमांविषयी जाणून घ्या

ACNE

Acne ॲकने म्हणजेच चेहरा, मान, खांदे किंवा पाठीवर येणारे मुरूम. त्वचेतील तेलाच्या (sebacious) ग्रंथी अतिसक्रिय झाल्यामुळे पूयुक्त, दाण्यांसारखे मुरूमे येतात. किशोरावस्थेच्या सुरुवातीला लैंगिक संप्रेरक (hormones) नेहमीपेक्षा अधिक सक्रिय झाल्यामुळे मुरूमे येतात. ही समस्या मुलींपेक्षा मुलांमध्ये अधिक प्रमाणात दिसून येते. मुरुमांमुळे तरुणांमध्ये न्यूनगंड निर्माण होतो. मात्र, याचा आरोग्यावर कोणताही गंभीर परिणाम होत नाही.

प्रथमोपचार

- जेवणासोबत भरपूर सॅलड, अधिक दूध, दही आणि लोणी सेवन केल्याने मुरुमांपासून आराम मिळतो.
- बाहेरून घरी आल्यानंतर चेहरा तेलविरहित साबणाने धुवा.
- अतिरिक्त तिखट, जंक फूड आणि थंड पेय यांपासून दूर राहा, कारण यांमुळे घाम जास्त येतो.
- आहारात व्हिटॅमिन 'अ'चा समावेश जास्त प्रमाणात असायला हवा. (दूध, लोणी, अंडी इत्यादी पदार्थांचे सेवन योग्य प्रमाणात करावे.)

टीप:- औषधांसोबत काही विशेष सूचना दिल्या नसतील तर औषध दिवसातून तीन वेळा, सात दिवस घ्या.

औषधे

- किशोरावस्थेतील मुरुमांबरोबर खाज - **ॲस्टेरियस रूबेन्स**
- मुरूम पुयुक्त असतील आणि **ॲस्टेरियस रूबेन्सचा** परिणाम होत नसेल - **काली ब्रोमॅटम**
- मुरुमांबरोबर बद्धकोष्ठता, अंघोळ केल्यावर मुरुमांमध्ये वाढ - **मॅग्नेशियम म्युरिॲटिकम**
- नाकावर मुरूम - **कॉस्टिकम**
- कपाळावर मुरूम - **लेडम पालुस्ते**

- कडक मुरूम/फोड – **अगॅरिकस मस्कॅरियस**
- ओलसर फोड, अपचन, गॅस – **कार्बो वेजिटॅबिलिस**
- गुलाबी फोड, चेहरा फिकट आणि पिवळा पडणे, थंडी जाणवणे – **सिलिशिया टेरा**
- मासिक पाळीच्या वेळी मुरुमांमध्ये वाढ. गोड, चरबीयुक्त/तेलकट पदार्थ, मांसाहार, जड अन्न, चहा-कॉफी घेतल्यावर मुरुमांमध्ये अत्यधिक वाढ – **सोरायनम** २०० आठवड्यातून एक डोस.
- मुलींमध्ये मासिक पाळीशी संबंधित समस्या व अशक्तपणा – **कॅल्केरिया फॉस्फोरिका**

पोटदुखीविषयी जाणून घ्या

ABDOMEN PAINS

पोटदुखी मुख्यतः पचनसंस्थेशी संबंधित आहे. याची अनेक कारणे आहेत, जंतु-संसर्ग (infection), घाव (ulcers), अपेंडिक्सला सूज, बद्धकोष्ठता, पित्ताशयातील खडा इत्यादी. पचनसंस्थेव्यतिरिक्त मूत्रनलिकेचा संसर्ग, मूत्रपिंडाचे आजार, स्नायूंवर ताण किंवा हर्निया हीदेखील पोटदुखीची कारणे असू शकतात. पोटदुखी जर दीर्घकाळापासून वारंवार होत असेल व त्यासोबत ज्वर, अतिसार, उलटी, लघवीची समस्या असेल, तर तत्काळ होमिओपॅथिक डॉक्टरांशी संपर्क साधा. पचनासंबंधी समस्या असतील तर खालील औषधांचा फायदा होतो. पचनाशी संबंधित वेदनांमध्ये हलका, सुपाच्य आणि तंतुमय आहार घ्यावा. तेलकट तसेच तिखट, मसालेदार अन्नपदार्थ टाळा. बद्धकोष्ठतेपासून बचाव करा. भरपूर पाणी प्या आणि झोपण्याआधी एक ग्लास दूध प्या. शांत आणि तणावमुक्त राहण्याचा प्रयत्न करा.

प्रथमोपचार

- मोहरीचे तेल हातावर घेऊन पोटावर हळुवार हलक्या हाताने रुग्णाला आराम वाटेपर्यंत गोलाकार फिरवून मसाज करा.
- गरम पाण्याच्या पिशवीने दुखणाऱ्या भागावर गरम शेक घ्या.
- बॅलाडोना २००चे २ थेंब अर्धा कप पाण्यात टाकून दर ५ मिनिटांनी रुग्णाला

वेदना थांबेपर्यंत द्या.

टीप :- औषधासोबत कोणतीही विशेष सूचना नसेल तर औषध दररोज तीन वेळा, तीन दिवस द्या. औषधाची पोटेंसी सांगितलेली नसेल तर ३० पोटेंसीचाच वापर करा.

औषधे

- जळजळीसोबत वेदना, गरम पाणी, पेय पिण्याने किंवा गरम शेक घेण्याने आराम मिळणे. शिळे, खराब अन्न, मांसाहार, दारू, तंबाखू, इत्यादीच्या सेवनाने पचनक्रियेत बिघाड, अस्वस्थतेसोबत वेदना, तहान कमी होणे, थंडी जाणवणे - **आर्सेनिकम अल्बम** ५ दिवस घ्या.
- रिकाम्या पोटी वेदना - **ॲनाकार्डियम ऑक्सिडेंटल**
- खाल्ल्यानंतर वेदना - **एबिस नायग्रा**
- वेदनेसोबत मलविसर्जनाची इच्छा होणे. पण बसल्यानंतर अत्यल्प प्रमाणात मलविसर्जन, जेवणानंतर साधारण २ तासांनी प्रसार - **नक्स व्हॉमिका,** ५ दिवस घ्या.
- तीव्र वेदना, झुकल्याने आणि दाब दिल्याने आराम - **कोलोसिंथिस**
- सुई टोचल्यासारख्या वेदना, शरीराची हलचाल वाढल्यानंतर वेदना होणे. विशेषतः मासिक पाळीच्या आधी असणाऱ्या वेदना - **काली कार्बोनिका,** फक्त १ दिवस घ्या.
- तेलकट, जड अन्न घेतल्यावर वेदना वाढणे आणि त्यातच वायू पास होणे- **पल्सेटिला नायग्रिकन्स,** ५ दिवस घ्या.
- पोटदुखी शरीराच्या इतर भागांपर्यंत पसरणे व तीव्र बद्धकोष्ठता - **प्लम्बम मेटॅलिकम**
- पोटाच्या वरच्या भागात वेदना, मल घट्ट होणे आणि बद्धकोष्ठता - **ग्रॅफाइटिस**
- पोटाच्या पुढील भागात अधिक वेदना, जीभ स्वच्छ पण उलटी किंवा मळमळ होणे - **इपिकाक्वान्हा**
- पोटदुखी शरीराच्या लांबवरील भागांत म्हणजेच हाताच्या, पायाच्या बोटांपर्यंत जाणे, शरीर मागे वाकवल्यास आणि ताण दिल्यास आराम मिळणे - **डायोस्कोरिया**

- पोटावर शस्त्रक्रियेनंतर वेदना - **स्टॅफिसॅग्रिया**, ५ दिवस घ्या.
- अतिरिक्त अन्नसेवन, अतिरिक्त मद्यपान, सुस्त जीवनशैली - नक्स व्हॉमिका, ५ दिवस घ्या.
- पोटदुखी, आम्लता आणि जळजळ. मोकळी हवा तसेच पंख्याजवळ राहण्याची तीव्र इच्छा होणे - **कार्बो वेजिटॅबिलिस**, ५ दिवस घ्या.
- कृमींमुळे पोटदुखी, रुग्णाचे नाकात बोट घालणे, झोपेत दात वाजणे, गुदद्वारात खाज, अधिक लाळ येणे - सिना, ६ दिवस घ्या.
- महिलांना गरोदरपणात पोटदुखी, रागामुळे वेदनांमध्ये वाढ **- चामोमीला**

ॲलर्जी आणि अन्नपदार्थांच्या अतिरेकांविषयी जाणून घ्या
ALLERGIC TO AND FOOD AGGRAVATIONS

ॲलर्जी म्हणजे विशिष्ट अन्नपदार्थ, पेय, हवामान किंवा औषधांप्रति संवेदनशील असणे. ॲलर्जी निर्माण करणाऱ्या वस्तू किंवा स्थितीच्या संपर्कात आल्यावरच ॲलर्जी होते. यांवर सर्वांत योग्य उपाय म्हणजे अशा गोष्टींपासून स्वतःला दूर ठेवणे - पण त्यासाठी ॲलर्जीचे नेमके कारण माहीत असायला हवे. प्रदूषित शहरांत राहताना दैनंदिन जीवनात व्यक्ती धूळ आणि प्रदूषण यांपासून स्वतःचा बचाव करू शकत नाही. त्यामुळे स्वतःची रोगप्रतिकारक शक्ती **(immunity power)** वाढवणे हा एकच उपाय योग्य ठरतो. या उपायांनीच शरीर आजारांशी लढण्यास सक्षम होईल. होमिओपॅथी औषधांनी रोगप्रतिकारक शक्ती वाढवणे सहज शक्य आहे.

प्रथमोपचार

- धुळीमुळे होणाऱ्या ॲलर्जीपासून बचाव करण्यासाठी आपण तोंडावर आणि नाकावर कपडा बांधू शकतो. त्यामुळे ॲलर्जीची तीव्रता कमी होईल.
- ॲलर्जीचे कारणच माहीत नसेल, तर बचावासाठी कोणताही उपाय नाही. उदाहरणार्थ, एखाद्या व्यक्तीला जर कांदा खाण्याने सर्दी होत असेल तर त्याला कांदा खाणे बंद करायला हवे आणि पुन्हा कांदा खाता येण्यासाठी होमिओपॅथिक औषध घ्यायला हवे.

औषधे

खाली दिलेले अन्नपदार्थ, वस्तू आणि वातावरण यांची ॲलर्जी असेल तर

खालील औषधे घ्या.

- ब्रेड, अम्लीय पदार्थ – **नॅट्रम म्युरियाटिकम** २००, आठवड्यातून एकदा, एक डोस, सकाळी उपाशीपोटी, तीन आठवडे घ्या.
- लोणी – **पल्सेटिला नायग्रिकन्स** २००, आठवड्यातून एकदा, एक डोस, सकाळी उपाशीपोटी, तीन आठवडे घ्या.
- बीअर – **काली बायक्रोमिकम** २००, आठवड्यातून एकदा, एक डोस, सकाळी उपाशीपोटी, तीन आठवडे घ्या.
- दूध – **मॅग्नेशिया कार्बोनिका** ३०, दिवसातून तीन वेळा, सात दिवस घ्या.
- थंड दूध – काली आयोडॅटम २००, आठवड्यातून एकदा, सकाळी उपाशीपोटी, तीन आठवडे घ्या.
- मीठ घातलेले लोणी, ॲस्प्रिन (गोळ्या), खराब अंडी, खराब मद्य (दारू) आणि पोल्ट्री पदार्थ – **कार्बो वेजिटॅबिलिस** २००, आठवड्यातून एकदा, सकाळी उपाशीपोटी, तीन आठवडे घ्या.
- अँटीबायोटिक औषधे – **सल्फर** २००, आठवड्यातून एकदा, सकाळी उपाशीपोटी, तीन आठवडे घ्या.
- कॉफी – **नक्स वॉमिका** २००, आठवड्यातून एकदा, सकाळी उपाशीपोटी, तीन आठवडे घ्या.
- उष्णता – **एपिस** ३०, दिवसातून दोन वेळा, सात दिवस घ्या.
- बर्फ – **आर्सेनिकम अल्बम** २००, एक डोस रात्री झोपताना, आठवड्यातून एकदा, एकूण तीन डोस तीन आठवडे घ्या.
- शीतपेय, फळे, जास्त पिकलेले किंवा खराब फळ आणि अन्न – आर्सेनिकम अल्बम २००, एक डोस रात्री झोपताना, आठवड्यातून एकदा, एकूण तीन डोस तीन आठवडे घ्या.
- थंड अन्न – **आर्सेनिकम अल्बम** २००, एक डोस रात्री झोपताना, आठवड्यातून एकदा, एकूण तीन डोस तीन आठवडे घ्या.
- गरम अन्न – **ब्रायोनिया अल्बा** २००, एक डोस रात्री झोपताना, आठवड्यातून एकदा, एकूण तीन डोस तीन आठवडे घ्या.

- ओलसरपणा/आर्द्रता – **डल्कामारा** ३०, दिवसातून तीन वेळा, सात दिवस घ्या.
- साखर/गोड पदार्थ – **अर्जेंटम नायट्रिकम** २००, आठवड्यातून एकदा, रात्री झोपताना, तीन आठवडे घ्या.
- तांदूळ – **टेल्यूरियम** २००, आठवड्यातून एकदा, रात्री झोपताना, तीन आठवडे घ्या.
- कॉलीफ्लॉवर – **पेट्रोलियम** २००, आठवड्यातून एकदा, रात्री झोपताना, एकूण तीन डोस तीन आठवडे घ्या.
- सडलेल्या भाज्या – **कार्बो ॲनिमॅलिस** २००, आठवड्यातून एकदा, रात्री झोपताना, एकूण तीन डोस तीन आठवडे घ्या.
- पेस्ट्री, आइस्क्रीम, विविध अन्नपदार्थ – **पल्सेटिला नायग्रिकन्स** २००, आठवड्यातून एकदा, रात्री झोपताना, एकूण तीन डोस तीन आठवडे घ्या.
- लिंबू – **सेलेनियम मेटॅलिकम** २००, आठवड्यातून एकदा, रात्री झोपताना, तीन आठवडे, तीन डोस घ्या.
- कलिंगड – **जिंजिबर ऑफिसिनेल** ३०, दिवसातून दोन डोस, सात दिवस घ्या.
- लोणचं,आंबट अन्नपदार्थ, आम्लीय पदार्थ – **लॅकेसिस म्यूटस** २००, आठवड्यातून एकदा, एक डोस तीन आठवडे घ्या.
- स्ट्रॉबेरी – **ऑक्सॅलिकम ॲसिडम** २०० हे औषध आठवड्यातून एकदा, एक डोस, तीन आठवडे घ्या.
- कांदा – **थूजा ऑक्सिडेंटॅलिस** २००, आठवड्यातून एकदा, एक डोस तीन आठवडे, घ्या.
- बटाटा – **ॲल्युमिना** २००, आठवड्यातून एकदा, एक डोस तीन आठवडे, घ्या.
- मांसाहारी पदार्थ – **आर्सेनिकम अल्बम** २००, आठवड्यातून एकदा, एक डोस, तीन आठवडे घ्या.
- दागिने – **अर्जेंटम नायट्रिकम** २००, आठवड्यातून एकदा, एक डोस, तीन आठवडे, घ्या.

- केसांना डाय लावण्याने उद्‌भवलेली ॲलर्जी - सल्फर २००, सकाळी उपाशीपोटी, एक डोस, आठवड्यातून एकदा तीन आठवडे घ्या.
- कणिक (गव्हाचे पीठ) (नवे किंवा जुने) - **सोरायनम** २००, आठवड्यातून एकदा, एक डोस तीन आठवडे घ्या.

भूक मंदावण्याविषयी जाणून घ्या

APPETITE LOSS OF OR (ANOREXIA)

काही वेळा आपल्या शरीरातील यंत्रणा नीट कार्य करत नाही. अशा वेळी आपल्याला खाण्याची इच्छा होत नाही. वास्तविक जेवण केल्याने मिळणारी तृप्ती ही खासच असते, परंतु ज्वर, अपचन, अति मद्यपान, गर्भधारणा, आजार किंवा चिंता या गोष्टींचा परिणाम आपल्या भुकेवर होतो. कारण काहीही असले तरी ही स्थिती तात्पुरती आहे. आहारशैली, चिंता किंवा आजार दूर झाल्यावर भूक आपोआप पूर्ववत होते. त्यामुळे शरीरावर फारसा परिणाम होत नाही. मात्र ही स्थिती दीर्घकाळ टिकली तर गंभीर समस्या उद्‌भवू शकते. अशा वेळी भुकेचा संबंध कॅन्सर, हेपेटायटिस, उच्च रक्तदाब, संसर्ग किंवा संधिवात यांसारख्या आजारांशी असू शकतो. बराच काळ भूक लागत नसेल आणि सामान्य औषधांचा काहीही उपयोग होत नसेल, तर त्वरित डॉक्टरांचा सल्ला घ्यायला हवा.

प्रथमोपचार

- आपण चहा किंवा कॉफी खूप प्रमाणात घेत असाल, तर ती सवय कमी करा.
- दररोज व्यायाम करा किंवा दूरवर चालण्याचा प्रयत्न करा.
- तुम्ही जर धूम्रपान करत असाल किंवा तंबाखू चघळत असाल, तर ते तत्काळ बंद करा किंवा त्याचे प्रमाण कमी करा.
- तुम्हाला व्यवसाय किंवा कुटुंब यांबद्दल खूप चिंता वाटत असेल, तर त्यावर लवकरात लवकर उपाय शोधा. आपली अडचण आपल्या जवळच्या मित्रांना किंवा कुटुंबातील सदस्यांना सांगा. ते तुमची चिंता काही प्रमाणात कमी करतील.
- तुम्ही मद्यपान करत असाल, तर त्याचे प्रमाण कमी करा.
- तुम्ही जर एका जेवणात तीन पोळ्या खात असाल आणि तीनपेक्षा कमी पोळ्या खाल्ल्यावर तुम्हाला भूक कमी झाली असे वाटत असेल, तर ती चुकीची

समजूत आहे. एक पोळीही पुरेशी असू शकते. पण एकावेळी थोडं-थोडं, वारंवार, भुकेनुसार खाणं गरजेचं आहे. थोडं पण नियमित वेळेवर खा.

- जेवणाआधी आंबट किंवा थोडे कडू पदार्थ, जसे लोणचं, टोमॅटो सार, भाज्यांचे सूप, रसम किंवा आले, इत्यादी पदार्थ खाण्याने भूक वाढते.

औषधे

- भूक नसतानाही खावेसे वाटणे – **चायना ऑफिसिनॅलिस** २०० – आठवड्यातून एक डोस, दोन आठवड्यांपर्यंत घ्या.
- भूक नसणे आणि जेवल्यानंतर उलटी होणे – **फेरम मेटॅलिकम** ३० – दिवसातून तीन वेळा, सात दिवस घ्या.
- जेवणाची इच्छा नसणे, पण प्रत्येक जेवणात मीठ खाण्याची तीव्र इच्छा होणे – **नॅट्रम म्युरियाटिकम** २०० – आठवड्यातून एक डोस, तीन आठवडे (एकूण तीन डोस) घ्या.
- यकृताच्या भागात वेदना आणि भूक न लागणे – **चेलिडोनियम मेजस** २०० – आठवड्यातून एक डोस, तीन आठवडे (एकूण तीन डोस) घ्या.
- सकाळी भूक न लागणे पण दुपारी व रात्री खाण्याची इच्छा होणे – **एबिस नायग्रा** २०० – आठवड्यातून एक डोस, तीन आठवडे (एकूण तीन डोस) घ्या.
- अपचनामुळे अन्नावरची वासना उडणे, तोंडाला कडवट चव, जिभेवर पांढरा थर जमा होणे – **नक्स वॉमिका** २०० – झोपण्यापूर्वी एक डोस, तीन आठवडे एकूण तीन डोस घ्या.
- थोडे खाल्ले तरी पोट भरल्यासारखे आणि जड वाटणे – **लायकोपोडियम क्लॅवेटम** २०० – फक्त एक डोस सकाळी घ्या. त्यानंतर एक आठवडा थांबा. त्यानंतरही त्रास कायम असेल तर दुसरा डोस घ्या. हे औषध पुन्हा घेऊ नका.
- अम्लीय आणि अपाच्य अन्न खाण्याची इच्छा, पण नेहमीच्या अन्नाची इच्छा न होणे – **इग्नेशिया अमारा** २०० – आठवड्यातून एकदा झोपण्यापूर्वी एक डोस, दोन आठवडे घ्या.
- भूक न लागण्यामागे ठोस कारण नसेल, तर एक मुख्य औषध व सामान्य टॉनिक म्हणून – **अल्फा अल्फा-Q** – १० थेंब अर्धा कप पाण्यात, दिवसातून

दोन वेळा जेवणापूर्वी, दहा दिवस घ्या.

आमवात, संधिवात, सांधेदुखीविषयी जाणून घ्या

ARTHRITIS, GOUT, RHEUMATISM, JOINT PAINS

आमवात, संधिवात अशा प्रकारचे अनेक विकार आहेत. एका सामान्य व्यक्तीसाठी सांधेदुखी, पेटके, मंदावलेल्या हालचाली अशी या आजारांची काही सामान्य लक्षणे आहेत. आमवात हा दीर्घकाळ टिकणारा आजार आहे, पण येथे त्याचे थोडक्यात वर्णन दिले आहे. जेणेकरून रुग्णास प्राथमिक वैद्यकीय उपचार देता येतील. रुग्णाच्या शारीरिक लक्षणांनुसार औषध दिले तर काही अंशी आराम मिळू शकतो, पण योग्य उपचारासाठी होमिओपॅथिक डॉक्टरांचा सल्ला घ्यावा.

प्रथमोपचार : काहीही नाही

औषधे

- बोटे, हात आणि पाय यांच्या सांध्यांमध्ये वेदना, मासिक पाळीच्या वेळी किंवा रजोनिवृत्तीच्या काळात **(menopause)** वेदनांमध्ये वाढ - **कोलोफायलम थालिक्ट्रॉइड्स Q** - १० थेंब अर्धा कप पाण्यात, दिवसातून तीन वेळा, सात दिवस घ्या.
- आराम करताना आणि थंडीमुळे वेदना वाढणे तसेच हालचालीमुळे (चालण्या-फिरण्याने) बरे वाटणे - **ऱ्हस टॉक्स** २०० - सकाळी उपाशीपोटी, एक डोस घ्या आणि तीन दिवस प्रतीक्षा करा.
- वेदना कमी झाल्या तर चार दिवसांनी याच औषधाचा दुसरा डोस घ्या. त्यानंतर पुढील चार आठवड्यांसाठी आठवड्यातून एक डोस घ्या.
- तीन दिवस औषध घेतल्यानंतरही काही आराम नसेल, तर होमिओपॅथिक डॉक्टरांचा सल्ला घ्या किंवा खालील औषधे ज्या लक्षणांसाठी दिली जातात ती लक्षणे दिसत असतील, तर त्यानुसार औषध घ्या.
- ऱ्हस टॉक्स काम करत नसेल आणि थंडीमुळे त्रास वाढत असेल पण हालचालींनी त्रास कमी होत असेल - **कल्केरिया कार्बोनिका** २०० - सकाळी उपाशीपोटी, एक डोस घ्या आणि तीन दिवस प्रतीक्षा करा. पुढे वरील पद्धतीप्रमाणेच औषध चालू ठेवा.
- सांध्यांमध्ये वेदनादायी सूज आणि हालचालींमुळे वेदनांमध्ये वाढ - **ब्रायोनिया**

एल्बा २०० – सकाळी उपाशीपोटी, एक डोस घ्या आणि तीन दिवस प्रतीक्षा करा.

- वेदना कमी झाल्या, तर चार दिवसांनी याच औषधाचा दुसरा डोस घ्या. त्यानंतर पुढील चार आठवड्यांसाठी आठवड्यातून एक डोस घ्या.
- तीन दिवस औषध घेतल्यानंतरही काही आराम नसेल, तर होमिओपॅथिक डॉक्टरांचा सल्ला घ्या. किंवा खालील औषधे ज्या लक्षणांसाठी दिली जातात, ती लक्षणे दिसत असतील, तर त्यानुसार औषध घ्या.
- लांब हाडांमध्ये वेदना – **कॉस्टिकम** २००– सकाळी अनेशापोटी एक डोस घ्या आणि तीन दिवस प्रतीक्षा करा. पुढे वरील पद्धतीप्रमाणेच औषध चालू ठेवा.
- दुखापत झाल्यामुळे लांब हाडांमध्ये किंवा डोळ्यांमध्ये वेदना – **रूटा ग्रॅव्हिओलेन्स** – दिवसातून तीन वेळा, सात दिवस घ्या.
- लांब हाडांमध्ये वेदना, नितंबाच्या सांध्यांमध्ये वेदना, हालचालींमुळे वेदना कमी होणे – **ॲसिडम फॉस्फोरिकम** २०० – सकाळी उपाशीपोटी, एक डोस घ्या आणि तीन दिवस प्रतीक्षा करा.
- वेदना कमी झाल्या, तर चार दिवसांनी याच औषधाचा दुसरा डोस घ्या. त्यानंतर पुढील चार आठवड्यांसाठी आठवड्यातून एक डोस घ्या.
- तीन दिवस औषध घेतल्यानंतरही काही आराम नसेल, तर होमिओपॅथिक डॉक्टरांचा सल्ला घ्या किंवा खालील औषधे ज्या लक्षणांसाठी दिली जातात, ती लक्षणे दिसत असतील, तर त्यानुसार औषध घ्या.
- अरुंद स्नायूंमध्ये वेदना, रात्री आणि दमट हवामानात वेदना वाढणे – **सिमिसिफ्यूगा रेसीमोस** २०० – दिवसातून दोन वेळा, तीन दिवस घ्या.
- वेदना शरीराच्या खालच्या बाजूस सरकून हातावर आणि पायांच्या मोठ्या भागांवर परिणाम करतात. – **कॅलमिया लॅटीफोलिया** २०० – दिवसातून दोन वेळा, तीन दिवस घ्या.
- पायाच्या अंगठ्यात वेदना, सांध्यांना सूज, वेदनादायी जखम, गरम दाबामुळे आणि हालचालींमुळे वेदनेत वाढ आणि वेदना वरील बाजूस सरकणे – **लेडम पालुस्त्रे** २०० – दिवसातून दोन वेळा, तीन दिवस घ्या.

- वेदना रात्री झोपताना, विश्रांतीच्या वेळी आणि गर्मीमुळे वाढणे आणि थंडीत, मोकळ्या हवेत, हालचाल करण्याने वेदना कमी होणे - पल्सेटिला नायग्रीकन्स २०० - दिवसातून दोन वेळा, तीन दिवस घ्या.
- दुखापत आणि मुरगळल्यामुळे होणारी वेदना (स्पर्शसुद्धा सहन होत नाही) - **अर्निका मोंटाना** २०० - दिवसातून दोन वेळा, तीन दिवस घ्या.
- सांध्यांमध्ये वेदना आणि सूजयुक्त गाठ - **ग्वायाकम ऑफिसिनेल** २०० - दिवसातून दोन वेळा, तीन दिवस घ्या.
- संधिवातामध्ये लघवीला दुर्गंधी - **ऍसिडम बेंझोइकम** ३० - दिवसातून तीन वेळा, सात दिवस घ्या.
- संधिवातामध्ये लालसर लघवी - लायकोपोडियम २०० - दर तिसऱ्या दिवशी एक डोस, एकूण तीन डोस घ्या.
- सांध्यांच्या हाडांची वाढ, विश्रांती घेतल्यावर आणि वादळी वाऱ्याने वेदना वाढणे - **रोडोडेंड्रॉन चिरिसँथम** २०० - दिवसातून दोन वेळा, तीन दिवस घ्या.
- संधिवातामध्ये युरिक ॲसिड व युरेट्समध्ये वाढ - **अर्टिका यूरेन्स Q** - १० थेंब अर्धा कप पाण्यात, दिवसातून तीन वेळा, सात दिवस घ्या.
- आमवात/संधिवातामुळे सांधे वाकडे होणे, विशेषतः बोटे - **पिक्रीकम ॲसिडम** २०० - आठवड्यातून एक डोस, तीन आठवडे घ्या.
- सांधे किंवा स्नायूंमध्ये वेदना, तसेच बधिरपणा **(numbness)** - **चामोमीला** २०० - दिवसातून दोन वेळा, तीन दिवस घ्या.
- शरीरात तिरक्या वेदना, उजवा हात आणि डावा पाय, बधिरपणा आणि थंडी जाणवणे - **ॲगॅरिकस मस्केरियस** २०० -दिवसातून दोन वेळा, तीन दिवस घ्या.
- विजेच्या झटक्यासारख्या वेदना, दमट हवामानात वेदना वाढणे, उष्णतेने आराम - **फायटोलक्का डेकॅन्ड्रा** २०० - दिवसातून दोन वेळा, तीन दिवस घ्या.
- कपडे धुतल्यावर सांध्यांच्या वेदना, आमवात वाढणे - **सेपिया ऑफिसिनॅलिस** २०० - दिवसातून दोन वेळा, तीन दिवस घ्या.

- स्पर्शाने वेदना वाढणे आणि शरीरातील आवश्यक द्रव कमी झाल्यावर त्रास - **चायना ऑफिसिनॅलिस** ३० - दिवसातून तीन वेळा, सात दिवस घ्या.
- टाचा दुखणे, त्यावर वजन दिल्यास आराम - **बर्बेरिस वल्गेरिस** २०० - दिवसातून दोन वेळा, तीन दिवस घ्या.
- टाचा व पायांच्या बोटांमध्ये वेदनादायी सूज, थंडी, आखडणे, तापासारखे वाटणे - **कॉल्चिकम ऑटमनेल** २०० - दिवसातून दोन वेळा, तीन दिवस घ्या.
- कोपर ते हातापर्यंत वेदना, उष्णतेने आराम, पाठदुखी - **एस्क्युलस हिप्पोकॅस्टॅनम** २०० - दिवसातून दोन वेळा, तीन दिवस घ्या.
- दंडापासून बोटांपर्यंत वेदना - **चेलीडोनियम मेजस** २०० - दिवसातून दोन वेळा, तीन दिवस घ्या.
- दंडापासून कोपरापर्यंत किंवा अंगठ्यापासून कोपरापर्यंत वेदना - **कल्केरिया सल्फ्यूरिका** २०० - दिवसातून दोन वेळा, तीन दिवस घ्या.
- डाव्या कोपरात वेदना - **जेल्सेमियम सेम्परव्हायरेन्स** २०० - दिवसातून दोन वेळा, तीन दिवस घ्या.
- उजव्या कोपरात वेदना - **ऑक्सॅलिकम ॲसिडम** २०० - दिवसातून दोन वेळा, तीन दिवस घ्या.
- कंबरेपासून उजव्या गुडघ्यापर्यंत सूज व वेदना - **काली कार्बोनिका** २०० - एक डोस घेऊन तीन दिवस थांबा.
- छाती आणि बरगड्यांमध्ये वेदना - **ब्रायोनिया अल्बा** २०० - दिवसातून दोन वेळा, तीन दिवस घ्या.
- सतत जागा बदलणारी वेदना - **पल्सेटिला नायग्रीकन्स** २०० - दिवसातून दोन वेळा, तीन दिवस घ्या.
- ज्या बाजूवर झोपतो, तिथे वेदना - **फायटोलक्का डेकॅन्ड्रा** २०० - दिवसातून दोन वेळा, तीन दिवस घ्या.
- मांडीमध्ये वेदना - **ऱ्हस टॉक्सीकोडेंड्रॉन** २०० - दिवसातून दोन वेळा, तीन दिवस घ्या.

- मांडीखालच्या भागात वेदना – **फायटोलक्का डेकॅन्ड्रा** २०० – दिवसातून दोन वेळा, तीन दिवस घ्या.
- वेदना अचानक सुरू होणे आणि अचानक कमी होणे – **बॅलाडोना** २०० – दिवसातून तीन वेळा, तीन दिवस घ्या.
- वेदना हळूहळू वाढणे आणि हळूहळूच कमी होणे – **स्टॅनम मेटॅलिकम** २०० – दिवसातून तीन वेळा, तीन दिवस घ्या.
- पोटऱ्यांमध्ये वेदना – **लॅकेसिस म्यूटस** २०० – दिवसातून तीन वेळा, तीन दिवस घ्या.
- उजव्या बाजूच्या बरगड्यांमध्ये वेदना – **बॉरॅक्स वेनेटा** २०० – दिवसातून तीन वेळा, तीन दिवस घ्या.
- हातापायात वेदना आणि बराच वेळ बसल्यावर किंवा उभे राहिल्यावर लटपट होणे (उदाहरणार्थ, पूजा करताना किंवा रांगेत उभे राहिल्यावर.) – **स्टॅनम मेटॅलिकम** २०० – एक दिवसाआड एक डोस, एकूण तीन डोस घ्या.

नापसंती, घृणा यांविषयी जाणून घ्या

AVERSIONS

प्रत्येक व्यक्तीच्या स्वतःच्या विशिष्ट आवडीनिवडी, इच्छा असतात तसेच काही गोष्टींबाबत घृणा असते. एखाद्या व्यक्तीला दररोज सफरचंद खाणे आवडते, तर एखाद्याला सफरचंदाचा वाससुद्धा सहन होत नाही. एखादं मूल जर जिभेने लोणी चाटत असेल, तर याचा अर्थ त्याच्या शरीराला लोण्याची गरज आहे, परंतु दुसऱ्या मुलाला लोणी पाहणेसुद्धा आवडत नाही. इतकेच काय, तर त्याबद्दल तो बोलूदेखील इच्छित नाही. यालाच एखाद्या गोष्टीबद्दल घृणा असणे म्हटले आहे. होमिओपॅथीमध्ये रुग्णाच्या आवडीनिवडी, त्याच्या सवयी जाणून घेऊन, आजाराच्या लक्षणांनुसार योग्य औषध निवडले जाते. जोपर्यंत हे केले जात नाही, तोपर्यंत (विशेषतः जुनाट रोगांमध्ये) रुग्ण संपूर्णपणे बरा होईल की नाही, याबाबत शंका असते. याचा अर्थ दोन रुग्णांना एकसारखी आजाराची लक्षणे असली तरीही दोघांचे औषध वेगवेगळे असू शकते. उदाहरणार्थ, एखाद्याला पोटदुखी असेल आणि लक्षणे अशी आहेत – पोटात जळजळ, गरम शेकल्याने आराम, खराब अन्न खाल्ल्याने, मांसाहार आणि मद्यपान केल्याने, तंबाखू खाल्ल्याने पचनक्रियेत अडथळा येणे, वेदनेसोबत

अस्वस्थता, कमी प्रमाणात तहान लागणे आणि तीव्रतेने थंडी वाजणे. अशा वेळी त्याला **अर्सेनिक अल्बम** हे औषध द्यायला हवे. या सर्व लक्षणांव्यतिरिक्त रुग्णाला थंड पाणी प्यायची इच्छा नसेल, तर **आर्सेनिकम अल्बम** हे औषध निश्चितपणे योग्य आहे.

प्रथमोपचार : काहीही नाही

विशेष सूचना : सर्व औषधे २०० शक्ती आणि एकल मात्रा (single dose) मध्ये घ्यावीत. परिणाम दिसून आला, तर १५ दिवसांनी तोच डोस घ्या किंवा डॉक्टरांशी संपर्क साधा.

औषधे

खालील अन्नपदार्थांबाबत घृणा असेल तर खालील औषधे घ्या.

- बटाटा – **ॲल्युमिना**
- चीज – **आर्जेन्टम नायट्रिकम**
- मासे, मीठ, साखर – **ग्रॅफाइटिस**
- बिअर – **नक्स वॉमिका**
- आइस्क्रीम – **रेडियम ब्रोमॅटम**
- दूध, मध – **नॅट्रम कार्बोनिकम**
- गरम दूध, कांदा, संत्री, मसाले, पेस्ट्री – **फॉस्फोरस**
- सफरचंद – **ॲंटिमोनियम टारटॅरिकम**
- अंडी – **फेरम मेटॅलिकम**
- लोणचं – **एबिस नायग्रा**
- कॉफी – **सोराइनम**
- केळं आणि आलूबुखार – **बरायटा कार्बोनिका**
- फळं – **बरायटा कार्बोनिका**
- सूप – **ऱ्हस टॉक्सिकोडेन्ड्रॉन**
- कॉलीफ्लॉवर, ब्रँडी – **कार्बो वेजिटॅबिलिस**

- ब्रेड, लोणी आणि गरम अन्न - **नेट्रम म्युरिएटिकम**
- थंड आणि बर्फाळ पेय - **आर्सेनिकम अल्बम**
- थंड पाणी, लसूण, कांदा, वाइन - **सबाडिला**
- भाज्या - **मॅग्नेशियम कार्बोनिकम**

विचित्र वर्तनाविषयी जाणून घ्या

AWKWARD BEHAVIOR (MIND)

जीवन म्हणजे काय? जीवन तीन घटकांच्या अस्तित्वाने ओळखले जाते. मन, शरीर आणि प्राणशक्ती. या तीन घटकांशिवाय शरीराची एकरूपता स्पष्ट केली जाऊ शकत नाही. कोणत्याही दोन व्यक्ती एकसारख्या नसतात. प्रत्येकाचं शरीर, मन आणि ऊर्जा वेगळी असते. प्रत्येक व्यक्तीचे एक विशिष्ट व्यक्तिमत्त्व असते. तसेच त्याची मनोशारीरिक रचनादेखील विशेष असते. हे सर्व त्याच्या आनुवंशिक प्रवृत्ती, सामाजिक राहणीमान, जीवनशैली, त्याला जडलेले आजार यांवर ठरवले जाते. अशा तऱ्हेचे विचित्र वर्तन लहान मुलांमध्ये सहजपणे ओळखले जाऊ शकतेच, पण प्रौढांमध्येदेखील दिसून येते. अशा वर्तणुकीचा आजारांशी निश्चितपणे संबंध असतो. एखाद्या रुग्णाचा आजार जाणून घेताना त्या व्यक्तीच्या विशेष सवयी, वर्तन, आवडनिवड इत्यादी सर्व बाबी होमिओपॅथी समजून घेते.

तुम्ही निवडलेले औषध जर उजव्या बाजूच्या समस्यांसाठी असेल आणि इतर लक्षणे **लायकोपोडियम** सोबत मिळतीजुळती असतील तर रुग्णाच्या वर्तनावरून लक्षात घ्या. खुर्चीवर बसल्यावर जर रुग्ण वारंवार पाय हलवत असेल तर निश्चितच लायकोपोडियम त्याच्यासाठी योग्य आहे. दुसऱ्या बाजूला दुसऱ्या एखाद्या रुग्णाचीदेखील सर्व लक्षणे पहिल्या रुग्णासोबत मिळतीजुळती आहेत आणि तोदेखील खुर्चीवर बसून पाय हलवत असेल तर त्याचे औषधदेखील लायकोपोडियमच असू शकते, परंतु त्याच्या इतर सवयी, वर्तन आणि मुख्य म्हणजे ज्या समस्येवरील उपायासाठी तो तुमच्याकडे आला आहे त्याची विस्तृत माहिती घ्या. खालील वर्णन तुम्हाला औषध निवडीमध्ये सहयोगी ठरेल.

प्रथमोपचार : काहीही नाही

विशेष टीप :- सर्व औषधे २०० शक्तीच्या एकल मात्रेत (single dose) घ्यावी. परिणाम सकारात्मक दिसले, तर १५ दिवसांनंतर पुन्हा एक डोस घ्या अथवा डॉक्टरांशी संपर्क साधा.

औषधे

- खुर्चीवर बसून पाय हलवणे – **लायकोपोडियम क्लॅवेटम**
- गोंधळलेला, वारंवार औषध घेण्याची पद्धत विचारणे – **लॅकेसिस म्यूटस**
- जास्त वेळ उभे राहता न येणे, खुर्ची शोधणे – **सल्फर**
- लघवी करताना पाय लांब ठेवणे – **चिमाफिला अँबॅलाटा**
- टेबलवर ठेवलेल्या वस्तूंना हात लावणे, स्वतःच्या बोटांसोबत खेळणे – **काली म्युरियाटिकम**
- खुर्चीवर आडवे पडणे, डोके आणि पाठ खुर्चीला टेकवण्याची इच्छा – **मॅग्नेशियम फॉस्फोरिकम**
- चालण्याऐवजी धावणे – **नॅट्रम म्युरियाटिकम**
- डोक्याखाली दोन उशा ठेवणे – **नॅट्रम म्युरियाटिकम**
- नेहमी घाईत असणे – **नॅट्रम फॉस्फोरिकम**
- खूप धार्मिक – **नॅट्रम सल्फ्यूरिकम**
- खूप संकोची (लाजाळू) – **सिलिशिया टेरा**
- वारंवार जीभ बाहेर काढणे – **लॅकेसिस म्यूटस**
- एका विषयावरून लगेच दुसऱ्या विषयावर जाणे – **लॅकेसिस म्यूटस**
- नेहमी म्हणतो की 'त्याला कोणतीही समस्या नाही' – **अर्निका मोंटाना**
- कुटुंबीयांपासून लांब राहणे – **सेपिया ऑफिसिनॅलिस**
- चालताना डगमगणे – **अगॅरिकस मस्कॅरियस**
- हातातून वस्तू खाली पडणे – **एपिस मेल**
- स्पर्श केल्यास चिडचिड – **टॅरेन्ट्यूला हिस्पॅनिका**
- परिचित रस्ते विसरणे – **ग्लोनॉइनम**
- वारंवार डोळे मिचकावणे – **बॅलाडोना**
- डोक्यावर किंवा पोटावर हात ठेवून झोपणे – **पल्सेटिला नायग्रिकन्स**

- स्वतःचे केस ओढणे - **बॅलाडोना**
- प्रश्न विचारल्यावर चिडचिड - **नक्स वॉमिका**
- डॉक्टरला 'मी आजारी नाहीये' असे सांगून परत पाठवणे - **अर्निका मोंटाना**

कंबरदुखी/पाठदुखीविषयी जाणून घ्या

BACKACHE

कंबरदुखीला कटिवात (Lumbago) असेही म्हणतात. नावावरून सूचित होते, की कंबरदुखी ही पाठीच्या खालच्या भागाची समस्या आहे. बहुतांश वेळा रुग्ण पाठीवरील वेदनेचे निश्चित स्थान सांगू शकत नाही. तरीदेखील त्याला वेदनेची जाणीव मात्र होत आहे. तुम्ही जेव्हा वजन उचलता, तुमची आहार व पचनशक्ती सांभाळता, संभोगाचा अतिरेक किंवा तुम्ही ताणतणाव आणि चिंता दूर करण्यासाठी काही इतर मार्ग अवलंबता, अशा वेळी पाठदुखी तुमच्या कामात अडथळा बनते. सामान्यतः कंबरदुखी ही समृद्ध तसेच मध्यमवर्गीय दोन्ही वर्गांमध्ये आढळते आणि प्रत्येक जण याचा अनुभव घेतो. महिलांमध्ये याचे कारण अनियमित मासिक पाळी, तसेच फरशी पुसताना शरीराची होणारी चुकीची स्थिती हे असू शकते. कंबरदुखीची अनेक कारणे असल्याने त्यासाठीची औषधेही वेगवेगळी आहेत.

प्रथमोपचार

- तुम्ही जर संगणकासमोर बसलेले असाल, तर तुमच्या गुडघ्याचा कोन ९० अंश असावा आणि पाठ (कमरेचा भाग) खुर्चीच्या मागील भागाच्या आधारे टेकलेला असावा.
- तुम्ही कारने लांबचा प्रवास करत असाल, तर तुमच्या कमरेला आधार मिळण्याकडे लक्ष द्या.
- तुमचे पोटाचे आणि पचनसंस्थेचे स्नायू मजबूत असतील, तर तुम्हाला कंबरदुखीची समस्या जास्त जाणवणार नाही. पोटाचे स्नायू मजबूत करण्यासाठी रोज थोडा तरी व्यायाम करायला हवा.
- तुम्हाला जर खूप वेळ आरामाची सवय असेल, तर प्रथमोपचारासाठी योगासनांचा अभ्यास करा.
- वेदना कमी होण्यासाठी मोहरीच्या तेलाने पाठीचा कण्याच्या (स्पाइनच्या) दोन्ही बाजूला हलक्या हाताने मसाज करा.

- तुम्हाला अचानक तीव्र वेदना होऊन बधिरपणा जाणवला आणि पाठीत काहीच संवेदना जाणवत नसतील तर त्वरित डॉक्टरांशी संपर्क साधा.

औषधे

- अचानक थंडी आणि कोरड्या हवामानामुळे होणारी कंबरदुखी - **एकोनाइटम नॅपेलस** ३० दिवसातून ४ वेळा, ३ दिवस घ्या.
- थंडीचा संपर्क, अतिश्रमामुळे सुरुवातीला वेदनांमध्ये वाढ परंतु सतत क्रियाशील राहिल्यास वेदना कमी होणे आणि आराम केल्यामुळे वाढणे - ऱ्हस **टॉक्सीकोडेन्ड्रॉन** २००, दिवसातून २ वेळा, ३ दिवस घ्या.
- आखडणे, थंडी आणि सक्रियतेमुळे वेदनेत वाढ आणि स्थिर अवस्थेत वेदना कमी होणे - **ब्रायोनिया एल्बा** २००, दिवसातून २ वेळा, ३ दिवस घ्या.
- दुखापत - **अर्निका मोंटाना** २००, दिवसातून २ वेळा, ३ दिवस घ्या.
- नसांवर दुखापत होणे - **हायपेरिकम पर्फोरेटम** ३०, दिवसातून ३ वेळा, ३ दिवस घ्या.
- टोचल्यासारख्या वेदना, अशक्तपणा आणि घाम येणे, पहाटे ३ ते ४ दरम्यान वेदनांमध्ये वाढ - **काली कार्बोनिकम** २००, फक्त एक डोस घेऊन ३ दिवस प्रतीक्षा करा.
- अतिशय स्थूल व्यक्तींमध्ये कंबरदुखी, अंघोळीनंतर आणि थंडीमुळे वेदनांमध्ये वाढ - **कल्केरिया कार्बोनिका** २००, दिवसातून २ वेळा, ३ दिवस घ्या.
- कंबरदुखी विश्रांती आणि झोपेने आराम, थंड आणि मोकळ्या हवेमध्ये राहण्याची इच्छा - **पल्सेटिला नायग्रीकन्स** २००, दिवसातून २ वेळा, ३ दिवस घ्या.
- कंबरदुखीमध्ये ढेकर दिल्याने आराम, थंडी जाणवणे - **सेपिया ऑफिसिनॅलिस** ३०, दिवसातून ४ वेळा, ३ दिवस घ्या.
- अतिशय थंडी जाणवणे, बद्धकोष्ठता, थंड हवेमुळे वेदनांमध्ये वाढ, मलविसर्जनाची भावना, कूस बदलण्यासाठी उठून बसावे लागणे - **नक्स वॉमिका** २००, दिवसातून २ वेळा, ३ दिवस घ्या.
- बद्धकोष्ठता आणि मूळव्याधीमुळे कंबरदुखी, केवळ उभे राहिल्यावर आराम

वाटणे - **एस्क्युलस हिप्पोकॅस्टॅनम** २००, दिवसातून २ वेळा, ३ दिवस घ्या.

- खूप वेळ वाकून राहिल्यामुळे आणि थंड हवेमुळे वेदनांमध्ये वाढ - **डल्कामारा** २००, दिवसातून २ वेळा, ३ दिवस घ्या.

- कंबरदुखी आणि कॉक्सीक्समध्ये (माकडहाडामध्ये) वेदना, सरळ चालता न येणे, थंड आणि दमट हवेमुळे आराम पण रात्री वेदनांमध्ये वाढ, पायाच्या तळव्यांत जळजळ - **सल्फर** २००, सकाळी एक डोस, ३ दिवस घ्या.

- वेदना पाठीत, मानेत, कंबरेत, मागच्या भागात, मांडींपर्यंत जाणे. आखडणे आणि आकुंचन, पाठीचा कणा संवेदनशील, खांद्यांच्या हाडांमध्ये आणि विशेषतः उजव्या खांद्यात वेदना - **सिमिसिफ्यूगा रेसेमोसा** २००, दिवसातून २ वेळा, ३ दिवस घ्या.

- बसल्यावर वेदनांमध्ये वाढ, चालण्या-फिरण्याने आराम. पाय तसेच पायाच्या अंगठ्याला खाज व गोठल्यासारखे वाटणे - **चेलिडोनियम मेजस** २००, दिवसातून २ वेळा, ३ दिवस घ्या.

- कंबरेच्या काही भागात वेदना ज्या मांडीच्या वरच्या भागात-नितंबांमध्ये स्थिर होतात. रुग्ण लंगडू लागतो, नंतर वेदना इतक्या तीव्र होतात की चालणे तर दूरच, उभे राहणेही शक्य होत नाही, दाबल्यास वेदनांमध्ये आराम - **कोलोसिंथिस** २००, दिवसातून दोन वेळा, तीन दिवस घ्या.

- साधारणपणे वादळी हवामानात वेदनांमध्ये वाढ - **रोडोडेन्ड्रॉन क्रिसॅन्थम** २००, दिवसातून दोन वेळा, तीन दिवस घ्या.

- संभोगानंतर आणि सकाळी उठण्यापूर्वी कंबरदुखीमध्ये तीव्र वाढ - **स्टॅफिसॅग्रिया** २००, दिवसातून दोन वेळा, तीन दिवस घ्या.

- कंबरेच्या/पाठीच्या वरच्या भागात तीव्र वेदना होऊन नंतर खालच्या भागात उतरणे - **कॅलमिया लॅटिफोलिया** २००, दिवसातून दोन वेळा, तीन दिवस घ्या.

श्वासाच्या दुर्गंधीविषयी जाणून घ्या

BAD OR OFFENSIVE BREATH (HALITOSIS)

सातत्याने श्वासातून दुर्गंध येत असेल, तर त्यामागे तोंडाच्या स्वच्छतेचा अभाव हे कारण असते. श्वासाची दुर्गंधी असेल, तर कोणीही आपल्याजवळ उभं

राहायला तयार होत नाही. पचनक्रियेतील अनियमितता, दात/हिरड्यांची कीड (पायोरिया), हिरड्यांतून रक्तस्राव, लसूण, कांदा यांसारखे उग्र वास असलेले पदार्थ खाणे, धूम्रपान, तंबाखू सेवन किंवा निकृष्ट दर्जाची दारू पिणे ही श्वासाच्या दुर्गंधीची कारणे आहेत.

प्रथमोपचार

- दातांत कीड, तोंडात व्रण (छाले) किंवा हिरड्यांतून रक्त येणे यांसारख्या समस्या असतील तर डॉक्टरांच्या सल्ल्याने योग्य उपचार घ्यावा.
- मांसाहार टाळा आणि पचायला जड असणाऱ्या अन्नपदार्थांच्या सेवनानंतर टूथ पिकने तोंड स्वच्छ करा. प्रत्येक जेवणानंतर ब्रश करा. खाल्ल्यानंतर बडीशेप, छोटी विलायची, लवंग चावून खा किंवा लोकांसमवेत असताना यांपैकी एक तोंडात ठेवा.
- हिरव्या पालेभाज्यांचा समावेश आहारात अधिक असावा. यांमध्ये असलेल्या क्लोरोफिलमुळे श्वासाची दुर्गंधी कमी होते.
- वरील उपायांची अंमलबजावणी करूनदेखील दुर्गंध कमी होत नसेल तर डॉक्टरांचा सल्ला घ्या.

※ वरील उपाय करूनही श्वासाची दुर्गंधी कायम राहिली, तर डॉक्टरांचा सल्ला अवश्य घ्या.

औषधे

- तोंडातून दुर्गंधीसोबत अतिरिक्त लाळ, तोंडाच्या कोपऱ्यांना चिरा, टाळूवर जखम जाणवणे - **ऑरम ट्रीफायलम** ३०, दिवसातून ३ वेळा, सात दिवस घ्या.
- हिरड्यांना सूज, श्वासाची दुर्गंधी, जीभ आणि तोंड ओलसर असूनही खूप तहान लागणे - **मर्क्युरियस सॉल्युबिलिस** ३०, दिवसातून ३ वेळा, सात दिवस घ्या. तिसरा डोस सूर्यास्तापूर्वी घ्यावा.
- दात किडल्यामुळे दुर्गंधी, हिरड्या गडद लाल, रक्तस्राव, दुर्गंधीयुक्त लाळ - **बॅप्टिशिया टिंक्टोरिया**, दिवसातून दोन वेळा, सात दिवस घ्या.
- श्वासाची दुर्गंधी, दात किडणे आणि वेदना, हिरड्यांमध्ये व्रण (छाले), रक्तस्राव - **क्रिओसोटम**, दिवसातून तीन वेळा, सात दिवस घ्या.

- थंड पाण्याने हिरड्या संवेदनशील, तोंडातून दुर्गंध, हिरड्यांवर फोड, दातांची झीज आणि पायोरिया (हिरड्यांमध्ये पू होण्याचा आजार) - **सिलिशिया टेरा**, दिवसातून दोन वेळा, पाच दिवस घ्या.
- पायोरिया, तोंडातून दुर्गंध, हिरड्यांना सूज, हिरड्या मऊ आणि वांगी रंगाच्या होणे, गडद निळा रंग, लाळ येणे, तोंडाला खारट किंवा कडवट चव - **मर्क्युरियस कोरोसिवस**, दिवसातून तीन वेळा, सात दिवस घ्या.
- दात काळे पडणे, कमकुवत होऊन पडणे, लाळ येणे, हिरड्यांतून सहज रक्त येणे, तोंडातून दुर्गंध - **स्टॅफिसॅग्रिया**, दिवसातून तीन वेळा, सात दिवस घ्या

पोट फुगण्याविषयी जाणून घ्या

BLOATING OF STOMACH

दैनंदिन जीवनातील एक सर्वसाधारण समस्या म्हणजे जेवणानंतर पोट फुगणे किंवा पोट वाढणे किंवा पोटावर सूज. हे एकतर पोटात अतिरिक्त वात (गॅस) किंवा अतिरिक्त द्राव साठल्यामुळे (fluid retention) होते. आपल्या खाण्यापिण्याच्या सवयीतील बदलच या समस्येसाठी जबाबदार आहे. वयोवृद्धांमध्ये ही एक सर्वसामान्य बाब आहे, कारण ते त्यांच्या क्षमतेपेक्षा जास्त अन्नसेवन करतात. तसेच वाढत्या वयासोबत जेवणाचे प्रमाण कमीदेखील करत नाहीत. जंक फूड, फास्ट फूड, तेलकट, तिखट-मसालेदार अन्नाचे सेवन आणि पाण्याऐवजी शीत पेय (कोल्ड्रिंक्स) पिणे यामुळे बऱ्याच अंशी तरुणदेखील याच समस्येने ग्रासले आहेत. व्यावसायिक, अधिकारी आणि नोकरदार वर्गातील लोक नेहमी कार्यमग्न आणि घाईगडबडीत असल्याने बरेचदा अन्न नीट चावून खात नाहीत.

पोट फुगण्याची समस्या स्त्रियांमध्ये मासिक पाळीचे वेळीदेखील आढळून येते. कधी कधी बदलत्या हॉर्मोन्समुळे पोटात द्राव जमा होतो आणि पोट फुगते. विविध खाद्यपदार्थांप्रति संवेदनशीलता, विशेषतः दूध, आतड्यांच्या आंतरिक भागावर जखम तसेच किटाणू हीदेखील पोट फुगण्याची काही करणे आहेत.

प्रथमोपचार

- अन्न गिळण्यापूर्वी व्यवस्थित चावून खा. अन्न कधीही घाईत खाऊ नका. जेवणासाठी पुरेसा वेळ द्या आणि आरामात जेवण करा. जेवताना शक्यतो टीव्ही बघणे टाळा.
- आहारात अतिरिक्त मीठ, मांसाहार, तेलकट, डबाबंद पदार्थ किंवा फ्रिजमध्ये

साठवणूक केलेल्या भाज्या, सॉस (चटण्या) आणि लोणची टाळा.

- एकाच वेळी जास्त खाण्यापेक्षा थोडे थोडे अन्न वरचेवर खा.
- शक्यतो जेवताना पाणी पिणे टाळा. जेवणाच्या अर्धा तास आधी आणि नंतर पाणी प्या.
- अतिरिक्त कार्बोनेटेड शीत पेय आणि आईस्क्रीम खाणे टाळा.
- बटाट्यासारखे स्टार्चयुक्त अन्न टाळा.
- आठवड्यातून एकदा उपवास करा.
- तुम्हाला दूध पिण्याने गॅस होत असेल तर दूध पिणे टाळा.
- अतिरिक्त चहा, कॉफीचे सेवन टाळा.
- धूम्रपान, तंबाखू यांपासून स्वतःला दूर ठेवा.
- जास्त प्रमाणात पोट फुगत असेल तर आले, लवंग, विलायची आणि काळी मिरी एकत्र पाण्यात टाकून काढा करून प्या.

औषधे

- पोट फुगून त्यात दगड ठेवल्याप्रमाणे जडपणा जाणवणे – **नक्स वॉमिका** २००, आठवड्यातून एक डोस, ३ आठवडे घ्या.
- जेवणानंतर कपडे सैल करण्याची इच्छा – **पल्सेटिला नायग्रीकन्स** २००, आठवड्यातून एक डोस, २ आठवडे घ्या.
- पोटातील वायू वरच्या बाजूला सरकण्याची प्रवृत्ती, छातीत त्रास – **कार्बो व्हेजिटॅबिलिस** २००, आठवड्यातून एक डोस, ३ आठवडे घ्या.
- पोटातील वायू खाली उतरण्याची प्रवृत्ती – लायकोपोडियम क्लॅवेटम ३०, दिवसातून ३ वेळा, २ दिवस घ्या. दिवसातील शेवटचा डोस संध्याकाळी ७ वाजण्यापूर्वी घ्या. १० दिवसानंतर लायकोपोडियम क्लॅवेटम २००चा एक डोस घ्या.
- वायू पोटात साठून वर किंवा खाली जाऊ न शकल्याने त्रास – चायना ऑफिसिनॅलिस ३०, दिवसातून ३ वेळा, २ दिवस घ्या. १० दिवसानंतर चायना ऑफिसिनॅलिस २००चा एक डोस घ्या.

भाजण्याविषयी जाणून घ्या

BURNS

सर्वसाधारणपणे गरमीच्या संपर्कात येण्याने, विद्युत तार किंवा एखाद्या रसायनाच्या संपर्कात येण्याने त्वचा भाजण्याची समस्या उद्भवते. बहुतेक वेळा स्वयंपाकघरात किंवा दिवाळीचे दिवशी फटाक्यांमुळे त्वचा भाजल्याचे दिसून येते. घरच्या घरी त्वरित प्रथमोपचार केले गेले तर दाहाची तीव्रता कमी केली जाऊ शकते आणि इस्पितळात गेल्यावर डॉक्टरांना उपचार करणे सोपे जाते. भाजल्याचे व्रण जास्त खोल नसतील तर होमिओपॅथीच्या मदतीने अथवा खालील उपायांचा अवलंब करून त्वचा बरी होऊ शकते.

प्रथमोपचार

- भाजलेल्या घावांकडे त्वरित लक्ष देण्याची आवश्यकता असते. भाजलेले घाव जर विजेचे शॉर्टसर्किट किंवा रसायनामुळे झाले असतील तर ते खोलवर असण्याची शक्यता असते. अशा स्थितीत रुग्णाला त्वरित डॉक्टरांकडे घेऊन जायला हवे.
- एखाद्या व्यक्तीच्या कपड्याने आग पकडली तर त्याला जमिनीवर आडवे करा. कारण आगीचे लोळ नेहमी वरच्या बाजूला जातात. आता त्या व्यक्तीवर घोंगडी, टेबल क्लॉथ, चादर किंवा कोट जे काही जवळपास उपलब्ध असेल ते आगीवर टाकून दाबून गुंडाळा. जेणेकरून आगीचे लोळ विझून जातील. असे करण्यामुळे आगीपासून होणाऱ्या दुष्परिणामांपासून बचाव केला जाऊ शकतो.
- आगीमुळे शरीराचा एखादा भाग भाजला असेल तर तो भाग पाच ते दहा मिनिटापर्यंत वाहत्या थंड पाण्याखाली धरा.
- भाजलेल्या भागावर जर एखादा दागिना, अंगठी किंवा कपडे असतील तर ते त्वरित बाजूला करा.
- भाजलेल्या भागावर फोड आले तर ते फोडू नका.
- भाजलेला भाग जर ७ सेंटीमीटरपेक्षा जास्त असेल, त्वचेच्या वरील भागावरून खोल असेल, चेहरा, तोंड, डोळ्यांच्या आजूबाजूला किंवा गळ्यावर भाजले असेल तर मात्र रुग्णाला त्वरित डॉक्टरांकडे घेऊन जा.

औषधे

- फक्त बाह्य त्वचा भाजलेली असून फोड नाहीत तर त्यावर - **अर्टिका लेप** (ointment) लावा आणि कॅन्थेरिस दिवसातून ३ वेळा, ५ दिवस घ्या.
- भाजल्यावर फोड आलेले असतील तर - **कॅन्थेरिस वेसिकेटोरिया,** दिवसातून ३ वेळा, ५ दिवस घ्या.
- भाजल्यामुळे जखम झाली असेल तर - **कॅलेंडुला लेप** लावा आणि **कॅन्थेरिस** दिवसातून ३ वेळा, ५ दिवस घ्या.
- भाजल्यामुळे रुग्णाला जर धक्का बसला असेल किंवा खूप भीती वाटत असेल तर - **एकोनाइटम नॅपेलस** दोन डोस, १५-१५ मिनिटांच्या अंतराने रुग्णाला द्या. त्याच दिवशी **कॅन्थेरिस वेसिकॅटोरियाचे** दोन डोस द्या. नंतर **कॅन्थेरिस वेसिकॅटोरिया** दिवसातून ३ वेळा, ६ दिवस घेत राहा.
- भाजलेली जखम खोल असेल आणि भाजल्यामुळे त्वचेला बऱ्यापैकी इजा झाली असेल तर - **काली बायक्रोमिकम** दिवसातून ४ वेळा, १ दिवस द्या आणि रुग्णाला डॉक्टरांकडे घेऊन जा.

भाजलेल्या व्रणाची काळजी घेण्याच्या हेतूने मार्गदर्शन

काही लोकांचे असे मानणे आहे की भाजलेल्या घावांवर बर्फ ठेवायला हवा किंवा तूप अथवा लोणी लावल्याने घाव लवकर बरे होतात. काही विशेषज्ञ या उपायांकडे वेगळ्या दृष्टीने बघतात. त्यांच्या मतानुसार तूप किंवा लोणी घावाची आग त्वचेतच थांबवतात आणि बर्फ लावल्याने मांसतंतूंना (टिश्यूज) अधिक नुकसान पोहोचू शकते. सर्वांत योग्य आहे की घावावर चिकटलेले कपडा इत्यादी बाजूला करा आणि जखम काही मिनिटे वाहत्या थंड पाण्याखाली धरा. २० ते ३० मिनिटे जखम पाण्यामध्ये भिजल्याने वेदना कमी व्हायला मदत होते.

फोडांविषयी जाणून घ्या

BOILS

फोड त्वचेच्या वर उठून आलेले दाणे असतात. जे वेदनादायक गडद लाल रंगाचे, संवेदनशील असतात आणि अंतिमतः पुयुक्त बनतात. याचे कारण रक्तदोष, सूक्ष्मजीवाणूंचे (bacteria) संक्रमण (infection), अपाच्य अन्नसेवन किंवा अतिरिक्त बेचैनी हे असू शकते. वारंवार जर फोड होत असतील तर रोगप्रतिकारक क्षमता

(immunity power) कमी होणे, हे कारण असू शकते. फोड हे त्वचेवरील छिद्रांच्या आजूबाजूलाच होतात. फोड बहुतांश वेळा चेहरा, गळा, काख आणि जांघेच्या मधील भागात होतात. फोड त्वचेवर दिसतात आणि जर ते त्वचेच्या आत असतील तर सुजेच्या रूपात वर दिसतात. त्याला गळू असे म्हणतात. गळू आणि फोड यांना तोंड असते, ज्यामध्ये पू (pus) भरलेला असतो आणि पू निघून गेल्यानंतर हे दबून जातात.

प्रथमोपचार

- वर्षातून एकदा त्वचेवर फोड येणे किंवा ऋतूबदलामुळे फोड येणे ही शरीर संरचनेतील रोगप्रतिकारक क्षमता वाढवण्याची प्रक्रिया आहे. ही गोष्ट फार गंभीरपणे घेण्याची आणि त्यामुळे काळजी करण्याची फारशी गरज नाही. ही सहज प्रक्रिया आहे.
- तुम्हाला जेव्हा फोडांमध्ये पू साठताना दिसेल, तेव्हा त्यावर तेलात (बहुतांश वेळा मोहरीच्या तेलात) भिजवलेले कपडे (poultice) बांधा. हा लेप गरम असायला हवा. हा काही वेळानंतर पुन्हा लावा. जोपर्यंत फोडातून पू पूर्ण बाहेर निघून जात नाही, तोपर्यंत लेप लावा. हा लेप मोहरीचे तेल, गरम कांदा किंवा हळदीचाही असू शकतो.
- तुम्ही स्वतःहून फोड फोडण्यासाठी तो दाबू नका, त्यामुळे संसर्ग पसरू शकतो.
- रोज सकाळी एक लसूण पाकळी खा.

औषधे

- लालसर रंगाचे आणि वेदनादायक फोड असतील तर प्रथम – **बॅलाडोना** हे औषध दिवसातून तीन वेळा, चार दिवसांपर्यंत घ्या.
- फोडात जेव्हा पू तयार होऊ लागेल – **हेपार सल्फर**, दिवसातून तीन वेळा, एक दिवस घ्या, त्यामुळे पू लवकर तयार होईल. **हेपार सल्फर** २००चा एक डोस घेतला, तर पू तयार होणे थांबेल.
- फोड बरा होत नसेल आणि त्यात पू तयार होत असेल आणि तरीही फोड पक्व होत नसेल तर – **सिलिशिया टेरा**, दिवसातून तीन वेळा, दोन दिवस घ्या.
- गडद लाल रंगाचा फोड, त्वचा गरम, चमकदार तसेच दाहयुक्त आणि त्यासोबत ज्वर असेल तर – **एकोनाइटम नॅपेलस**, दिवसातून तीन वेळा, तीन

दिवस घ्या.

- अनेक छोटे-छोटे फोड (घामोळ्या) पूर्ण शरीरावर पसरले असतील तर - **अर्निका मोन्टाना** २००चा रोज एक डोस, तीन दिवस घ्या.
- एखादा मोठा फोड बऱ्याच काळापासून आलेला असेल आणि त्यात पू भरलेला असेल तर तो पू शोषून घेण्यासाठी - **मर्क्युरीयस सोलुबिलिस** २००चा एक डोस, प्रत्येक तिसऱ्या दिवशी सकाळी असे एकूण तीन दिवस घ्या. तसेच गन पावडर ३X, दिवसातून तीन वेळा बारा दिवस घ्या.

सर्व्हाइकल स्पॉन्डिलोसिस - गळ्याच्या स्नायूंना आणि संबंधित ऊतींना होणार संधिवात मानेच्या स्नायू तसेच सांध्यांमधील वेदना

मानेचे स्नायू तसेच संबंधित ऊतके आणि सांध्यांची सूज व वेदनेविषयी जाणून घ्या

CERVICAL SPONDYLOSIS

मानेत वेदना तसेच आखडणे ही लोकांची सर्वसाधारण समस्या आहे. या स्थितीत मानेच्या आजूबाजूच्या स्नायूंमध्ये वेदना होऊन सकाळी मानेचे स्नायू आखडतात.

सर्व्हाइकल स्पोंडीलोसिस एक अशी स्थिती आहे, ज्यामध्ये इंटरव्हर्टिब्रल डिस्क म्हणजे दोन व्हर्टिब्रामध्ये जे गोल चक्र असते ते क्षतिग्रस्त (Damage) होते. बहुतांश वेळा मानेतील वेदना सर्व्हाइकल स्पोंडीलोसिसमुळेच होतात. पण यामागे केवळ एकच कारण नसते. जसे- गतिशील जीवन, यांत्रिक दिनचर्या, व्यायाम न करणे, बसण्याची किंवा झोपण्याची चुकीची पद्धत, दुखापत किंवा घाव यांमुळे चिंतीत होणे, थंड हवेचा संपर्क, खूप जाड किंवा खूप नरम, खूप जाड उशी किंवा खूप नरम गादीवर झोपणे, पर्याप्त पोषण, पेटके, थकवा, तणाव, भीती, बेचैनी, निराशा, उदासीनता इत्यादी अनेक कारणे असू शकतात.

मानेमध्ये झालेल्या दुखापतीमुळेदेखील मानेत वेदना होऊ शकतात. सर्व्हाइकल स्पोंडीलोसिस अशी स्थिती आहे, ज्यामध्ये दोन व्हर्टीकलच्यामधील डिस्कचा क्षय (Degenearation) होतो. व्हर्टिब्रा किंवा दोन व्हर्टिब्रांमधील गोल चक्र क्षतिग्रस्त होते. त्या वेळी बाहेरील बाजूने काही व्हर्टिब्रांमध्ये हाडे वाढतात, त्याला ओस्टिओ फायटर्स म्हणतात. यामुळे न्युरल कॅनलच्या बाहेरील थरावर अस्थिरता निर्माण होते, ज्यामुळे बाहेर आलेल्या शिरा क्षतिग्रस्त होत जातात आणि मानेत वेदना सुरू होतात.

मानेच्या समस्या ओळखण्याची पाच लक्षणे

- पहिले लक्षण : - मानेची अस्थिरता, ज्यामुळे लक्षात येऊ शकते की मानेत काहीतरी समस्या आहे.
- दुसरे लक्षण : - मान किंवा मानेशी संबंधित भागांमध्ये वेदना.
- तिसरे लक्षण : - मानेपासून मज्जारज्जूपर्यंत सतत आखडणे किंवा वेदना.
- चौथे लक्षण : - मानेच्या वेदना तीव्रतेने खांदे, हात आणि पाठीच्या वरील भागात पसरणे.
- पाचवे लक्षण : - मानेच्या वेदनांवर लक्ष दिले नाही तर वेदनांमध्ये वाढ.

प्रथमोपचार

- बसणे, उभे राहणे, लिहिणे, वाचणे किंवा संगणकासमोर काम करताना चुकीच्या आसनात बसू नये.
- मानसिक चिंता आणि तणावापासून बचाव करावा.
- खूप उंच उशीवर झोपू नये.
- स्नायूंच्या थकव्यापासून संरक्षण होईल असे पाहावे. खूप लांब अंतरापर्यंत कार किंवा स्कूटर चालवू नये.
- डोके किंवा मानेची एकच विशिष्ट स्थिती दीर्घ काळ ठेवू नये. उदाहरणार्थ, चित्रपट पाहताना अथवा कार चालवताना वेदना होऊ शकतात.
- वेदनेमध्ये पुरेसा आराम करावा. जोपर्यंत मानेतील वेदना कमी होत नाहीत, तोपर्यंत वेदना असणारा भाग पूर्णपणे स्थिर ठेवायला हवा. अतिरिक्त आराम ाची आवश्यकता नाही.
- झोपताना डोक्याखाली उशी घेऊ नये आणि कडक अंथरुणावर झोपावे.
- साधारणपणे मानेच्या वेदना दूर करण्यासाठी गरम शेक उपयुक्त आहे. यासाठी विजेचे गरम पॅड, गरम पाण्याची बाटली किंवा मुलायम कपड्यांमध्ये गुंडाळलेला गरम पॅक इत्यादीचा वापर करता येतो.
- मानेला नियमित व्यायामाची आवश्यकता आहे. मान पुढे-मागे, डावीकडे-उजवीकडे, गोल, घड्याळाच्या दिशेने तसेच घड्याळाच्या विपरीत

दिशेने फिरवावी. मानेत वेदना नसतील तेव्हा हे लाभदायक आहे. योगासनेदेखील मानेतील वेदनांसाठी उपयुक्त आहेत, मात्र ती एखाद्या विशेषज्ञांच्या मार्गदर्शनाखाली करायला हवीत.

- मोहरीच्या तेलाने मानेला हाताने मसाज केल्यानेदेखील वेदना कमी होतात.

औषधे

- खूप वेळ कार चालवणे तसेच सिनेमा बघण्यामुळे मान आखडणे, हालचाल केल्याने वेदना कमी होणे तर आराम केल्याने वाढणे- **ऱ्हस टॉक्सिकोडेन्ड्रॉन** ३०, दिवसातून चार वेळा, तीन दिवस घ्या.

- थंड वाऱ्याच्या संपर्कात येण्याने मान आखडणे आणि वेदना होणे. मानेच्या हालचालींमुळे वेदनांमध्ये वाढ, वेदनेसोबत तहान अधिक लागणे -**ब्रायोनिया अल्बा** ३०, दिवसातून चार वेळा, तीन दिवस घ्या.

- अतिरिक्त व्यायाम, पडणे, दुखापत होणे, अतिशय कडक अंथरूण, खूप जाड उशीवर डोके ठेवून झोपण्याने मानेत वेदना, हालचाल करताना वेदना जास्त होणे - **अर्निका मोंटाना** ३०, दिवसातून चार वेळा, तीन दिवस घ्या.

- थंड हवेमुळे अचानक मानेत वेदना होणे, रात्री तसेच हालचाल करण्याने वेदना वाढणे, बेचैनी आणि जास्त तहान लागणे -**एकोनाईटम नेपेलस** ३०, दिवसातून चार वेळा, दोन दिवस आणि एक दिवस तीन वेळा घ्या.

- वेदना फक्त मानेपर्यंत मर्यादित न राहता, बसल्यावर बोटे, मनगट, हात, पाठीच्या खालील भागापर्यंत जाणे. थंड हवेमुळे वेदना वाढणे - **काली बायक्रोमिकम** ३०, दिवसातून चार वेळा, तीन दिवस घ्या.

- स्पायनल रक्त वाहिन्या आणि सर्व्हायकल, शरीराच्या स्नायूंमध्ये वेदना होणे. महिला ज्यांना गर्भाशय आणि ओव्हरीशी संबंधित समस्या आहेत. विजेच्या झटक्यासारखी वेदना अचानक येणे, तीक्ष्ण वेदना, पेटके आणि त्यागाची भावना यांसोबतच असह्य वेदना होणे, मानेच्या चारही बाजूंना, डाव्या बाजूला वेदना होणे, वेदना रात्री, गतीने, थंडीमुळे तसेच मासिक पाळीच्यावेळी जास्त होणे - **सिमिसिफ्युगा रेसिमोसा** ३०, दिवसातून चार वेळा, तीन दिवस घ्या. मासिक पाळीच्या वेळी कोणतेही औषध घेऊ नका आणि होमिओपॅथी डॉक्टरांचा सल्ला घ्या.

- मानेच्या वेदना एका बाजूवरून दुसऱ्या बाजूकडे बदलत राहते. तसेच रुग्णाला चक्कर येते. अतिरिक्त वेदना बहुतांश वेळा उजव्या बाजूला होण्याने तो भाग असंवेदनशील होणे. वेदना खालील बाजूस सरकून तेजीने जागा बदलणे. हालचाल, श्रम तसेच मोकळी हवा, खाली बघणे आणि पुढे वाकण्याने वेदनांमध्ये वाढ - **कल्मिया लॅटिफोलिया** ३०, दिवसातून चार वेळा, तीन दिवस घ्या.

लहान मुलांचे विकार

CHILDREN DISORDERS

गादी ओली करणे/झोपेत लघवी करण्याविषयी जाणून घ्या

BED WETTING

गादी ओली करणे हा लहान मुलांमधील एक विकार आहे. मुले झोपेत लघवी करतात. पोटातील कृमींमुळे, अतिरिक्त प्रमाणात द्रव पदार्थ, चुकीचे अन्न आणि पेय सेवन करण्याने लघवी करताना जळजळ होते आणि हे अशक्तपणामुळे होते. याचे कारण शोधणे अवघड आहे आणि बहुतांश वेळा यावर अनुभवी उपचारांची आवश्यकता असते. या समस्येमागे शारीरिक किंवा मानसिक कारणदेखील असू शकते. ही समस्या काही प्रमाणात मूत्रपिंडांच्या दुर्बलतेमुळे होऊ शकते आणि काही प्रमाणात चिंता किंवा भीतीमुळेदेखील होऊ शकते. तीन ते साडेतीन वर्षापर्यंतची मुले झोपेत गादी ओली करतात. अशा वेळी त्यांना कुठलीही औषधे देऊ नयेत. या वयात मूत्रपिंडाचा आकार छोटा आणि क्षमता कमी असते. त्यामुळे मेंदूला लघवीची इच्छा झाल्याचा संदेश खूप हळुवारपणे मिळतो आणि मुले गाढ झोपेत असतात आणि लघवी होऊन जाते. चार वर्षे आणि त्यावरील वयाच्या मुलांमध्ये जर ही समस्या किंवा सवय चालू राहिली तर मात्र तपासणी आणि औषधांची आवश्यकता असते.

प्रथमोपचार

- सर्वप्रथम मुलांचा मनोवैज्ञानिक पद्धतीने इलाज करा. मुलांच्या या सवयीबद्दल नातेवाईक किंवा त्याचे मित्र यांच्यासमोर चर्चा करू नका.
- मुलांना या गोष्टीसाठी चांगले-वाईट बोलू नका किंवा रागवू नका. कारण ते मुद्दाम असे करत नाहीत. यामध्ये त्यांचा काहीच दोष नाही.
- मुलांचे आई-वडील त्यांच्यासमोर आपापसात भांडत तर नाहीत ना, या गोष्टीचा तपास करायला हवा.

- गादी ओली करण्यामुळे मुलांना कुठलीही शिक्षा देऊ नका.
- मुलांच्या खोलीत कॅलेंडर ठेवा आणि ज्या दिवशी मुलाने गादी ओली केली, त्या तारखेवर खूण करा. याने किती वेळा अंथरुण ओले केले हे तुम्हाला समजेल आणि मुलेदेखील जागृत होतील.
- झोपण्यापूर्वी मुलांना दूध पिऊ देऊ नका. दूध संध्याकाळी द्या, त्यात खारीक उकळून द्या.
- संध्याकाळी आठ नंतर शक्यतो पेय पदार्थ कमी द्या. विशेषतः गरम पाणी, कमीत कमी झोपण्याच्या दोन तास आधी द्या.

औषधे

- मूल जर सतत नाकात बोट घालत असेल, गुदद्वाराजवळ वारंवार खाज सुटत असेल, चेहऱ्यावर पांढरे चट्टे दिसत असतील, झोपेत दात वाजवत असेल तर लक्षात घ्या की त्याच्या पोटात कृमी असू शकतात. झोपेत गादी ओली करण्याचे एक कारण कृमीही असू शकते – **सिना** ३०, दिवसातून तीन वेळा, सहा दिवस द्या.
- झोपण्याच्या पहिल्याच तासात गादी ओली करणे – **कॉस्टिकम** २०० आठवड्यातून एकदा, तीन आठवडे द्या.
- झोपताक्षणीच लघवी होणे – **सेपिया ऑफिसिनॅलिस** २०० आठवड्यातून एकदा, तीन आठवडे द्या.
- शारीरिक किंवा मानसिक कारण– **इक्विसेटम हायमेल** ३० दिवसातून तीन वेळा, सात दिवस द्या.
- गादी ओली करणे आणि लघवी करताना जळजळ होण्याची तक्रार – **वरबसकम थेप्सस** ३० – दिवसातून तीन वेळा, सात दिवस द्या.
- मूल स्वप्नात लघवी करत आहे असे बघते आणि खरंच लघवी करते – **क्रिओसोटम** ३० – दिवसातून तीन वेळा, सात दिवस द्या.
- मूल माती, खडू, चुना खाते आणि गादीही ओली करते – **कॅल्केरिया कार्बोनिका** २०० आठवड्यातून एकदा, तीन आठवडे द्या.

टीप : एक आठवड्यानंतरही सुधारणा झाली नाही, तर होमिओपॅथिक डॉक्टरांकडून उपचार घेणे योग्य राहील. डॉक्टरांना तुम्ही आधी दिलेले औषध नक्की सांगा.

तोतरे बोलणे

STAMMERING

तोतरेपणाच्या लक्षणांसाठी खाली नमूद केलेल्या औषधांमधील एक डोस दिल्यानंतर उपचारासाठी डॉक्टरांचा सल्ला अवश्य घ्या.

तोतरेपणासाठी घरी हे प्रयोग करा -

मुलांच्या जिभेवर एक चिमूट सैंधव मीठ गाईच्या तुपात मिसळून पंधरा दिवसापर्यंत रोज ठेवा आणि परिणाम बघा. जीभ जर जाड असेल तर हा उपाय बऱ्याच अंशी लाभकारी ठरतो.

प्रथमोपचार : काहीही नाही

औषधे

- मुलाला बोलण्यासाठी खूप जोर लावावा लागतो - **स्ट्रॅमोनियम** २०० - आठवड्यातून एक वेळ, तीन आठवडे द्या.
- स्ट्रॅमोनियम काम करत नसेल तर -**हायोसायामस नायगर** २०० आठवड्यातून एक वेळ, तीन आठवडे द्या.
- विशेषतः तोतरेपणासाठी -**बोविस्टा लाइकोपरडॉन** २०० आठवड्यातून एक वेळ, तीन आठवडे द्या.
- उत्तेजना किंवा घाईमुळे तोतरेपणा - **कॉस्टिकम** २०० - आठवड्यातून एक वेळ, तीन आठवडे द्या.
- मुलाची जीभ जड असल्याने तोतरेपणा - **नॅट्रम कार्बोनिकम** ३० - दिवसातून तीन वेळा, दहा दिवस द्या.
- मूल काही विशिष्ट अक्षरे तोतरे बोलते (जसे द, ड, त, ढ, अ आणि झ) - **लॅकॅसिस** २०० आठवड्यातून एक वेळ, तीन आठवडे द्या.

भूक न लागणे

Anorexia / No Appetite

प्रथमोपचार : काहीही नाही

औषधे

- भूक लागते पण खाण्याची इच्छा होत नाही – **चायना ऑफिसिनॅलिस** २०० – आठवड्यातून एक वेळ, दोन आठवडे द्या.
- इच्छा नसतानाही भूक लागणे आणि खाल्ल्यानंतर उलटी होणे –**फेरम मेटॅलिकम** ३० – दिवसातून तीन वेळा, एक आठवडा द्या.
- भूक नाही, पण खूप मीठ खाण्याची आवड – **नॅट्रम म्यूरॅटिकम** २०० – आठवड्यातून एक वेळ, दोन आठवडे द्या.
- भूक न लागणे, मूल पोटाच्या उजव्या बाजूस वेदनेची तक्रार करते – **चेलिडोनियम मॅजस** २०० आठवड्यातून एक वेळ, दोन आठवडे द्या.

वांत्या/उलटी

Vomiting

टीप : खालील औषधांपैकी रुग्णाच्या लक्षणांच्या आधारे वमन झाल्यानंतर औषधाचा एक डोस देणे अधिक परिणामकारक ठरते.

प्रथमोपचार : काहीही नाही

औषधे

- उलटी होते पण जीभ स्वच्छ असते – **इपिकॅक** ३० दिवसातून तीन वेळा, दोन दिवस द्या.
- उलटी होते पण जिभेवर पांढरा थर असतो – **अँटिमोनियम क्रूडम** ३० दिवसातून तीन वेळा, दोन दिवस द्या.
- खाल्ल्यानंतर लगेच उलटी होणे – **एथूजा सायनेपियम** ३० दिवसातून तीन वेळा, दोन दिवस द्या.
- खाण्यानंतर उलटी होऊन खूप अशक्तपणा जाणवणे – **फेरम मेटॅलिकम** ३० दिवसातून तीन वेळा, दोन दिवस द्या.

- प्रवासात अस्वस्थता आणि उलटी होणे - **कोक्युलस इंडिका** ३० दिवसातून तीन वेळा, प्रवासाच्या दिवशी एक दिवस द्या.
- उलटीसोबत पोटदुखी - **नक्स वॉमिका** ३० दिवसातून तीन वेळा, दोन दिवस द्या.**बद्धकोष्ठता**

Constipation

प्रथमोपचार : काहीही नाही

औषधे

- आधी मल घट्ट येतो व नंतर सैल - **कल्केरिया कॅर्बोनिका** २०० सकाळी एक मात्रा द्या.
- कमी प्रमाणात मल - **नक्स वॉमिका** २०० झोपण्यापूर्वी एक मात्रा द्या.
- घट्ट, गाठीसारखा मल, गुदद्वार लालसर होणे, पोटात दुखणे, पुनःपुन्हा मलाची इच्छा होणे - **सल्फर** २०० सकाळी एक मात्रा द्या.
- कोरडा मल, खूप तहान लागणे - **ब्रायोनिया अल्बा** २०० रात्री एक मात्रा द्या.
- कोरडा, खंडीत मल/तुकड्यांमध्ये येणारा मल - **नॅट्रम म्यूरॅटिकम** २०० रात्री एक मात्रा द्या.
- अनेक दिवस मलाची इच्छा न होणे - **अल्युमिना** २०० सकाळी एक मात्रा द्या.

टीप : केवळ एक मात्रा द्या आणि पुढील चार दिवसांपर्यंत परिणाम बघा. थोडी सुधारणा दिसल्यास, पहिल्या मात्रेनंतर एक आठवड्याने दुसरी मात्रा द्या. दोन मात्रानंतरही काहीही सुधारणा दिसली नाही, तर डॉक्टरांचा सल्ला घ्या.

सामान्य ज्वर

FEVER SIMPLE

प्रबंध पद्धती

मुलांना दिवसातून चार वेळा औषध द्या. ताप जर ९८.४° F पेक्षा जास्त असेल तर डोक्यावर आणि कपाळावर थंड पाण्याच्या पट्ट्या ठेवा. यासोबतच मुलांच्या मानेवर आणि मनगटांवर थंड पाण्याने हलक्या हाताने मसाज करा. असे चार ते पाच वेळा करा. अशा प्रकारे चार ते पाच वेळा कपाळावर ओल्या पट्ट्या ठेवल्यानंतर तापमान बघा. तापमान जर अर्धा डिग्रीने कमी झाले असेल, तर ओल्या

पट्ट्या ठेवणे आणि मानेवर ओल्या हाताने मसाज करणे बंद करा. तापमान आपोआप कमी होईल. मुलांना आंघोळ घालू नका, असे केल्याने तापमान एकदम कमी होते, ज्याची आवश्यकता नाही. थंड पट्टी ठेवण्याने जर ज्वर कमी होत नसेल, तर मुलांना क्रोसिन किंवा निमुलीड (गोळी किंवा पातळ औषधाच्या रूपात) दिले जाऊ शकते. तापमान कमी होणे हे प्रथम उद्दिष्ट आहे. या वेळी औषध होमिओपॅथिक आहे, की ॲलोपॅथिक, याचा विचार करू नका. मुलांना अधिक प्रमाणात पाणी पाजा. परिणामी त्यांना वारंवार घाम येईल आणि लघवीही लागेल. मुलांना पचायला हलके असणारे अन्न खाऊ घाला. उदारणार्थ, दुधासोबत ब्रेड, खिचडी, दलिया किंवा तूप न लावलेली पोळी, मूग डाळीसोबत द्या.

औषधे

- तापाच्या सुरुवातीला थंडी किंवा उष्णतेच्या संपर्कामुळे थंडी वाजणे आणि खूप तहान लागणे – **एकोनाइटम नॅपेलस** ३०, दिवसातून चार वेळा, ३ दिवस द्या. पुढील २ दिवस दिवसातून तीन वेळा द्या. नंतरचे २ दिवस दिवसातून दोन वेळा आणि शेवटी एक डोस दिवसातून एकदाच द्या.
- हवामान बदलल्यामुळे आलेला ताप – **आर्सेनिकम अल्बम** ३०, वरील पद्धतीप्रमाणे द्या.
- तीव्र ताप पण तहान नाही, डोके गरम, पाय थंड – **बॅलाडोना** ३० दिवसातून चार वेळा, ३ दिवस द्या. पुढील २ दिवस दिवसातून तीन वेळा द्या. नंतरचे २ दिवस दिवसातून दोन वेळा आणि शेवटी एक डोस दिवसातून एकदाच द्या.
- स्नायूंमध्ये वेदना, पाठीच्या मणक्यात थंडपणा जाणवणे, तहान नसणे – **जेल्सेमियम सेम्परव्हिरेन्स** ३० हे औषध वरील पद्धतीने द्या.
- अपचन, थंडी वाजणे पण काही पांघरूण घ्यायची इच्छा नसणे – **नक्स वॉमिका** ३० दिवसातून चार वेळा, ३ दिवस द्या. पुढील २ दिवस दिवसातून तीन वेळा द्या. नंतरचे २ दिवस दिवसातून दोन वेळा आणि शेवटी एक डोस दिवसातून एकदाच द्या.
- अस्वस्थता आणि अंगदुखी **ऱ्हस टॉक्सीकोडेंड्रॉन** ३० वरील पद्धतीप्रमाणे द्या.

मुलांमध्ये सामान्य वजन आणि इतर मापदंड

- जन्मावेळी :३.२ कि.ग्रॅ.

- ४ महिने : ६.५ कि.ग्रॅ.
- १ वर्ष :९.७ कि. ग्रॅ.
- ६ वर्ष : १८.६ कि. ग्रॅ.

डोक्याचा घेर

- जन्मावेळी : ३२.५ सेमी.
- ९ महिने : ४२.५ सेमी.
- १ वर्ष : ४५ सेमी.

दात येणे

- सर्व दुधाचे दात ६ महिन्यांपासून ते ३ वर्षांपर्यंत पूर्ण येतात.
- नवीन दात ६ ते १२ वर्षांपर्यंत येतात.
- दुबळ्या, जाड किंवा मध्यम प्रकृतीच्या मुलांनुसार मापे वेगवेगळी असू शकतात आणि तुमच्या मुलाचे वजन कमी आहे की जास्त, हे केवळ डॉक्टरच सांगू शकतात.

लहान मुलांमधील पोटदुखीविषयी जाणून घ्या
COLIC OF BABIES

उदरशूल म्हणजेच आमाशय किंवा पोटदुखी. लहान मुले वारंवार रडत असतील तर त्याचं कारण पोटदुखी असू शकते. नवजात बाळांमध्ये (सामान्यपणे चार महिन्यापर्यंत) पोटदुखी बंद होते. कारण तोपर्यंत त्यांचे शरीर ऋतुमानासाठी उपयुक्त आणि आहार पचवण्यासाठी अनुकूल होते. मूल संध्याकाळी किंवा रात्री अधिक काळ म्हणजे साधारण एक तास सलग रडत असेल, तर बहुतेक वेळा ते त्याचे दोन्ही गुडघे छातीजवळ घेते. अशा वेळी तुम्ही तुमच्या हातांनी मुलांच्या पोटाला हलका दाब देऊन बघाल तर पोट कडक आणि फुगलेले जाणवेल. मुलांच्या रडण्यावरून असे लक्षात येऊ शकते की त्यांना भूक लागली आहे किंवा त्यांच्या रडण्याचे कारण काही वेगळे आहे. कारण भूक लागल्यावर लहान मूल जास्त वेळ रडत नाही. बरेचदा पोटदुखीचे खरे कारण माहीत नसेल तर अनेक शक्यता पडताळण्याची आवश्यकता असते. बहुतांश वेळा लहान मुलांच्या पोटात दुखते, अन्यथा ते निरोगी असतात.

- नवजात बाळांना जेव्हा स्तनपान दिले जाते, तेव्हा आईने तिच्या खाण्यापिण्याविषयी सजग राहायला हवे. तिचा आहार साधा असावा. आईने जड, अपाच्य, मांसाहार, अंडे, केळी, कॉफी, चॉकलेट, डबाबंद खाद्यपदार्थ, जंक फूड तसेच पॅक डेअरी पदार्थ न खाणे उत्तम.

- नवजात बाळ जेव्हा रडते, तेव्हा मुलांना कडेवर घेऊन तुमच्या छातीजवळ धरा, जेणेकरून त्यांचे डोके तुमच्या खांद्यावर राहील. थोडेसे चाला आणि मुलांच्या पाठीवर हात फिरवत अंगाई गीत गा. याने मुलाला सुरक्षित वाटेल आणि काही वेळासाठी रडणे बंद होईल.

- बाळांना ग्राईप वॉटर किंवा जन्मघुटी देण्याबद्दल वाद आहेत. बरेचसे प्रमाणित डॉक्टर मुलांना अशी औषधे देण्याचा सल्ला देत नाहीत. आपली भारतीय परंपरागत औषधे मुलांना स्वास्थ्य तसेच पचनासंबंधी विकार दूर करण्यासाठी मदत करतात. ही पद्धत अनेक वर्षांपासून तपासून घेतली गेली गेली आहे. अनेक वर्षांपासून खेडेगावात तसेच शहरातदेखील महिला मुलांना ग्राईप वॉटर देत आल्या आहेत. आजपर्यंत ह्या औषधांचा कोणताही दुष्परिणाम आढळलेला नाही.

- बाळ जर स्तनपान करत नसेल तर बाळाला बडीशेपचे पाणी दुधातून द्यावे. रात्री एक चमचा बडीशेप, एक कप पाण्यामध्ये भिजवून ठेवा. सकाळी स्वच्छ कपड्याने हे पाणी गाळून घ्या आणि बडीशेप कपड्याने रगडून पूर्णपणे पिळून घ्या. या गाळलेल्या पाण्यातील एक चमचा, दुधाच्या बाटलीत मिसळून मुलांना देण्याने गॅस आणि पोटदुखी यांसारखे विकार दूर होतात.

- हिंग पाण्यात मिसळून मुलांच्या बेंबीच्या आजूबाजूस लावल्याने पोटदुखीमध्ये त्वरित आराम मिळतो. हादेखील प्राचीन काळापासून चालत आलेला आणि तपासून घेतलेला उपाय आहे.

- लहान बाळांमधील पोटदुखी दूर करण्यासाठी त्या बाळांना रोज मसाज करा. मोहरीचे तेल हातावर घेऊन हलक्या हाताने पोटावर क्लॉकवाईज (घड्याळाच्या दिशेने) मसाज करा.

औषधे

- **मॅग्नेशिया फॉस्फोरिका** ६X च्या १० गोळ्या, १/४ कप कोमट पाण्यात मिसळा. हे पाणी १/२ ते १ चमचा, दर ५ मिनिटांनी द्या. ३-४ वेळा दिल्यास चार महिन्यांपर्यंतच्या बाळाची पोटदुखी थांबते.
- हे करूनही आराम मिळत नसेल, तर **चॅमोमिला**चे २ थेंब १/२ कप पाण्यात मिसळा. हे पाणी १/२ ते १ चमचा, दर ५ मिनिटांनी, ३-४ वेळा द्या.
- अद्यापही आराम नसेल, तर **कोलोसिंथिस**चे २ थेंब १/२ कप पाण्यात मिसळा. हे पाणी १/२ ते १ चमचा, दर ५ मिनिटांनी, ३-४ वेळा द्या.

सर्दी पडशाविषयी जाणून घ्या
COMMON COLDS (CORYZA)

सर्दी पडसे सर्वांनाच परिचित आहे. याची सुरुवात नाक वाहण्याने होते. त्यानंतर शिंका येणे आणि डोळ्यांतून पाणी वाहणे, घसा कोरडा होणे, थुंकण्याची किंवा गिळण्याची इच्छा, आवाजात खरखरीतपणा, डोकेदुखी, शरीरात वेदना, भूक न लागणे, हलका ज्वर इत्यादी लक्षणे आढळतात. ही सारी लक्षणे सुरुवातीलाच दिसतात असे नाही, परंतु ही असुविधाजनक असतात हे नक्की. या त्रासदायक सर्दीचे कारण खूप सारे विषाणू (वायरस) असून ज्यांच्याशी आपली रोगप्रतिकारक क्षमता लढत असते. बहुसंख्य लोकांना थंडीच्या दिवसात सर्दी होते. मुलांची सर्दी खूप जास्त असते. कारण त्यांची रोगप्रतिकारक क्षमता रोगांशी लढण्यासाठी पुरेशी नसते. सर्दी त्वरित ठीक करण्यासाठी ठरावीक उपचार नाहीत. रुग्णाच्या रोगप्रतिकारक क्षमतेनुसार दोन ते सात दिवसाचा कालावधी ठीक होण्यासाठी लागतोच.

प्रथमोपचार

- दोन कप पाण्यात थोडासा गूळ आणि सुंठ टाकून एक कप होईपर्यंत उकळा. स्वच्छ फडक्याने हे मिश्रण गाळून कोमट झाल्यावर एक एक घोट प्या. भरभर पिऊ नका.
- एक कप कोमट पाण्यात एक लिंबू पिळून त्यात अर्धा चमचा मध मिसळून दिवसातून तीन वेळा प्या.
- कोमट पाण्यात थोडेसे मीठ मिसळून चार ते पाच वेळा चहासारखे घोट घोट प्यायल्यानेदेखील सर्दीमध्ये आराम मिळतो.

- दिवसा मोहरीचे तेल नाकपुड्यांना लावल्याने सर्दीचा जोर कमी होतो.
- पुरेसा आराम करा, सर्दीच्या वेळी शक्यतो गर्दीच्या ठिकाणी किंवा तुमचा व्यापार/कामकाज अशा जागी जाण्याने तुमची रोगप्रतिकारक क्षमता कमी होते आणि तुम्ही संक्रमणाप्रति जास्त संवेदनशील होता.
- झोपताना गळा, छाती आणि पाठीवर विक्स लावा, याने थोडा आराम मिळतो.
- किटाणूनाशक साबणाने वरचेवर हात धुवा. जेणेकरून किटाणू तोंडात आणि नाकाच्या संपर्कात येऊ नयेत.
- काही विशेषज्ञ सर्दी पडसे यांमध्ये तिखट अन्न सेवनाचा सल्ला देतात. यामुळे नाक जास्त वाहते राहण्यास मदत होते. सोबतच हे नैसर्गिक स्वरूपात सर्दी पडशावर औषधासारखे काम करते.
- सर्दी खोकल्यासोबत तापही असेल तर अधिकाधिक द्रव पदार्थ जसे पाणी, सूप, फळांचा रस इत्यादी प्यायला हवे.

औषधे

- सर्दी जर थंड हवेच्या संपर्काने झाली असेल, डोकेदुखी, शिंका येणे, डोळ्यांतून पाणी येणे, ताप आणि जास्त आजारी पडण्याच्या शंकेने मन व्याकूळ असेल तर - **एकोनाइटम नॅपेलस** ३०- दिवसातून ६ वेळा एक दिवस घ्या. दुसऱ्या दिवशी डोस कमी करून दिवसातून ४ वेळा घ्या. तिसऱ्या दिवशी डोस अजून कमी करून दिवसातून ३ वेळा घ्या, त्यानंतर बंद करा.
- डोळ्यांतून जर सामान्य स्राव आणि नाकातून जळजळीत स्राव येत असेल, मोकळ्या हवेत जाण्याने सर्दीमध्ये आराम तर गर्मीत जाण्याने सर्दी वाढत असेल तर - **एलियम सेपा** ३० वरीलप्रमाणे घ्या.
- डोळ्यांतून जर जळजळीत स्राव आणि नाकातून सामान्य स्राव येत असेल, तर तो एलियम सेपाच्या लक्षणांविरोधी असतो.
- अशा वेळी **यूफ्रेशिया ऑफिसिनॅलिस** ३० दिवसातून ६ वेळा एक दिवस घ्या. दुसऱ्या दिवशी डोस कमी करून दिवसातून ४ वेळा घ्या. तिसऱ्या दिवशी डोस आणखी कमी करून दिवसातून ३ वेळा घ्या, त्यानंतर बंद करा.
- डोळे आणि नाक दोन्हींतून जळजळीत स्राव येत असेल, अस्वस्थता असेल आणि पाणी पिऊनही तहान भागत नसेल तर आर्सेनिकम अल्बम ३०, पहिल्या

दिवशी दिवसातून ४ वेळा, पुढील २ दिवस दिवसातून ३ वेळा घ्या.

- कपाळात जडपणा वाटत असेल, रात्री नाक बंद होत असेल पण दिवसा वाहत असेल, तर **नक्स वॉमिका** ३० पहिल्या दिवशी दिवसातून ४ वेळा, पुढील २ दिवस दिवसातून ३ वेळा घ्या.

- अत्यधिक सर्दीसोबत जास्त शिंका येणं, नाक लाल होणं, कपाळात वेदना आणि डोळ्यांतून पाणी येणे : **सबाडिला** ३० पहिल्या दिवशी दिवसातून ४ वेळा, पुढील २ दिवस दिवसातून ३ वेळा घ्या.

- नाकातून घट्ट पण मऊ स्राव येत असेल, पाठदुखी आणि जास्त थंडी जाणवणे, शिंका येणे, ही लक्षणे दिसत असतील आणि रुग्ण सुस्त व निष्क्रिय झाला असेल तर – **जेल्सेमियम सेम्परविरेन्स** ३०, दिवसातून ४ वेळा, ३ दिवस घ्या.

- सर्दीचा पहिला टप्पा संपल्यावर, नाकातून, घशातून घट्ट व पिवळसर स्राव येत असेल, सोबतच नाकाने वास न येणे, तोंडात कडवट किंवा कोणतीच चव न लागणे - **पल्सेटिला नायग्रिकन्स** ३०, दिवसातून ३ वेळा, ७ दिवस घ्या.

बद्धकोष्ठतेविषयी जाणून घ्या
CONSTIPATION

बद्धकोष्ठतेची समस्या अधिकांश अशा लोकांना होते, जे निष्क्रिय राहतात, व्यायाम करत नाहीत तसेच अधिक काळ बसून राहण्याची कामे करतात. व्यक्तीचे मल विसर्जन होत नाही किंवा पोटात काही अन्न राहते, जडपणा जाणवतो, पोट साफ होत नाही, या स्थितीला साधारणपणे बद्धकोष्ठता असे म्हणतात. भारतीयांमध्ये ही समस्या दिवसेंदिवस वाढत आहे. कारण लोक फास्ट फूड खात आहेत आणि आठवड्याच्या शेवटी (weekend) हॉटेलमध्ये रात्रीचे खाणे पसंत करतात. बद्धकोष्ठता झाल्यावर तुम्ही बेचैन आणि व्याकूळ राहता आणि वारंवार गॅस म्हणजेच अपान वायू होतो. बद्धकोष्ठतेची जर उपेक्षा केली म्हणजेच तिकडे लक्ष दिले नाही तर त्यामुळे मूळव्याध होऊ शकते. बद्धकोष्ठतेमुळे डोकेदुखी, थकवा आणि श्वासाची दुर्गंधीदेखील होऊ शकते.

प्रथमोपचार

- आपली जीवनपद्धती बदला. मुख्यत्वे खाण्याच्या आणि पाणी पिण्याच्या सवयी बदला.

- आपल्या आहारामध्ये अधिक प्रमाणात हिरव्या पालेभाज्या तसेच तंतुमय फळांचा समावेश करा.
- हॉटेलमध्ये तसेच रेस्टॉरंटमध्ये जाणे टाळा, फास्ट फूड किंवा जंक फूड खाऊ नका, तेलकट तसेच जड अन्न सेवन करण्यापासून स्वतःचा बचाव करा.
- शक्य असल्यास दिवसातून एक ग्लास सफरचंदाचा रस प्या.
- सकाळी आणि संध्याकाळी चालण्यास सुरुवात करा तसेच हलका व्यायाम करा.
- सकाळी उठल्यानंतर कमीत कमी दोन ग्लास पाणी प्या आणि रोज रात्री झोपण्यापूर्वी एक ग्लास दूध प्या.
- दररोज पाणी पिण्याचे प्रमाण वाढवा.

औषधे

- निष्क्रिय आणि सुस्त जीवनशैली, मलावष्टंभाची असमाधानकारक भावना, वारंवार शौचास जाण्याची इच्छा- **नक्स वॉमिका** २००, दिवसातून दोन वेळा, तीन दिवस घ्या.
- कठीण मल, कोरडेपणा, कोरडे अन्न खाण्याची इच्छा -**अल्युमिना** २००, (मुलं आणि वृद्धांसाठी उपयुक्त) दिवसातून दोन वेळा, तीन दिवस घ्या.
- मल कठीण, कोरडा, जळाल्यासारखा असेल, मल विसर्जनाची इच्छा होत नसेल, दीर्घ कालावधीनंतर तहान लागत असेल तर -**ब्रायोनिया अल्बा** २००, दिवसातून दोन वेळा, तीन दिवस घ्या.
- बद्धकोष्ठता असतानाही रुग्ण सामान्य आणि आनंदी असेल, त्याला स्थूलता, थुलथुलीतपणा, थंडी जाणवत असेल तर - **कल्केरिया कार्बोनिका** ३०, दिवसातून तीन वेळा, सात दिवस घ्या.
- बद्धकोष्ठता आहे, परंतु मलविसर्जन केवळ उभे राहिल्यावरच होते - **कॉस्टिकम** २००, आठवड्यातून एक डोस, तीन आठवडे घ्या.
- वृद्धांमध्ये खूप जुनी बद्धकोष्ठता आणि पोटात खाली ओढल्यासारखे वाटणे, जीभ जाडसर, फिकट पांढरी -हायड्रेस्टिस कॅनाडेन्सिस Q, ८ थेंब अर्धा कप पाण्यात मिसळून, दिवसातून दोन वेळा, सात दिवस घ्या.

- शीतप्रधान (थंडी अधिक जाणवणाऱ्या) रुग्णांमध्ये मल गुदद्वारातून थोडासा बाहेर येतो, पण पुन्हा आत जातो - **सिलिशिया टेरा** २००, आठवड्यातून एक डोस, तीन आठवडे घ्या.

खोकल्याविषयी जाणून घ्या

COUGH

खोकला हा एक सामान्य विकार आहे. खोकला अधिक काळ टिकत नाही, तोवर ही चिंता करण्याची बाब नसते. याचा अर्थ औषधे घेऊ नयेत असे नव्हे. साधी सर्दी, फ्लू किंवा कोणत्याही प्रकारच्या ॲलर्जीने श्वासनलिकेत संसर्ग म्हणजेच Infection होऊ शकते. खोकला हा कोरडा किंवा कफयुक्त असू शकतो. वास्तवात खोकला ही प्रतिक्रिया आहे, जी श्वसनमार्गातील कफ बाहेर काढण्याचे कार्य करते. ही श्वसनसंस्था स्वच्छ करण्याची प्रक्रिया आहे. आपल्या शरीरात रोगप्रतिकारक क्षमता आहे, जी श्वसनसंस्थेत अडकलेले उत्तेजक कण बाहेर फेकू शकते. हेदेखील खोकला दर्शवतो.

वातावरणातील प्रदूषण, वाहनांतून निघणारा धूर, सर्दी, पडसे ज्यामध्ये कफ होऊन तो नाकातून गळ्यामार्फत खाली जातो आणि श्वसनमार्गात अडथळा निर्माण करतो. श्वसनमार्गात कुठल्याही प्रकारची ॲलर्जी, जिवाणूंचे संक्रमण तसेच वरील अनेक कारणांमुळे खोकला होऊ शकतो. खोकला थंडीच्या दिवसात तसेच प्रदूषणयुक्त भागात जास्त होऊ शकतो.

प्रथमोपचार

- प्रदूषित ठिकाणी जाणे टाळा. तुम्ही जर धूम्रपान करत असाल तर ते सोडायला हवे.
- दिवसभरात जास्त प्रमाणात पाणी प्या. दिवसातून कमीत कमी तीन वेळा कोमट पाणी प्या.
- दही आणि केळे खाणे बंद करा.
- थंडीच्या दिवसात खोकला झाल्यावर एक चमचा मधासोबत आले किंवा कांद्याच्या रसाचे चार थेंब टाकून दररोज दिवसातून दोन ते तीन वेळा प्या.
- खोकला कोरडा असेल, घशात खवखव असेल, तर वाफ घेणे उपयुक्त राहील. यासाठी बाजारात उपलब्ध असलेले वाफ घेण्याचे यंत्रही वापरू शकता.

- गरम मोहरीच्या तेलात लसूण टाकून छाती, पाठ आणि गळा यांवर हलक्या हाताने मालिश करा. हे तेल बनवण्यासाठी चार लसूण पाकळ्या घ्या. त्या एक चमचा मोहरीच्या तेलात तळून घ्या. हे तेल कोमट झाल्यानंतर लसूण पाकळ्या काढून त्या तेलाने रुग्णाची छाती, गळा आणि पाठ यांवर मसाज करा. रुग्णाला थंड हवा लागू देऊ नका. त्यामुळे असा मसाज रात्री झोपण्यापूर्वी करणे योग्य.

औषधे

- खोकला जेव्हा थंड हवेच्या संपर्कात येण्याने होतो आणि रुग्णाला खोकला होण्याची चिंता किंवा भीती वाटते – **एकोनाइटम नॅपेलस** ३०, दिवसातून ४ वेळा, पहिल्या दिवशी, नंतरचे दोन दिवस दिवसातून ३ वेळा घ्या.
- खोकल्यामुळे शरीरातील विविध भागांत वेदना जाणवत असतील, घशात जळजळ होत असेल तर **कॅप्सीकम एनम** ३० दिवसातून ३ वेळा, ३ दिवस घ्या.
- खोकल्याच्या झटक्यानंतर झोप येणे, वारंवार खोकावे वाटत असेल, खोल श्वास घ्यावा लागत असेल, मानसिक आणि शारीरिक थकवा जाणवत असेल तर – **इग्नेशिया अमारा** ३०, दिवसातून ३ वेळा, ३ दिवस घ्या.
- रात्री खोकल्यासोबत छातीत वेदना होणे, खोकला छातीच्या खोल भागातून येणे, रात्री खोकल्यासोबत दिवसा जुलाब होणे ही लक्षणे जाणवत असतील तर – **पेट्रोलियम** ३०, दिवसातून ३ वेळा, ३ दिवस घ्या.
- खोकला – श्वास आत घेताना, रात्री थंड हवेत श्वास घेताना त्रास होत असेल, कोरडा खोकला असेल, घसा खवखवत असेल तर – **रुमेक्स क्रिस्पस** ३०, दिवसातून ३ वेळा, ३ दिवस घ्या.
- खोकता खोकता शिंका येणे, वृद्धांमध्ये दाट, चिकट कफ बाहेर काढताना अडचण, खोकताना पाठीत वेदना –**सेनेगा** Q१० थेंब अर्धा कप पाण्यात, दिवसातून ३ वेळा, ३ दिवस घ्या.
- खोकल्यामुळे डोके दुखणे, छातीत वेदना होणे, बद्धकोष्ठतेसोबत कोरडा मल, अधिक तहान – **ब्रायोनिया अल्बा** ३० दिवसातून ४ वेळा, ३ दिवस घ्या.
- खोकल्यासह घसा बसणे, आवाज हरवणे, खोकला असूनही बर्फासारखे थंड पाणी प्यावे वाटणे – **फॉस्फरस** २००, एक डोस सकाळी घ्या आणि दुसरा

डोस तिसऱ्या दिवशी सकाळी घ्या.

- खोकताना घशात धूळ अडकल्यासारखे वाटणे, खोकताना तोंडातून छोट्या गाठीसारखा कफ बाहेर उडणे, खोकल्यासोबत आळीपाळीने जुलाब आणि बद्धकोष्ठता होणे - **चेलीडोनियम मेजस** ३०, दिवसातून ३ वेळा, ३ दिवस घ्या.

- खोकताना कानात वेदना, चिकट आणि रेशेदार कफ - काली बायक्रोमिकम ३०, दिवसातून ३ वेळा, ३ दिवस घ्या.

- पहाटे ३ वाजता खोकला येणे - काली **कार्बोनिकम** २००, सकाळी एक डोस घ्या, आणि जर आराम मिळाला नाही तर चौथ्या दिवशी दुसरा डोस घ्या. पहिल्याच डोसने आराम मिळाला, तर पुढचा डोस घेऊ नका. परिणामासाठी पहिल्या डोसनंतर ४ दिवस प्रतीक्षा करा.

- गरम खोलीत खोकला येणे, पण मोकळ्या हवेत बरे वाटणे, तहान कमी असूनही तोंड कोरडे पडणे- **पल्सेटिला नायग्रीकन्स** ३०, दिवसातून ३ वेळा, ३ दिवस घ्या.

- कोरड्या खोकल्यासोबत घर्षणासारखा आवाज येणे, जणू आरी (लाकूड, लोखंड इत्यादी कापण्याचे दात्रोक्त अवजार) चालत आहे असे वाटणे, घशात काहीतरी अडकल्यासारखे वाटणे, श्वसनमार्गात अधिक कोरडेपणा जाणवणे - **स्पॉन्जिया टोस्टा** ३०, पहिल्या दिवशी दिवसातून ४ वेळा घ्या आणि पुढील ३ दिवस दिवसातून ३ वेळा घ्या.

- खोकताना लघवी होणे, थंड आणि दमट हवामानात कोरड्या खोकल्यात आराम वाटणे, कमी प्रमाणात कफ होणे पण गिळल्यासारखे वाटणे - **कॉस्टिकम** २००, दिवसातून एकदा, ३ दिवस घ्या.

- पहिल्या झोपेनंतर खोकला वाढणे, घरघर होणे, पण जीभ स्वच्छ असणे, कधी कधी मळमळणे आणि उलटी होणे **इपिकाक्कान्हा** ३०, दिवसातून ३ वेळा, ३ दिवस घ्या.

- कफामुळे छातीत खरखर आवाज, कफ बाहेर काढता न येणे, जिभेवर पांढरा थर, आळीपाळीने खोकला आणि जांभई येणे - **ॲन्टिमोनियम टार्टरिकम** ३०, दिवसातून ३ वेळा, ३ दिवस घ्या.

- रात्री कोरडा खोकला, घशात खवखव, अचानक जीव घाबरणे, खोकल्यामुळे चेहरा लाल होणे, घशात तीव्र वेदना, तीव्र कर्कश आवाज – **बॅलाडोना** ३०, दिवसातून ४ वेळा, ३ दिवस घ्या.

- थंड हवेच्या संपर्कात येण्याने घशात काहीतरी अडकल्यासारखे वाटणे, गिळताना घशात वेदना होणे, स्पर्श जाणवणे, थंडीने खोकला वाढणे, खोकताना जीव गुदमरल्यासारखे वाटणे – **हेपार सल्फर** ३०, दिवसातून ३ वेळा, ३ दिवस घ्या. कफ सहजपणे निघून जाईल. त्यानंतर चौथ्या दिवशी कोणतीही औषध घेऊ नये, आणि पाचव्या दिवशी **हेपार सल्फर** २००चा एक डोस घ्या.

- खोकल्यासोबत घशात खाजणे, जखडल्याप्रमाणे छातीत जळजळ, आवाज बसणे, घरघर, उलटी, आजारानंतरचा खोकला, खोकल्यात पोटात गॅस तयार होणे – **कार्बो वेजिटॅबिलिस** ३०, दिवसातून ३ वेळा, ३ दिवस घ्या.

- कफ पिवळसर आणि गोडसर, अशक्तपणा आणि छातीत रिक्तपणा वाटणे – **स्टॅन्नम मेटॅलिकम** ३० दिवसातून ३ वेळा, ३ दिवस घ्या.

- कोरडा खोकला, खोकण्यासाठी वाकावे लागणे, खोकल्यासह बद्धकोष्ठता – **काली म्यूरिॲटीकम** ३०, दिवसातून ३ वेळा, ३ दिवस घ्या.

- लहान मूल खोकण्याआधी आणि नंतर रडते. तीव्र खोकल्यासह चेहऱ्यावर बारीक फोड (हरपीस) येतात. खोकला रात्री व व्यायामादरम्यान वाढतो – **अर्निका मोंटाना** २००, दिवसातून एकदा, ३ दिवस घ्या.

टीप : पाच दिवसांत खोकला बरा झाला नाही तर होमिओपॅथिक तज्ज्ञाचा सल्ला घ्या.

पायात पेटके येण्याविषयी जाणून घ्या

CRAMPS IN LEGS

ही पायांच्या स्नायूंमधील अतिशय वेदनादायक स्थिती आहे, ज्याला हिंदीत 'बाईटे' म्हणतात. यात पायांचे स्नायू मुरगळले जातात किंवा आखडून जातात. स्नायूंमध्ये अचानक आलेल्या या संकुचनामुळे अतिशय वेदना होतात, ज्याने रुग्ण रडकुंडीला येतो. सामान्यपणे पेटके पायाच्या पोटरीच्या स्नायूंमध्ये येतात, परंतु दंड, हात किंवा पाय यांतदेखील होऊ शकतात. हे कधीतरी होते, पण दररोज स्नायूंमध्ये ताठपणा येत असेल तर उपचाराची आवश्यकता आहे.

ही समस्या बहुसंख्य वेळा रात्री झोपेत उद्‌भवते. पाय सरळ ताणलेल्या स्थितीत असतील तर अचानक अनियंत्रित झटका येतो आणि पायांच्या स्नायूंमध्ये पेटके येतात. पायांमधील पेटके स्नायू आकुंचन पावल्यामुळे येतात. पायांमध्ये रक्ताभिसरण व्यवस्थित होत नसेल तर पेटके येतात. शिवाय चुकीच्या पद्धतीने बसणे किंवा उभे राहण्यानेदेखील स्नायूंवर ताण येतो आणि पेटके येतात.

प्रथमोपचार

- ज्या पायात पेटके आले आहेत, तो पाय पलंगावर झोपूनच सरळ ठेवून अंगठ्याला इकडे तिकडे हलवण्याचा प्रयत्न करा.
- त्यानंतर उठून बसा आणि हाताच्या अंगठ्याने पोटऱ्यांच्या मागील भागात (स्नायू आणि पृष्ठभाग मिळण्याचा बिंदूवर) दाब द्या.
- आपल्या पायावर अंगठ्याने सतत दबाव द्या, अंगठा दाब देत वरच्या बाजूला गुडघ्यापर्यंत फिरवा.
- वेदना थोड्या कमी झाल्यानंतर दोन्ही हातांनी पोटऱ्यांना दाबत दाबत गुडघ्यापर्यंत जा. गरम शेक घेण्यानेदेखील पेटक्यांपासून आराम मिळतो.
- वेदना अधिक काळ राहत असतील तर अर्निका मलमचा लेप लावा.
- जास्त प्रमाणात पाणी पिणे तसेच मिठाचे सेवन कमी करणे हा पेटक्यांपासून वाचण्याचा उपाय आहे.

औषधे

- पोटऱ्यांच्या स्नायूंमध्ये रात्री झोपेत ताण पडल्याने पेटके येणें - **ऱ्हस टॉक्सिकोडेन्ड्रॉन** ३०, पेटके आले असताना, ५ मिनिटांच्या अंतराने ३ डोस घ्या. दुसऱ्या दिवशी, हेच औषध दिवसातून ३ वेळा घ्या.
- पोटऱ्या, तळवे, हाताचे तळवे, पायाचे पंजे, बोटे यांमध्ये वारंवार पेटके येणे - **क्यूप्रम मेटॅलिकम** ३० हे औषध दिवसातून ३ वेळा, ५ दिवस घ्या.
- खूप जास्त थकवा किंवा मेहनतीनंतर पेटके येणे आणि जणू काही त्या भागाला मार लागल्यासारखे वाटणे - **अर्निका मोंटाना** ३० हे औषध दिवसातून ३ वेळा, ३ दिवस घ्या.

खाण्यातून तीव्र इच्छा लालसेविषयी जाणून घ्या
CRAVINGS

लालसा म्हणजे काही खाद्यपदार्थ किंवा काही गोष्टींप्रति तीव्र इच्छा होणे. आपण बघितले असेल की लहान मुले खडू, पेन्सिल, कागद, पाटी इत्यादी गोष्टी चावत असतात. अगदी त्याचप्रमाणे अनेक लोकांना खाद्यपदार्थांमध्ये अधिक मीठ वा साखर घालून खाणे आवडते. काही लोक लोणच्याशिवाय जेवणही करू शकत नाहीत. काही लोक कच्चे तांदूळ खातात. काही लोक रोज न चुकता अंडी खातात.

या सर्व गोष्टींनाच तीव्र इच्छा म्हटलेले आहे. कुठल्याही गोष्टीचा अतिरेक वाईटच असतो. याचा शरीरावर प्रतिकूल परिणाम होतो. खरंतर याचे परिणाम त्वरित दिसत नाहीत, पण होमिओपॅथी या इच्छा आणि अनिच्छा यांना महत्त्व देऊन यावर औषध शोधण्यासाठी साहाय्यक ठरते.

एखाद्याला जर पचनासंबंधी समस्या असेल आणि तो मीठ खाणे पसंत करत असेल, तर लक्षणे **नॅट्रम म्यूर** औषधाकडे इशारा करतात. शरीराने कोणतेही लक्षण दाखवले तरी **नॅट्रम म्युर**चाच प्रयोग करायला हवा. एक चांगला डॉक्टर रुग्णाचा योग्य उपचार करण्यासाठी **'नॅट्रम म्यूर'**ची अन्य लक्षणांनावरील उपयुक्तताही जाणून घेतो. सर्वसाधारणपणे **नॅट्रम म्यूर** हे औषध ज्या व्यक्तीला मीठ खाण्याची तीव्र इच्छा होते, तिला दिले जाते आणि त्याचे आश्चर्यजनक परिणामदेखील बघायला मिळतात.

प्रथमोपचार : काही नाही
औषधे
काही गोष्टींची लालसा असल्यास औषधे

- कपडे चावणे, कच्चे खाद्यपदार्थ खाणे. उदाहरणार्थ, कच्चे तांदूळ – **ॲल्युमिना** २००
- चरबीयुक्त पदार्थ, लिंबू, चुना, पेन्सिल, खडू, माती, पाटी इत्यादी – **ॲसिडम नायट्रिकम** २००
- मीठ – **नॅट्रम म्युरीयाटीकम** २००
- अंडे – **कल्केरिया कार्बोनिका** २००
- गोड – **अर्जेंटम नायट्रिकम** २००

- लोणचे आणि आंबट पदार्थ – **सेपीया ऑफिसिनालीस** २००
- लिंबू, सरबत – **पल्सेटीला नाईग्रीकन्स** २००
- केळ – **थेरिडिओन** २००
- सतत बर्फासारख्या थंड पेयांचे शौकीन – **फॉस्फरस** २००
- दूध – व्हस टॉक्सिकोडेंड्रॉन २००
- प्रत्येक गोष्ट थंड पाहिजे – सिकेल कोरन्यूटम २००

टीप : वरील औषधांचा केवळ एक डोस घ्या आणि १५ दिवस प्रतीक्षा करा. परिणाम जर अनुकूल असेल तर पुन्हा एक डोस घ्या. अन्यथा डॉक्टरांशी संपर्क साधा.

डोक्यात कोंडा होणे याविषयी जाणून घ्या

DANDRUFF

डोक्याची त्वचा आणि केसांचा एक सर्वसाधारण विकार म्हणजे केसात कोंडा होणे होय. ही एखाद्या कोरड्या पातळ पापडीसारख्या कोशिका (मृत झालेली त्वचा) असते. जी डोक्याची त्वचा किंवा केसांच्या मुळांशी कुठलीही सूज न येता किंवा वेदना न होता टरफलाप्रमाणे निघून येते. यामध्ये जळजळ किंवा खाज सुरू होऊ शकते. ही समस्या मुख्यतः मोठ्या शहरांमध्ये तसेच महानगरांमधील तरुण वयातील मुला-मुलींमध्ये वेळा आढळते. कारण ते केसांना तेल लावत नाहीत. तसेच वारंवार शाम्पूने डोके धुतात, ज्यामध्ये रसायने असतात. टीव्हीमध्ये प्रदर्शित होणाऱ्या जाहिरातींच्या प्रलोभनांना भुलून केस तेल न लावता कोरडे ठेवतात आणि कोंड्यासारख्या समस्यांना आमंत्रण देतात.

विचार करा! प्रदूषण आणि धूळ फुफ्फुसांना नुकसानदायक ठरू शकते, तर त्वचेला का नाही? जी धूळ कोरड्या केसांवर पडते, ती कुठल्याही अडथळ्याशिवाय सरळ सहजपणे मुळांमध्ये जाऊन खाज सुटण्यास कारणीभूत ठरते. केसांना तेल लावले तर धूळ केसांवरच चिकटून राहते. ती केसांच्या डोक्याच्या त्वचेपर्यंत पोहोचू शकत नाही. ग्रामीण भागात ही समस्या फारशी आढळत नाही.

प्रथमोपचार

- महिलांनी आठवड्यातून तीन वेळा तर पुरुषांनी रोज केस धुवावेत. शक्यतो

रसायनयुक्त शाम्पूचा वापर टाळावा. हर्बल शाम्पू किंवा साबण ज्यामध्ये शिकेकाई, आवळा किंवा ग्लिसरीन असेल, त्याचाच उपयोग करावा.

- स्वतःसाठी स्वच्छ कंगवा आणि ब्रशचा उपयोग करावा. दुसऱ्याचा कंगवा किंवा ब्रश शक्यतो वापरू नये.
- उन्हाळ्यात दह्याने केस धुवावेत. केसांना दही लावून, १५-२० मिनिटानंतर केस धुवावेत.
- ताज्या लिंबाचा रस केसांच्या मुळाशी लावावा. त्यानंतर २० मिनिटांनी केस धुवावे.

औषधे

- डोक्याच्या पूर्ण त्वचेवर कोंड्याचा थर जमा होणे आणि पुंजक्यामध्ये केस गळणे - **फॉस्फरस** २००चा एक डोस आठवड्यातून एकदा असे एकूण दोन डोस घ्या.
- खाजेसह कोंडा, गरम पाण्याने डोके धुतल्यावर समस्येत वाढ, त्यामुळे डोकेदुखी होणे - **लायकोपोडियम क्लावेटम** २००चा एक डोस आठवड्यातून एकदा असे एकूण दोन डोस घ्या.
- खाजेसह कोंडा आणि खाजवल्यावर डोक्याची त्वचा निघणे, डोक्याची त्वचा संवेदनशील होणे व रुग्णाने एकावेळी पाण्याचा पूर्ण ग्लास पिण्याऐवजी थोडे थोडे पाणी पिणे - **आर्सेनिकम एल्बम** २०० या औषधाचा एक डोस आठवड्यातून एकदा असे एकूण दोन डोस घ्या.
- कोंडा पांढरा, पातळ पापडीसारखा, कोरडे केस, केस गळणे, दमट हवामानात अधिक - **थुजा ऑक्सीडेंटॅलिस** २००चा एक डोस आठवड्यातून एकदा असे एकूण दोन डोस घ्या.
- केसांच्या भांगेत कोंडा जास्त होणे, त्वचा अधिक तेलकट, रुग्णाला मीठ खाण्याची इच्छा होणे -**नेट्रुम म्युरिएटिकम** २०० चा एक डोस आठवड्यातून एकदा असे एकूण दोन डोस घ्या.
- केसांमध्ये अतिरिक्त कोंडा, पातळ पापडीसारखा, डोक्याच्या मागील भागात वारंवार घाम येणे - **सिनीक्युला ॲक्वा** २००चा एक डोस आठवड्यातून एकदा असे एकूण दोन डोस घ्या.

- कोंड्याचे गोलाकार चकतीसारखे व्रण, खाजवण्यानेदेखील आराम न वाटणे, रुग्णाला अतिरिक्त अशक्तपणा जाणवणे आणि महिलांमध्ये मासिक पाळीची अनियमितता- **सेपीया ऑफिसिनालीस** २००चा एक डोस आठवड्यातून एकदा असे एकूण दोन डोस घ्या.
- कोंड्यासोबत केसांच्या मुळांमध्ये वेदना, डोकं आणि कपाळ यांवर अधिक घाम येणे -**कॅल्केरिया कार्बोनिका** २००चा एक डोस आठवड्यातून एकदा असे एकूण दोन डोस घ्या.

अतिसार, जुलाबविषयी जाणून घ्या

DIARRHOEA

अतिसार किंवा जुलाब हा एक क्रियात्मक विकार आहे, ज्यामध्ये आतड्यांमध्ये जळजळ आणि सूज न येता वारंवार पातळ मल बाहेर येतो. अतिसारचा अर्थच वारंवार पातळ जुलाब होणे. पचनक्रिया योग्य प्रकारे कार्यरत नसते आणि अन्न अपेक्षेपेक्षा जास्त गतीने पचन मार्गामध्ये पोहोचते, तेव्हा याचे कारण काही (Infection) झालेले आहे. एखाद्या रुग्णाला कोणतेही औषध दिले गेले नाही आणि अधिकाधिक पेयपदार्थ देण्यासोबत पूर्णपणे आराम मिळाला तर अतिसार किंवा जुलाब बरे होऊ शकतात.

जुलाब अनेक दिवस होत असतील तर त्याचे कारण विषारी अन्नपदार्थांमुळे आतड्यांच्या आतील थरावर काही व्हायरल किंवा बॅक्टेरियल संक्रमण झालेले आहे, असे समजावे.

बहुतांश वेळा अतिसाराचे कारण काही विशिष्ट खाद्यपदार्थांचे अपचन हेसुद्धा असू शकते. उदाहरणार्थ- दूध, क्रीम, चीज, मांस इत्यादी. बहुतेक वेळा औषधे अधिक प्रमाणात घेण्याचा दुष्परिणामदेखील असू शकतो. बऱ्याच वेळा कच्ची किंवा न पचणारी खराब फळे, आजारी प्राण्यांचे मांस, वातावरणाचा प्रभाव, थकवा, एखादा दबलेला त्वचारोग आणि मानसिक भावनांमुळेदेखील जुलाब होऊ शकतात. अपचनाच्या कारणांमुळे जुलाब होणे ही शारीरिक प्रक्रिया आहे, हे लक्षात असू द्या. जुलाबाच्या माध्यमातून नुकसानकारक पदार्थ शरीराबाहेर निघून जातात. अन्यथा ते शरीरात गंभीर समस्या निर्माण करू शकतात.

प्रथमोपचार

- पलंगावर अधिकाधिक आराम करा. काही तास झोपणे योग्य राहील.

- अचानक तापमानातील बदलांपासून स्वतःचा बचाव करा.
- अत्यधिक शारीरिक आणि मानसिक तणावापासून बचाव करा.
- भरपूर प्रमाणात उकळलेले पाणी, साखर आणि एक चिमूट मीठ मिसळून प्या.
- यामध्ये इलेक्ट्रॉल किंवा ओ.आर.एस याचे मिश्रण पण साहाय्यक ठरू शकते.
- चहा, कॉफी, अंडी, मांस, मसालेदार अन्न, फळे आणि मादक पदार्थांपासून स्वतःचा बचाव करा.
- दोन चमचे इसबगोल दही आणि साखरेत मिसळून दिवसातून दोन वेळा घ्या.
- जेवणात दहीभात खा.
- जेवणानंतर एक छोटा चमचा बडीशेपसोबत खडीसाखर खा.
- जुलाबाच्या समस्येदरम्यान प्रवास आणि हॉटेलमध्ये जेवणे टाळा.
- प्रत्येक वेळेला शौचाला जाऊन आल्यानंतर साबणाने व्यवस्थित हात स्वच्छ करा आणि ते पुसून कोरडे करा. रुग्णासाठी वेगळा टॉवेल ठेवा. सार्वजनिक शौचालयांचा वापर शक्यतो टाळा.

टीप : अतिसाराची लागण झाल्यानंतर शरीरामध्ये पाण्याचे प्रमाण कमी होण्याने सुस्ती येणे, लघवीचे प्रमाण कमी होणे, बेचैनी, उलटी होणे इत्यादी लक्षण दिसल्यास त्वरित डॉक्टरांशी संपर्क साधा.

औषधे

- उन्हाळ्यात फळांचे जास्त सेवन केल्याने होणारे जुलाब, जेवणानंतर वेदनारहित जुलाब, सकाळ-संध्याकाळ अशक्तपणा जाणवणे, तहान, भूक न लागणे, मलविसर्जन अचानक जोरात होणे - **चायना ऑफिसिनॅलिस** ३० हे औषध प्रत्येक जुलाबानंतर दिवसातून सहा वेळा एक डोस घ्या. आराम मिळेपर्यंत हे सुरू ठेवा. तीन ते चार डोस घेतल्यानंतर आराम मिळाला तर औषध थांबवा. दुसऱ्या दिवशी दोन डोस आणि तिसऱ्या दिवशी एकच डोस घ्या.
- थंड आणि दमट हवामानात अचानक जुलाब सुरू होणे, थंडी वाजणे, जास्त तहान लागणे आणि ताप जाणवणे - **एकोनाईटम नेपेलस** ३० हे औषध वरीलप्रमाणे घ्या.
- मुलांमधील जुलाब, गरम आणि हिरवे, वेदनायुक्त, दात येताना मूल ओरडते

आणि चिडचिड करते - **कॅमोमिला** ३० हे औषध प्रत्येक जुलाबानंतर दिवसातून सहा वेळा एक डोस घ्या, आराम मिळेपर्यंत चालू ठेवा. तीन ते चार डोसेसनंतर आराम मिळाला तर औषध थांबवा. दुसऱ्या दिवशी दोन डोस आणि तिसऱ्या दिवशी एकच डोस घ्या.

- अन्नसेवन तसेच अतिरिक्त प्रमाणात अन्न आणि पाण्याचे सेवन - **नक्स वॉमिका** ३० हे औषध वरीलप्रमाणे घ्या.

- प्रत्येक जुलाबानंतर जळजळ, बेचैनी, अशक्तपणा, मल दुर्गंधीयुक्त असणे, जास्त तहान लागणे, शिळे अन्न, मांस, मासे, दूध, शिळ्या भाज्या, आईस्क्रीम तसेच अम्लीय पदार्थांचे सेवन केल्याने होणारे जुलाब - **आर्सेनिकम अल्बम** ३, प्रत्येक जुलाबानंतर दिवसातून सहा वेळा एक डोस घ्या, आराम मिळेपर्यंत चालू ठेवा. तीन ते चार डोस घेतल्यानंतर आराम मिळाला तर औषध थांबवा. दुसऱ्या दिवशी दोन डोस आणि तिसऱ्या दिवशी एकच डोस घ्या.
- जुलाब जास्त प्रमाणात, बलपूर्वक बाहेर पडणे, झोपण्याने आराम वाटणे, उकडलेल्या साबुदाण्यासारखे जुलाब होणे - **पोडोफायलम पेल्टॅटम** ३० हे औषध वरीलप्रमाणे घ्या.
- पिवळट दुर्गंधीयुक्त जुलाब, जुलाब झाल्यानंतर त्वरित पुन्हा जुलाबाची इच्छा, जुलाब होण्याआधी आणि जुलाब करताना पोटदुखी, सकाळी रुग्णाला जुलाबामुळे अंथरूण सोडावे लागणे, तसेच जुलाबासोबत गॅस, वायू बाहेर पडणे - **ॲलोसोकोट्रिना** ३० हे औषध प्रत्येक जुलाबानंतर दिवसातून सहा वेळा एक डोस घ्या, आराम मिळेपर्यंत चालू ठेवा. तीन ते चार डोस घेतल्यानंतर आराम मिळाला तर औषध थांबवा. दुसऱ्या दिवशी दोन डोस आणि तिसऱ्या दिवशी एकच डोस घ्या.

तुम्हाला जुलाबाचे कारण माहीत असेल, तर पुढील औषधे अधिक चांगले परिणाम देतील :

- प्रदूषित पाणी पिण्याने - **चामोमिला** ३०
- पावसाळ्यात थंड हवेच्या संपर्कात येण्याने - **डल्कामारा** ३०
- दूध प्याल्याने होणारे - **एथुसा सायनॅपियम** ३०
- चरबीयुक्त अन्न सेवनाने - **पल्सेटिला नायग्रिकन्स** ३०

- दिवसा गरमी, उष्माघाताने आणि रात्री थंड हवेमुळे - **ब्रायोनिया अल्बा** ३०
- आनंदाची बातमी ऐकून - **कॉफिया क्रुडा** ३०
- दुःखद बातमी ऐकून - **इग्नेशिया अमारा** ३०
- प्रसूतीनंतर - **चायना ऑफिसिनॅलिस** ३०
- अधिक फळे खाल्ल्यानंतर - **चायना ऑफिसिनॅलिस** ३०
- आईस्क्रीम किंवा बर्फ खाण्याने - **आर्सेनिकम अल्बम** ३०

टीप : वरील औषधे प्रत्येक जुलाबानंतर दिवसातून सहा वेळा एक डोस या प्रमाणे घ्या, आराम मिळेपर्यंत चालू ठेवा. तीन ते चार डोस घेतल्यानंतर आराम मिळाला तर औषध थांबवा. दुसऱ्या दिवशी दोन डोस आणि तिसऱ्या दिवशी एकच डोस घ्या.

दिशात्मक (DIRECTIONAL) आणि कर्णात्मक (DIAGONAL) लक्षणांविषयी जाणून घ्या

DIRECTIONAL DIAGONAL SYMPTOMS

दिशात्मक म्हणजे रोगाची लक्षणे एखाद्या ठरावीक दिशेने पसरतात किंवा जाणवतात. उदाहरणार्थ, वेदना हातातून खांद्याकडे जाणे. तसेच कर्णात्मक म्हणजे रोगाची लक्षणे तिरप्या दिशेने पसरणे वा जाणवणे. उदाहरणार्थ, उजव्या खांद्यापासून डाव्या कंबरेपर्यंत वेदना जाणवणे. ही लक्षणे काहीशी विचित्र असतात, परंतु औषधोपचरासाठी अतिशय साहाय्यक ठरतात. कारण यामुळे इतर लक्षणे शोधण्याची आवश्यकता भासत नाही आणि औषधाचा २०० शक्तीचा केवळ एक डोसच पुरेसा ठरतो. हा डोस सात दिवसानंतर पुन्हा घ्यावा. याने जर आराम मिळत नसेल तर तीन दिवस प्रतीक्षा करा. त्यानंतर डॉक्टरांशी संपर्क साधा.

प्रथमोपचार : काही नाही

औषधे

दिशात्मक आणि कर्णात्मक वेदना

- डाव्या हातात आणि उजव्या पायात वेदना - **अगॅरीकस मस्केरियस**
- शरीराचा वरील उजवा भाग आणि खालील डावा भाग - **एम्ब्रा ग्रीसीया**

- वेदना खालील बाजूस जातात. उदाहरणार्थ, खांद्यापासून हातापर्यंत आणि जांघेपासून पायापर्यंत – **कालीम्या लॅक्टिफोलिया**
- वेदना वरील बाजूस जातात. उदाहरणार्थ, हातापासून खांद्यापर्यंत किंवा पावलापासून पायापर्यंत आणि तेथून जांघेपर्यंत – **लेडम पालुस्त्रे**
- वेदना डावीकडून उजवीकडे सरकत असतील तर – **लॅकेसिस**
- वेदना उजवीकडून डावीकडे सरकत असतील तर – **बॅलाडोना**
- लक्षणे वारंवार आपले स्थान बदलत असतील तर – **लॅकेनिनम**

दुर्बलता किंवा अशक्तपणाविषयी जाणून घ्या
DEBILITY OR WEAKNESS

DEBILITY म्हणजे दीर्घकालीन शारीरिक अशक्तपणा आणि WEAKNESS म्हणजे तात्पुरता अशक्तपणा. याची अनेक कारणे असू शकतात. आहाराची कमतरता, निम्न रक्तदाब, रक्ताची कमतरता, औषधांचे अती प्रमाणात सेवन, जुलाबानंतर, अतिरिक्त मासिक स्रावानंतर, अतिरिक्त व्यायाम किंवा विश्रांती न घेताच खूप काम करणे, तसेच मानसिक ताणतणाव आणि चिंता इत्यादी. ही शरीराच्या दुर्बलतेची काही कारणे आहेत. ही कमजोरी कमी करण्यासाठी उत्तर भारतात घरातील मोठ्यांकडून साधे शाकाहारी अन्न आणि दुधाचे सेवन करण्याचा सल्ला दिला जातो.

खालील काही औषधे दिली आहेत, जी अशक्तपणा दूर करू शकतात. ही औषधे घेऊनही फरक जाणवत नसेल तर डॉक्टरांचा सल्ला घ्यावा. ३० शक्तीची औषधे दिवसातून तीन वेळा, सात दिवस घ्या.

प्रथमोपचार : काही नाही
औषधे

- जिने वर चढताना अशक्तपणा – **कॅल्केरिया फॉस्फोरिका**
- जुलाबामुळे – **चायना ऑफिसिनॅलिस**
- सामान्य हालचालींमुळे – **ब्रायोनिया एल्बा**
- मासिक पाळीच्या आधी – **कॅल्केरिया कार्बोनिका**
- मासिक पाळीनंतर – **चायना ऑफिसिनॅलिस**

- घामामुळे – **ब्रायोनिया एल्बा**
- बोलताना किंवा हसताना – **स्टॅनम मेटॅलिकम**

कर्णशूल किंवा कानामध्ये वेदनांविषयी जाणून घ्या

EARACHE OR EAR PAIN

कर्णशूल म्हणजेच कानामध्ये वेदना होणे. बहुतांश वेळा थंड हवेच्या संपर्कात येण्याने कानामध्ये वेदना होतात. तसेच स्नान केल्यानंतर किंवा केस धुतल्यानंतर व्यवस्थित कान कोरडे न केल्याने होतात. अधिक काळ नदीवर किंवा पुलावर आंघोळीला गेल्याने किंवा मळ काढण्यासाठी कानामध्ये काडी घालून कुरतडणे किंवा सुईने कानात पाणी सोडणे या कारणांमुळेदेखील कानात वेदना होतात. बहुतेक वेळा कानातील वेदना संध्याकाळी उशिरा किंवा रात्रीच्या वेळी होतात. या वेदना अचानक जाणवतात आणि त्या तीव्र असतात. कान आतून लाल होणे, कान सुजणे अशी लक्षणे जाणवतात.

प्रथमोपचार

- कानातील मळ काढण्यासाठी कधीही काडी कानात घालू नका. एखादी बाह्य वस्तू कानात गेली असेल किंवा कानातील मळ कडक झाला असेल, तर तो काढण्यासाठी डॉक्टरांशी संपर्क साधा, जेणेकरून डॉक्टर सुईने कानात गरम पाणी सोडून मळ काढतील.
- कानातील मळ काढण्यासाठी कानामध्ये दोन ते तीन थेंब मुलेन ऑइल (Mullein Oil - होमिओपॅथिक औषध) सोडून, कान कापसाने झाका. पंधरा मिनिटांनंतर कापूस काढून टाका.
- कानात वेदना होत असतील किंवा एखादा स्राव जाणवत असेल तर कोणतेही तेल कानात सोडू नका.
- थंड हवामानात कार किंवा बाईक चालवताना कानांना थंड हवा लागणार नाही याची काळजी घ्या. त्यामुळे बाईक किंवा स्कूटर चालवताना हेल्मेट घालणे हा कानाच्या वेदनांपासून वाचण्याचा एक उत्तम पर्याय आहे.
- कानातील वेदना कमी करण्यासाठी गरम शेक घेणे लाभदायक ठरू शकते.
- एखाद्या व्यक्तीला जर कानात वारंवार संसर्ग किंवा वेदना जाणवत असतील, तर स्नान करताना किंवा पोहताना पेट्रोलियम जेलीमध्ये बुडवलेल्या कापसाने

कान झाकायला हवेत. अशा व्यक्तीने सार्वजनिक छोट्या तलावात किंवा प्रदूषित नदीमध्ये पोहणे टाळावे.

औषधे

- उजव्या कानात वेदना - **बॅलाडोना** ३०चा एक डोस दर दोन तासांनी, दिवसातून पाच वेळा घ्या.
- डाव्या कानात वेदना - **चामोमिला** ३०चा एक डोस दर दोन तासांनी, दिवसातून पाच वेळा घ्या.
- दोन्ही कानात वेदना - **चामोमिला** ३०चा एक डोस दर दोन तासांनी, दिवसातून पाच वेळा घ्या.
- थंड हवेच्या संपर्कात येण्याने वेदना - **एकोनाईटम नॅपेलस** ३०चा एक डोस दर दोन तासांनी, दिवसातून पाच वेळा घ्या.
- वेदना नाकासह सायनसच्या पुढील भागापर्यंत - **सिलिशिया टेरा** २००चा एक डोस दिवसातून एकदा, दोन दिवस घ्या.
- कानदुखीबरोबर घशात खवखव -**एपीस** ३०चे दिवसभरात पाच डोस घ्या.
- वारंवार कानात वेदना - **कल्केरिया कार्बोनिका** २००चा एक डोस दिवसातून एकदा, दोन दिवस घ्या.
- कान वाजणे, गुंजारव होणे आणि बंद होणे - **चामोमिला** २००चा एक डोस दिवसातून एकदा, दोन दिवस घ्या.

सामान्य ज्वराविषयी जाणून घ्या

FEVER SIMPLE

शरीराचे तापमान ३७ डिग्री सेल्सिअस किंवा ९८.४ डिग्री फॅरेनहाईटपेक्षा जास्त असते, त्या अवस्थेला ज्वर येणे असे म्हणतात. सोप्या शब्दांमध्ये सांगायचं तर ज्वर म्हणजेच ताप, शरीराच्या तापमानात असाधारण वाढ होणे. हा काही फार मोठा चिंतेचा विषय नक्कीच नाही. शरीरामध्ये एखाद्या संक्रमणाने (Infection) प्रवेश केला आहे, आपली रोगप्रतिकारक शक्ती हे संक्रमण बाहेर काढण्यासाठी लढत आहे, याचेच हे लक्षण आहे. ज्वर हा प्रतिरोधाचा परिणाम आहे.

हे ज्वराचे सौम्य रूप आहे आणि सामान्यतः हे १२ ते ३६ तासांत कमी होते.

हे मुख्यत्वे संध्याकाळी किंवा रात्री सुरू होते. यात आळीपाळीने थंडी आणि गरमी वाटून त्वचा कोरडी पडत जाते. ज्यामध्ये नाडी (Pulse) कठीण होऊन पल्सरेट वाढतो, त्वचा कोरडी होते, जीभ कोरडी होऊन त्यावर थर साचतो, तहान लागते, लघवीचे प्रमाण कमी होते किंवा लघवीला रंग येतो, श्वासाची गती जलद तसेच श्वासात बेचैनी जाणवते. यामध्ये शरीरात वेदना, डोकेदुखी, पचनक्रिया अनियमित होणे, भूक न लागणे ही लक्षणेदेखील असू शकतात. थंडी किंवा पावसाच्या संपर्कात येण्याने, अचानक तापमानातील बदलामुळे, असंतुलित आहार, थकवा, घशातील खवखव, बाह्य किंवा आंतरिक दुखापत आणि वायरल संक्रमण (Infection) इत्यादी अनेक कारणांमुळे ज्वर येऊ शकतो.

प्रथमोपचार

- ज्वर १०१डिग्री फॅरेनहाईटपेक्षा जास्त असेल तेव्हा कपाळावर, मानेवर, कानशिलावर आणि मनगटावर थंड पाण्याच्या पट्ट्या ठेवा.
- ज्वर कमी होईपर्यंत पट्ट्या बदलत राहा.
- रुग्णाला थंड पाण्याने स्नान किंवा स्पंज करण्याचा सल्ला देऊ नका. कारण अचानक शरीराचे तापमान कमी होण्याने शरीर थरथरू लागते आणि ही स्थिती स्वास्थ्यासाठी हानिकारक ठरते.
- उन्हाळा असेल तर कुलर किंवा पंखा लावू नका आणि रुग्णाला हलके आरामदायक सुती कपडे घाला.
- रुग्णाला अधिकाधिक पेयपदार्थ पिण्यासाठी द्या. परिणामी रुग्ण अधिक प्रमाणात मूत्रविसर्जन करेल आणि त्याला घामही येईल. पाण्याऐवजी रुग्णाला मोसंबी किंवा संत्र्याचा रस दिला जाऊ शकतो.
- रुग्णाला जर गरम पाणी प्यायची इच्छा असेल तर त्याला तुळस घालून चहा द्या.
- पूर्णपणे आराम हाच ज्वराच्या संक्रमणाशी लढण्याचा एक उपयुक्त पर्याय आहे.
- ज्वर १०२ डिग्री फॅरेनाईटपेक्षा जास्त असेल आणि थंड पाण्याच्या पट्ट्यांनीदेखील कमी होत नसेल तर क्रोसिन किंवा निमूलीड यांसारखी ॲलोपॅथिक औषधे द्यायला हरकत नाही. ही औषधे ताप कमी करण्यासाठी उपयुक्त ठरत

असतील तर होमिओपॅथिक औषधोपचार चालू असतील तरी त्यात बाधा येत नाही.

- खालील लक्षणे असतील तर तुम्हाला वैद्यकीय उपचाराची आवश्यकता आहे-
- ज्वर १०३ डिग्री फॅरेनाईटपेक्षा जास्त आहे.
- थंड पट्ट्यांनीदेखील ज्वर कमी होत नाही.
- ज्वरासोबतच प्रचंड डोकेदुखी किंवा उलट्या होत आहेत.
- ज्वरासोबत मान आखडणे, त्वचेवर पुरळ येणे, पोटात वेदना किंवा लघवी संबंधी समस्या आणि पूर्णपणे गोंधळलेली अवस्था आहे.
- दोन ते सहा महिन्याच्या नवजात शिशुंमध्ये जर १०१ डिग्री फॅरेनाईटपेक्षा जास्त ज्वर आहे.
- सहा महिने ते दीड वर्षांच्या शिशुंमध्ये १०२ डिग्री फॅरेनाईटपेक्षा जास्त ज्वर असेल तर.

औषधे

- ज्वर थंड हवा लागल्यामुळे असेल, तहान लागली असेल, घाम आणि भीती वाटत असेल - **एकोनाइटम नॅपेलस** ३०चा डोस प्रत्येक अडीच तासांनंतर एकदा, दिवसातून पाच वेळा घ्या. दुसऱ्या दिवशी दिवशी ४ वेळा, तिसऱ्या दिवशी दिवसातून ३ वेळा घ्या, एकूण ६ दिवस औषध घ्यावे.
- चेहरा थंड, हाताचे पंजे गरम, थंडी जाणवणे, पोटात दुखणे -**सिना मॅरिटिमा** ३० - पहिल्या दिवशी दिवसात ४ वेळा, पुढील ५ दिवस दिवसातून ३ वेळा घ्या.
- खोकल्यासोबत ताप, हाडांमध्ये वेदना, थंडी लागल्यावर तहान लागणे, खोकला, अस्वस्थता आणि जुलाब, ज्वरासोबत - **रस टॉक्सीकोडेंड्रॉन** ३० - पहिल्या दिवशी दिवसात ४ वेळा, पुढील ५ दिवस दिवसात ३ वेळा घ्या.
- टॉन्सिल्सच्या सूजेसह तीव्र ताप, कोरडी आणि जळणारी उष्णता, चेहरा लालसर, डोकेदुखी, पाय बर्फासारखे थंड, पण ज्वरासोबत तहान न लागणे - **बॅलाडोना** ३० - पहिल्या दिवशी दिवसातून ५ वेळा, दुसऱ्या दिवशी ४ वेळा आणि पुढील ३ दिवस दिवसातून ३ वेळा घ्या.

- तापासोबत सर्दी, अस्वस्थता, वारंवार तहान लागणे. परंतु एका वेळी थोडेच पाणी पिणे - ही लक्षणे जाणवत असतील तर **आर्सेनिकम एल्बम** ३० - पहिल्या दिवशी दिवसातून ४ वेळा, पुढील ५ दिवस दिवसातून ३ वेळा घ्या.
- तापासोबत बद्धकोष्ठता, थंडी वाजणे, तापाच्या पहिल्या अवस्थेत अंग झाकण्याची इच्छा, न झाकल्यास थंडी वाजणे, परंतु तरीही न झाकणे, ताप बहुतेक वेळा सकाळीच येणे - **नक्स वॉमिका** ३० - पहिल्या दिवशी दिवसातून ४ वेळा, पुढील ५ दिवस दिवसातून ३ वेळा घ्या.
- सर्व सर्दी-पडसे आणि दाहक (कॅटर्हल व इनफ्लेमेटरी) तापाच्या पहिल्या अवस्थेत, डोकेदुखीत थंडाव्याने अराम, दररोज दुपारी १ वाजता थंडी वाजणे - **फेरम फॉस्फोरिकम** ३० - पहिल्या दिवशी दिवसातून ४ वेळा, पुढील ५ दिवस दिवसातून ३ वेळा घ्या.

टीप: ज्वर ताप १००°F (३७.८°C) पेक्षा जास्त असेल तर औषध देऊ नये. ताप कमी झाल्यावरच औषध देणे योग्य.

पोट फुगणे किंवा गॅसविषयी जाणून घ्या

FLATULENCE

फ्लॅटुलन्स म्हणजेच सामान्य भाषेत गॅस. पोटात गॅस होण्यालाच फ्लॅटुलन्स असे म्हणतात. पोटातील वात किंवा गॅस हा गुदद्वाराकडून पास होतो किंवा ढेकराच्या रूपात वर चढून पास होतो किंवा पोटातच राहतो आणि पोट फुगते.

पचनक्रियेत गॅस तयार होणे हा सामान्य विकार आहे. जवळपास सर्वच स्थितीमध्ये गॅसचे कारण बद्धकोष्ठता किंवा अपचन असते, परंतु आतड्यांमध्ये समस्या निर्माण करणारे काही लक्षण (इरिटेबल बॉवेल सिंड्रोम), पित्ताशयात खडे होणे, आमाशयातील अम्लीय छाले (पेप्टिक अल्सर) इत्यादी कारणेदेखील नाकारली जाऊ शकत नाही. पोटामध्ये गॅस एकत्रित होणे सुरू होते आणि त्यामुळे पोट फुगायला सुरुवात होते. ही बेचैनी एक तर गॅसचे तोंडावाटे ढेकर येण्याने किंवा गुदद्वारावाटे गॅस पास होण्याने ठीक होऊ शकते. अन्य व्यक्तींसमोर जोरात आवाज करून ढेकर येणे किंवा गॅस पास होणे ही बाब रुग्णांना लाजिरवाणी वाटते.

प्रथमोपचार

- गॅसची समस्या ठीक करण्यासाठी सर्वांत उपयुक्त इलाज म्हणजे आपली जीवनशैली आणि अन्नसेवनाच्या सवयी बदलणे. आपल्या समस्या जर अधिक

नसतील तर नियंत्रित आहारानेदेखील त्या अर्ध्या कमी होऊ शकतात.

- आपण आपला आहार तपासला तर त्यामध्ये कितीतरी अपाच्य आणि वातयुक्त पदार्थ असतात. अधिक वातयुक्त अन्नपदार्थ, तेलकट तसेच फास्टफूड खाणे टाळा. अन्न जेव्हा पचत नाही आणि पोटातच खराब होऊ लागते तेव्हा गॅस तयार होतो.
- गॅसची समस्या ज्यांना जाणवते त्यांनी कडधान्य, (राजमा, छोले, हरभरे,) कॉलीफ्लॉवर, कांदा, सोडायुक्त पेय पदार्थ, कच्चे अन्न, कच्ची फळे, स्टार्च आणि प्रोटीनयुक्त अन्नपदार्थ टाळावेत.
- अँटिबायोटिक औषध डॉक्टरांच्या सल्ल्याशिवाय घेऊ नये. ही औषधे आतड्यांमधील चयापचय क्रिया आणि सूक्ष्मजीवांच्या क्रिया बदलून टाकतात.
- रात्री हलका आहार घ्यायला हवा, तसेच थोडेसे चालायला हवे.
- सकाळी लवकर उठून रोज हलका व्यायाम करण्याची सवय स्वतःला लावून घ्या.

औषधे

- येथे केवळ तीनच औषधे प्रथमोपचारासाठी सूचित केली आहेत.
- गॅस पोटाच्या वरच्या भागात अडकला आहे, ज्यामुळे छातीत दुखणे, श्वास घेण्यास त्रास, ढेकर येणे, जडपणा, पोट फुगलेले वाटणे, झोप येणे, पोट अतिरिक्त फुगणे आणि गॅस पास झाल्यावर आराम मिळणे - **कार्बो वेजिटॅबिलिस** ३० हे औषध दिवसातून ४ वेळा, २ दिवस घ्या. पुढील ३ ते ६ दिवस दिवसातून ३ वेळा घ्या.
- गॅससह पोटात थोडे दुखणे, जेवणानंतर पोटात जडपणा, अधिक चहा पिण्यामुळे दुष्परिणाम, कडवट ढेकरांमुळे आराम न होणे, उचक्या येणे, तोंडाने ढेकरांद्वारा आणि गुदद्वाराद्वारे गॅस बाहेर न जाणे - **चायना ऑफिसिनॅलिस** ३० हे औषध दिवसातून ४ वेळा, २ दिवस घ्या. पुढील ३ ते ६ दिवस दिवसातून ३ वेळा घ्या.
- खराब किंवा सडलेले अन्न, कडधान्य, फ्लॉवर खाल्ल्याने गॅस होणे, जास्त भूक लागणे, अन्नाचा आंबट स्वाद, थोडेसे खाल्ल्यावरच पोट भरल्यासारखे वाटणे, जळजळयुक्त ढेकर, त्यामुळे घशात अनेक तासांपर्यंत जळजळ होणे, पोट

भरलेले आणि फुगलेले वाटणे – **लायकोपोडियम** ३० हे औषध दिवसातून ३ वेळा, केवळ ३ दिवस घ्या.

टीप : वरील औषधोपचारानंतर एका आठवड्यात आराम मिळाला नाही तर होमिओपॅथिक डॉक्टरांचा सल्ला घ्या.

हिरड्यांच्या समस्यांविषयी जाणून घ्या

GUM DISORDER

हिरड्या ही एक अशी जागा आहे, ज्यावर दात मजबूतपणे टिकून असतात. दातांच्या मुळाशी असलेला आसपासचा पूर्ण भाग तसेच पूर्ण दातांच्या वर आणि खालील एक रांग एक मांसल संरचना बनते, त्यालाच हिरड्या असे म्हणतात. दात साफ करण्यासाठी कडक ब्रश वापरणे किंवा जबड्यावर कोणत्याही प्रकारे मार लागून किंवा अन्य कारणांनी दुखापत होण्याने किंवा टूथपिकने दातात अडकलेले अन्न काढल्याने हिरड्यांमधून रक्तस्राव होतो. अशा वेळीच आपल्याला हिरड्यांची जाणीव होते. या दुखापतींव्यतिरिक्त हिरड्यामध्ये सूज येणे आणि त्यामधून रक्तस्राव होणे तसेच तोंडातून दुर्गंधी येणे ही लक्षणे दिसत असतील तर त्यांकडे लक्ष देण्याची आवश्यकता आहे.

दातावर जेव्हा थर, बॅक्टेरिया जमा झालेले असतील, दातावर साठलेले अन्नकण रोज ब्रश किंवा बोटाने साफ केले जात नसतील, तेव्हा हिरड्यांमध्ये सूज आणि वेदना होतात. थर जेव्हा दात आणि हिरड्यांच्या किनाऱ्यावर जमा होतो तेव्हा खडूसारखा पदार्थ बनतो, ज्याला टार्टर (दाताचा मळ) म्हटले जाते. टार्टरमुळे हिरड्यांवर सूज आणि वेदना होतात. याकडे अधिक काळ दुर्लक्ष झाले तर दात आणि हिरड्या यांची सुरक्षा कमी होऊन दात तुटू लागतात. यामुळे तोंडाचे अनेक विकार होण्याची शक्यता असते. इतर कारणांमध्ये असंतुलित आहार, खाद्यपदार्थांची ॲलर्जी ही कारणे असू शकतात. दररोज व्यवस्थित ब्रश केला किंवा हाताच्या बोटाने हिरड्यांना मसाज केला तर हिरड्यांच्या विकारांची शक्यता ५० टक्क्याने कमी होऊ शकते.

प्रथमोपचार

- रोज सकाळी हर्बल टूथपेस्टने दात घासा.
- रोज रात्री झोपण्यापूर्वी दात आणि हिरड्या यांना हर्बल मंजन लावून मसाज

करा.

- आठवड्यातून एकदा दातून करण्याची सवय ठेवा.
- प्रत्येक वेळी जेवणानंतर कमीत कमी दहा वेळा पाण्याने गुळण्या करा.
- गरम अन्न खाल्ल्यानंतर लगेचच थंड पाणी पिऊ नका. त्याचप्रमाणे अती गरम पदार्थही खाऊ नका.
- प्रत्येक जेवणानंतर टूथपिकचा उपयोग करा आणि गुळण्या करा, ज्यामुळे अन्नकण दातांमध्ये राहणार नाहीत.
- हिरड्यांमधून रक्तस्राव होत असेल तर बोटांनी हिरड्यांवर आणि दातांवर मोहरीचे तेल आणि मीठ दिवसातून एकदा लावा आणि दहा मिनिटे ठेवून थुंकून टाका. जोपर्यंत तोंडात मूळ चव येत नाही, तोपर्यंत पाण्याने गुळण्या न करता थुंकत राहा.
- आंबट पदार्थ, कांदा, लाल मिरची, अति गोड अन्नपदार्थ टाळा. अन्नपदार्थ व्यवस्थित चावून खा आणि बद्धकोष्ठतेपासून स्वतःचा बचाव करा.

औषधे

- ब्रश करताना हिरड्यांतून रक्त येणे, सूज येणे आणि अती थंड पाणी प्यावेसे वाटणे – **फॉस्फोरस** २००चा एक डोस घेऊन परिस्थिती सुधारण्यासाठी तीन दिवस प्रतीक्षा करा. काही फायदा झाला नाही, तर डॉक्टरांचा सल्ला घ्या. **फॉस्फोरस** घेण्याने रक्तस्राव थांबला असेल, तर दहा दिवसांनी पुन्हा एक डोस घ्या. दात काढल्यानंतर जर रक्त थांबत नसेल, तर **फॉस्फोरस** २००चा एक डोस घेतला की रक्त थांबते.
- हिरड्या थंड हवा आणि थंड पाण्याने संवेदनशील होणे, हिरड्यांवर वेदनादायक फोड किंवा जखमा असणे – **सिलिशिया टेरा** २००चा एक डोस वरीलप्रमाणे घ्या.
- हिरड्यांत वेदना, दात काढल्यानंतर वेदना – **अर्निका मोंटाना** ३०, दिवसातून तीन वेळा, तीन दिवस घ्या.
- दात संवेदनशील आणि हिरड्या कमकुवत होणे, ब्रश करताना हिरड्यांतून रक्त येणे – **कार्बो वेजिटॅबिलिस** ३०, दिवसातून तीन वेळा, सात दिवस घ्या.

- हिरड्या फुगणे व कमकुवत असणे, सहज रक्त येणे, स्पर्श करताना तीव्र वेदना आणि चावताना वेदना होणे – **मर्क्युरियस सोल्युबिलिस** ३० हे औषध दिवसातून तीन वेळा, सात दिवस घ्या.

पित्ताशयाच्या विकाराविषयी जाणून घ्या
GALLBLADDER DISEASE

Gall म्हणजे पित्त आणि Gallbladder म्हणजे यकृतासोबत जोडलेला अवयव, ज्यामध्ये पित्त एकत्र होते. हा एक महत्त्वपूर्ण अवयव आहे, जो आपल्या पचनक्रियेत मदत करतो. पित्त एक असा पाचक रस आहे, जो यकृतातून निघून पित्ताशयामध्ये एकत्र केला जातो. जेव्हा एखादे फॅटयुक्त अन्न पोटात किंवा आतड्यात येते, तेव्हा पित्ताशयातून पित्त निघून ते फॅट्सचे तुकडे करते, ज्यामुळे पचनक्रिया सोपी होऊन जाते. तेलकट, मसालेदार आणि अनियमित अन्न सेवन करण्याने पित्त स्राव कमी होतो. या स्थितीत पित्त तेथे जमा होऊ लागते आणि असे वारंवार जमा झालेले पित्त खड्यांमध्ये रूपांतरित होते.

पित्ताशयात खडे होणे हा पित्ताशयाचा प्रमुख आजार आहे. खडे अगदी दोन सेंटीमीटरपर्यंतही किंवा अनेक छोट्या छोट्या स्वरूपात असू शकतात. काही खडे इतके छोटे असतात, की ते नकळत बाहेर निघूनही जातात, ज्याचा मनुष्यालाही पत्ता लागत नाही. खडे बनण्याने पित्तमार्गात अडथळा निर्माण होतो. त्यामुळे वेदना होतात किंवा खडे मोठे झाले तर ते पित्ताशयाच्या आतील थरावर घर्षण करतात.

प्रथमोपचार

- मांसाहारी भोजन कमी प्रमाणात ग्रहण करावे.
- साखर आणि अतिरिक्त गोड खाणे बंद करावे.
- स्टार्च, फॅट्स, कॅल्शियम, सॉल्ट यांचे सेवन बंद करावे.
- दूध, पनीर, लोणी, फॅट्सयुक्त पदार्थ, केक, बिस्किट, अंडी मर्यादित प्रमाणात सेवन करावे.
- अन्न वेळेवर खावे किंवा अर्ध्या तासापेक्षा जास्त उशीर करू नये.
- भाज्या आणि फळे यांचा आहारात समावेश असावा. द्राक्षं, पपई, सफरचंद, नारळ, आंबा व लिची ही फळे अधिक प्रमाणात खावीत.
- टोमॅटो, हिरव्या भाज्या कमी खाव्यात.

- चहा, कॉफी यांचे सेवन टाळावे.

औषधे

- पित्ताशयातील खडे विरघळण्यासाठी किंवा बाहेर टाकण्यासाठी – **चेलीडोनियम मेजस** Q, १० थेंब अर्धा कप ताज्या पाण्यात, दिवसातून तीन वेळा, दहा दिवस घ्या. पंधरा दिवसानंतर अनुभवी डॉक्टरांशी संपर्क साधा, पित्ताशयातील खड्यांसाठी तज्ज्ञ मार्गदर्शन गरजेचे आहे.
- पोटदुखी – **कल्केरिया कार्बोनिया** ३० हे औषध प्रत्येक १० मिनिटांनंतर ३ डोस घ्या. वेदना कमी होत नसतील तर डॉक्टरांशी संपर्क साधा.
- वारंवार खडे बनण्यापासून थांबवण्यासाठी – **चायना ऑफिसिन्यालीसी** २०० दर महिन्याला एक डोस घ्या.

टीप : या आजाराच्या उपचारासाठी स्वतः औषध घेण्यापेक्षा तुम्ही होमिओपॅथिक डॉक्टरशी संपर्क साधणे श्रेयस्कर.

डोकेदुखीविषयी जाणून घ्या

HEADACHE

डोकेदुखी हा आजार नसून अपचन, सर्दी, फ्लू, व्हायरल संक्रमण (इन्फेक्शन), पोषणमूल्यांची कमतरता, सायनस संक्रमण, अतिरिक्त मद्यसेवन, उपवास, दातांच्या समस्या, डोळ्यांच्या समस्या, हार्मोन्समधील बदल, अनियमित मासिक पाळी, रक्त साकळणे (शरीराच्या कोणत्याही एका भागामध्ये असाधारणरीत्या रक्त जमा होणे) आणि मानसिक तणाव इत्यादी सर्वसाधारण आजारांचे ते एक लक्षण आहे.

या वेदना अत्यल्पही असू शकतात आणि अगदी एक मिनिटापासून अधिक काळपर्यंत होऊ शकतात. डोकेदुखीमध्ये डोके जड होणे, डोक्याच्या एका टोकापासून दुसऱ्या टोकापर्यंत वेदना होणे, डोळे जड होणे इत्यादी लक्षणे असू शकतात. ध्वनी, प्रकाश, मानसिक कारणांनी हे वाढू शकते. डोकेदुखीची जागादेखील वेगवेगळी असू शकते. या वेदना कपाळ, कानशील, मस्तक, डोक्याचा मागचा भाग, डोक्याच्या उजवीकडे किंवा डावीकडे होऊ शकतात.

प्रथमोपचार

- अधिक प्रमाणात पाणी प्यावे.
- तुम्ही जर चहा पीत असाल तर याने डोकेदुखीमध्ये थोडा आराम मिळतो.

- तेलाने कपाळावर आणि कानशिलावर मसाज करावा.
- वेदना असणाऱ्या जागेवर बोटांनी तसेच मुठीने दाबावे.
- डोक्याच्या चारही बाजूला कपडा बांधून वेदनांमध्ये आराम मिळत असेल तर तसे करावे.
- तुम्ही जर धूम्रपान करत असाल तर डोकेदुखीच्या वेळी धूम्रपान करू नये.
- थंड व गरम पट्ट्या आळीपाळीने मानेच्या मागील भागावर ठेवाव्यात, यामुळेही आराम मिळतो.
- तुम्हाला डॉक्टरांची आवश्यकता आहे जेव्हा,
- डोकेदुखी रक्त साकळण्याने (शरीराच्या कोणत्याही एका भागात असाधारणरीत्या रक्त जमा होणे) किंवा सूज आल्यामुळे होत असेल.
- डोकेदुखी नेहमी आणि वारंवार होत असेल.
- मान आखडणे, उलटी, ज्वर, त्वचेवर दाण्यासारखे पुरळ येणे आणि दृष्टीसंबंधी काही समस्या असेल.

औषधे

- डोकेदुखीसोबत वारंवार भीतीची भावना, जीभ स्वच्छ - **इपिकॅक** ३० हे औषध दिवसातून तीन वेळा, तीन दिवसांपर्यंत घ्या.
- थांबून थांबून होणाऱ्या वेदना, डोकेदुखी दरम्यान डोके गरम होणे, वेदना कानशील, कपाळ, मानेच्या मागील भागावर अधिक होणे, उजेड, तीव्र आवाज आणि दुपारी झोपण्याने वेदनांमध्ये वाढ, रक्ताभिसरण डोक्याकडे होणे - **बॅलाडोना**, दिवसातून सहा वेळा एक दिवस घ्या. त्यानंतर दुसऱ्या दिवशी दिवसातून चार वेळा, त्यानंतरचे दोन दिवस दिवसातून तीन वेळा घ्या.
- अतिरिक्त अन्नसेवनामुळे, जिभेवर पांढरा थर, आंघोळ करण्यामुळे डोकेदुखीमध्ये वाढ - **अँटीमोनियम कूडम** ३० हे औषध दिवसातून तीन वेळा, सात दिवसापर्यंत घ्या.
- कोरड्या हवेच्या संपर्कात येण्याने - **एकोनाइटम नॅपेलस** ३०, पहिल्या दिवशी, दिवसातून चार वेळा घ्या, त्यानंतर दोन दिवस, दिवसातून तीन वेळा घ्या.
- हातोडा मारल्यासारख्या वेदना, उन्हात जाण्याने वेदनांमध्ये वाढ, मासिक

पाळीच्या वेळी, शाळकरी मुलींमधील डोकेदुखी - **नॅट्रम म्युरियाटीकम** ३० दिवसातून तीन वेळा, तीन दिवस घ्या.

- अभ्यास करतेवेळी डोकेदुखी - **नॅट्रम कार्बोनिकम** ३० दिवसातून तीन वेळा, सात दिवस घ्या.
- डोकेदुखी मानेच्या मागील भागापासून सुरू होऊन पूर्ण डोक्यापर्यंत पसरणे, एकदम गप्प, शांततेत पडून राहण्याची इच्छा, लघवी केल्याने आराम वाटणे, मानसिक थकवा, धूम्रपान आणि सूर्याच्या गर्मीमुळे डोकेदुखी - **जेल्सेमियम सेम्परवीरेंस** ३० हे औषध दिवसातून तीन वेळा तीन दिवस घ्या.
- डोके फुटण्यासारख्या वेदना, खाली वाकल्याने, खोकल्याने तसेच हालचाल करण्याने वेदनांमध्ये वाढ, तहान जास्त लागणे आणि बद्धकोष्ठता - **ब्रायोनिया अल्बा** ३० हे औषध दिवसातून तीन वेळा तीन दिवस घ्या.
- दुःख, नैराश्य, आप्तेष्टांचा मृत्यू, श्वासाद्वारे धूर घेणे, वाकण्याने डोकेदुखीमध्ये वाढ, डोक्याच्या दोन्ही बाजूंना खिळे टोचण्याची किंवा ठोकण्याची जाणीव - **इग्नेशिया अमारा** ३० हे औषध दिवसातून तीन वेळा, तीन दिवस घ्या.
- सायनसमुळे डोकेदुखी, नाकाच्या मुळाशी वेदना, भुवयांच्या वरील बाजूस वेदना - **काली बायक्रोमिकम** २००चा एक डोस एका दिवशी असे दोन दिवस घ्या.
- महिला आणि मुलींमध्ये जड, तेलकट अन्न खाण्याने डोकेदुखी, तहान न लागणे, मोकळ्या हवेत डोकेदुखीमध्ये आराम वाटणे, डोक्याच्या विविध दिशांमध्ये पसरणाऱ्या वेदना, वेदना उजव्या कानशिलापासून सुरू होणे, अधिक कामामुळे डोकेदुखी - **पल्सेटीला नाइग्रिकंस** ३० दिवसातून तीन वेळा, सात दिवस घ्या.
- डोळ्यांवर तणाव, शिलाई काम करण्यामुळे डोकेदुखी, खिळे टोचण्यासारख्या वेदना, अधिक मादक पेय पिण्याने डोकेदुखी - **रुटा ग्रेव्हीओलेन्स** ३० हे औषध दिवसातून तीन वेळा, सात दिवस घ्या.
- मद्यपान केल्यानंतर, सूर्यप्रकाशात, सुस्त दिनचर्येमुळे डोकेदुखी, थंड रुग्णांमधील डोकेदुखी, सकाळी वेदनांमध्ये वाढ - **नक्स व्हॉमिका**, दिवसातून तीन वेळा, सात दिवस घ्या.

- उष्माघातामुळे, मासिक पाळी बंद होण्याने किंवा मासिक पाळी येण्यापूर्वी डोकेदुखी, सूर्यप्रकाशासोबत डोकेदुखी कमी किंवा जास्त होणे - **ग्लोनॉयनम** ३० हे औषध दिवसातून तीन वेळा, सात दिवस घ्या.
- डोकेदुखी डोक्याच्या मागील भागापासून सुरू होऊन मस्तकावर पसरणे आणि उजव्या डोळ्यांवर येऊन स्थिरावणे, असे दर सात दिवसाच्या अंतराने होणे - **सांगुईनेरिया कॅनडेन्सिस** ३० हे औषध दिवसातून तीन वेळा, सात दिवस घ्या.
- डोकेदुखी कपाळाच्या खाली, कानशिलावर आणि डोळ्यांपर्यंत वेदना जाणे- उदाहरणार्थ, डोक्याच्या चारही बाजूला एखादा बँड बांधल्याची जाणीव होणे, डोकेदुखी डोक्याच्या मागील भागापासून सुरू होऊन डोक्याच्या इतर भागात पसरून डाव्या डोळ्यांवर येऊन स्थिरावणे - **स्पाईजेलिया अन्थेलमिया** ३० हे औषध दिवसातून तीन वेळा, सात दिवस घ्या.

उच्च रक्तदाबाविषयी जाणून घ्या

HYPERTENSION OR HIGH BLOOD PRESSURE

धमन्यांमध्ये जेव्हा रक्तप्रवाह होतो, तेव्हा रक्त धमन्यांच्या आतील भिंतीवर दबाव टाकते. हा दबाव सामान्य दबावापेक्षा अधिक होतो, तेव्हा या स्थितीला उच्च रक्तदाब असे म्हणतात. आपण जर वैद्यकीय शास्त्रानुसार या आजाराची कारणे पाहिली तर ती अनेक आहेत. सामान्यपणे दोन महत्त्वपूर्ण कारणे आहेत. एक म्हणजे व्यायाम किंवा शारीरिक श्रमाची कमतरता आणि दुसरे कारण म्हणजे चिंता किंवा तणाव. आपण जर आपले राहणीमान आणि विचार बदलले तर उच्च रक्तदाब कमी होऊ शकतो. सामान्यतः रक्तदाब हा मोजण्याच्या यंत्रावर १२०/८० एम. एम. एच. जी. आहे. हा जर १४०/९० एम. एम. एच. जी.पेक्षा जास्त दाखवत असेल, तर याचा अर्थ उच्च रक्तदाब आहे. स्थूलपणा, अतिरिक्त मद्यपान, सुस्त जीवनशैली, वाढते वय आणि धमन्यांचे काही आनुवंशिक आजार ही इतर अनेक कारणे असू शकतात.

वय वर्षे ४० नंतर दर महिन्याला रक्तदाबाची तपासणी करायला हवी. काही वेळा जोपर्यंत उच्च रक्तदाब प्रकर्षाने वाढत नाही, तोपर्यंत याचे लक्षण स्पष्ट दिसत नाही. तसेच ते रुग्णाला जाणवतदेखील नाही. यासाठी वय वर्षे ४० नंतर तपासणी करणे गरजेचे आहे. विशेषतः ज्यांच्या आई-वडिलांना हा आजार आहे, त्यांनी तपासणी करणे गरजेचे आहे. रुटीन चेकअप करताना किंवा एखाद्या इतर आजारासाठी चेकअप करताना जर रक्तदाब वाढलेला असेल आणि वय ४० पेक्षा

कमी असेल तर लक्ष देण्याची आवश्यकता आहे. धूम्रपान हेदेखील उच्च रक्तदाबाचे एक कारण आहे.

बचाव

- तुम्ही जर धूम्रपान करत असाल तर धूम्रपान करणे सोडून द्या.
- रोज शारीरिक व्यायाम करण्याचा प्रयत्न करा. सकाळी चालायला जाणे, सायकल चालवणे किंवा पोहणे सुरू करा.
- चरबीयुक्त आणि स्टार्चयुक्त आहार घेऊ नका.
- अतिरिक्त मद्यपान टाळा.
- तुमचे वजन जास्त असेल तर योगाभ्यासाने वजन कमी करा.
- मिठाचे सेवन कमी करा. यावर अनेक वाद आहेत, परंतु बहुसंख्य डॉक्टर मीठ कमी खाण्याचा सल्ला देतात. जे लोक मिठाविषयी संवेदनशील आहेत, म्हणजे जास्त मीठ खाल्ल्याने ज्यांचा रक्तदाब वाढतो त्यांनाच मीठ कमी खाण्याचा सल्ला दिला जातो. मिठाची संवेदनशीलता तपासण्याचा सर्वांत चांगला मार्ग हा आहे की पंधरा दिवसापर्यंत मिठाचे सेवन कमी करा. हा प्रयोग सुरू करण्यापूर्वी आणि नंतर रक्तदाब मोजा म्हणजे फरक कळून येईल.
- भाज्या आणि फळे अधिक प्रमाणात खा आणि मांसाहार टाळा.
- सकाळी नाश्त्यानंतर दोन लसूण पाकळ्या खा.
- आपल्या कामकाजात आणि व्यापारात चिंता आणि तणाव टाळा.

औषधे

प्रथमोपचार : घरी कोणताही उपचार करू नका. डॉक्टरांशी संपर्क साधणे योग्य.

टीप : तुम्हाला बेशुद्धी, चक्कर, थकवा आणि डोकेदुखी जाणवेल तेव्हा डॉक्टरांशी संपर्क साधा. तुम्हाला जर श्वास घेण्यात अडचण, दंड किंवा छातीत वेदना आणि जीव घाबरणे यांपैकी काही होत असेल तर त्वरित डॉक्टरांशी संपर्क साधा.

खाज

ITCHING*

खाज आणि पित्त हे वेगवेगळे आजार आहेत. या दोन्हीमध्ये गोंधळून जाता कामा नये. पित्त हे विंचवाच्या डंखासारखे गोल किंवा अंडाकृती, त्वचेवर साधारण वर आलेल्या लाल चकती मुळे होणारी खाज आहे. या चकत्या अचानक दिसू लागतात व तशाच अचानक निघूनही जातात. खाजवण्याने व थंडाव्याच्या संपर्कात आल्याने बरेचदा उत्तेजित होतात आणि अतिशय खाज व उष्णता निर्माण करतात.*

खाजे विषयी जाणून घ्या

खाज सुखदायक आणि त्रासदायक दोन्ही मानली जाते. यातील चिडचिड आणि त्रस्त करणाऱ्या लक्षणांवरून असे दिसून येते की व्यक्ती एखाद्या गंभीर त्वचा रोगाने ग्रासलेली आहे. खाज एखादी एलर्जी, कोरडी त्वचा, अत्तर किंवा परफ्युममुळे होणारा त्रास, एखादे रसायन व घरगुती वस्तूंमुळे देखील होऊ शकते. अपाच्य जड अन्न, मादक पेय पदार्थ, अतिरिक्त उष्णता किंवा थंडावा, शारीरिक इन्फेक्शन, जुनाट आजार इत्यादी खाजेची कारणे असू शकतात. ज्यांची त्वचा संवेदनशील आहे, त्यांची खाजेची प्रवृत्ती असते. कठीण साबण व डिटर्जंटमुळे अतिरिक्त आंघोळ व कपडे धुणे ही देखील खाजेची कारणे असू शकतात. कधी कधी थायरॉईडची समस्या व मधुमेहाच्या कारणाने देखील खाज होऊ शकते. खाजेसोबतच त्वचेवर दाणे (रॅश) येणे, एखाद्या त्वचा रोगाशी संबंधित असते आणि कुठल्याही रॅश शिवाय खाज येणे, एखादी एलर्जी किंवा मानसिक तणावाचे कारण असू शकते.

प्रथमोपचार

- खाज येईल तेव्हा तुम्ही तिथे ओला कपडा गुंडाळणे योग्य ठरते.
- खाज येईल तेव्हा न खाजवता त्यावर दाब द्या.
- खाजेच्या जागी हात लावणे कमी करा, ज्याने खाज कमी होते.
- गरम पाण्याने अंघोळ करू नये. अधिकांश वेळा खाज वाढू शकते.
- त्वचेसाठी उग्र वासाच्या साबणाचा वापर करू नये. सौम्य साबण किंवा साबणाशिवाय आंघोळ करणे योग्य ठरेल.
- त्वचेवर सूज असेल तर ही खाज दाद (एक्झिमा) आहे. त्वचा संक्रमित झाली आहे किंवा एखादा आंतरिक आजार खाजेचे कारण आहे.

- खाज जर अधिक काळासाठी होत असेल आणि रुग्ण गर्भवती महिला असेल तर डॉक्टरांशी संपर्क साधा.

औषधे

- शरीराच्या काही भागात अतिशय खाज, रुग्ण खाजवता खाजवता रक्त येऊ लागते, **मिजेरियम** ३०, दिवसातून तीन वेळा, तीन दिवस घ्या.
- दाण्यांशिवाय (रॅशशिवाय) येणारी खाज, भिंतीवर घासल्याने रुग्णाला बरे वाटते, **डोलीकोस प्रूरियन्स** ३०, दिवसातून तीन वेळा, तीन दिवस घ्या.
- कोरड्या त्वचेसोबत अंथरुणात आणि संध्याकाळच्या वेळी खाज येणे, कपडे बदलताना खाज येणे, **सल्फर** ३०, दिवसातून दोन वेळा, दोन दिवस घ्या.
- सल्फर काम करणार नाही तेव्हा **कार्बो वेजिटेबलिस** ३० , दिवसातून तीन वेळा, दोन दिवस घ्या.
- खाजेसोबत ज्वर आल्यासारखे वाटणे, त्वचा लाल होणे, तहान लागणे, रात्रीच्या वेळी अधिक खाजणे, **एकोनाइटम नॅपेलस** ३०, दिवसातून तीन वेळा, तीन दिवस घ्या.
- लालपणा सोबत खाज, त्वचेवर थोडी सूज आणि जळजळ, उष्णतेने जळजळ वाढणे, पित्त उठल्यासारखे दाणे, **ऱ्हस टॉक्सिकोडेंड्रॉन** ३०, दिवसातून तीन वेळा तीन दिवस घ्या.

अपचनाविषयी जाणून घ्या
INDIGESTION

पचनक्रियेमध्ये अन्न पोट आणि इतर अवयवांमध्ये जाते, जिथे एक दुधासारखा पातळ पदार्थ म्हणजेच अन्नरस तयार होतो. त्यामुळे रक्त तयार होते, जे शरीर निरोगी ठेवण्यासाठी साहाय्यक ठरते.

निरोगी शरीरात ही पचनप्रक्रिया सहजपणे, लवकर तसेच पूर्णपणे होते. परंतु अपचन हे वेदनादायक, मंद आणि अपूर्ण असते.

अपचनाची मुख्य कारणे आहेत - भरभर जेवणे, अतिरिक्त अन्नसेवन, विविध प्रकारचे भोजन, वारंवार खाणे, चरबीयुक्त अन्न खाणे आणि त्यानंतर फळ खाणे, अतिरिक्त मद्यपान, तंबाखू खाणे, अतिरिक्त शीत पेय, अतिरिक्त चहा किंवा कॉफी पिणे, डॉक्टरांच्या सल्ल्याशिवाय अपचनासाठी अतिरिक्त औषधे घेणे, अतिरिक्त

धूम्रपान करणे, तेलकट, मसालेदार, जड, अपाच्य अन्नसेवन, उशिरा जेवणे, अतिरिक्त शारीरिक आणि मानसिक तणाव इत्यादी. सारांश, कोणत्याही पदार्थाचा अतिरेक हे अपचनाचे प्रमुख कारण आहे.

प्रथमोपचार

- ज्या व्यक्तीला अपचनाची समस्या आहे, त्याने सर्वप्रथम वर नमूद केलेल्या अनुचित खाण्याच्या सवयी बदलायला हव्यात.
- वारंवार खाऊ नये.
- अतिरिक्त अन्न सेवन करू नये.
- अन्न व्यवस्थित चावून खाणे गरजेचे आहे. तुमच्या दातांमधून हिरड्यांमधून रक्त येणे, दात किडणे, तुटणे इत्यादी समस्या असतील तर त्यांचा उपचार करावा.
- एक वेळच्या जेवणात विभिन्न प्रकारचे पदार्थ खाऊ नयेत.
- जेवणाची वेळ ठरलेली असावी, रात्रीचे जेवण खूप उशिरा घेऊ नये. रात्री लवकर झोपावे आणि सकाळी लवकर उठावे.
- जेवणासोबत एक ग्लासापेक्षा जास्त पाणी पिऊ नये. जेवणाच्या अर्धा तास आधी आणि अर्धा तास नंतर पाणी प्यावे.
- जेवणानंतर व्यायाम करू नये.
- खालील समस्या जाणवत असतील डॉक्टरांशी संपर्क साधा–
- वारंवार अपचनाची समस्या उद्‌भवत असेल.
- दिवसेंदिवस तुमची भूक मंदावत असेल आणि तुमचे वजन कमी होत असेल.
- वयाच्या ४५ नंतर अपचन होत असेल.
- स्वचिकित्सा केल्यानंतर अपचनाची समस्या वाढली असेल.
- सकाळी उठल्यानंतर तुम्हाला जास्त आम्लता (ॲसिडिटी) जाणवत असेल.
- अपचनासोबत खोकला अधिक काळ असेल.

औषधे

- आम्लीय अजीर्ण - आंबट ढेकर, आंबट चव आणि उलटी - **मॅग्नेशियम कार्बोनिकम** ३० हे औषध दिवसातून तीन वेळा, सात दिवस घ्या.
- वृद्ध (रक्ताल्पता) व्यक्तीमध्ये अजीर्ण आणि छातीत जळजळ - **काली कार्बोनिकम** ३० हे औषध प्रत्येक दिवशी एक डोस, याप्रमाणे दोन दिवस घ्या.
- मुलांमध्ये अपचन, पोटभर दूध पिण्याने, दुधामुळे अपचन, आंबट घट्ट दुधाची उलटी - **एथूजा साईनॅपियम** ३० हे औषध दिवसातून तीन वेळा, तीन दिवस घ्या.
- कडवट चव, खराब, जड अन्न सेवनानंतर, चरबीयुक्त भोजन पसंत न येणे, तहान न लागणे पल्सेटीला नाइग्रिकंस, दिवसातून तीन वेळा, तीन दिवस घ्या.
- जुनाट अजीर्ण, जेवणासंबंधी घृणा, भूक लागणे पण खाण्याची इच्छा न होणे - **कोक्यूलस इंडिकस**, दिवसातून तीन वेळा, तीन दिवस घ्या.
- अतिरिक्त गॅस बनणे, प्रत्येक वेळी जेवणानंतर ढेकर, अमाशयामध्ये जखम **(gastric ulcer)** अन्नसेवनानंतर पोटदुखी - **अर्जेंटम नायट्रिकम**, दिवसातून तीन वेळा, तीन दिवस घ्या.

कीटक चावण्याविषयी जाणून घ्या

INSECT BITES

तुम्ही गाव किंवा शहरात कुठेही राहा, माश्या, मधमाश्या अथवा डास चावण्यापासून वाचू शकत नाही. मुले मैदान आणि बगीचामध्ये खेळतात. तिथे झाडांमुळे अधिक डास, माश्या होतात आणि मुलांना चावतात. कीटक चावलेल्या जागेवर लालसर होणे, वेदना आणि सूज काही काळासाठीच पण तीव्र होते. काही लोकांची त्वचा संवेदनशील असल्याने या प्रकारच्या कीटकांच्या चावण्यामुळे त्यांची त्वचा तीव्र प्रतिक्रिया देते. काही लोकांना मधमाशी किंवा माशी चावल्यानंतर ज्वरदेखील येतो. काही लोकांना डास चावण्याने छोटे घाव किंवा टोचल्यासारखे होते तसेच मधमाश्या आणि माश्या आपला डंख मारतात आणि त्याद्वारे विषारी द्रव त्वचेत सोडतात.

प्रथमोपचार

- डास चावला असेल तर त्या जागेवर सौम्य लोशन जसे कॅलेमाईन लावा. खाज टाळण्यासाठी बर्फ लावण्यानेदेखील मदत मिळू शकते.
- माशी किंवा मधमाशी चावली असेल तर तो डंख नखांच्या मदतीने साईडने थोडा दाबून काढून टाका.
- मधमाशी किंवा माशी चावलेल्या जागेवर लोखंडाची वस्तू घासणे हादेखील अतिशय सोपा उपाय आहे. त्यानंतर त्यावर लिंबाचा रस लावावा. तरीही आराम वाटला नाही तर अर्टिका युरेन्स मलम किंवा लोशन लावावे.

औषधे

- मधमाशी चावल्यास - **एपिस मेलीफिका** ३० दिवसातून चार वेळा, एक दिवस घ्या.
- माशी चावल्यास - **आर्निका मोन्टाना** ३० दिवसातून चार वेळा, एक दिवस घ्या.
- डास चावल्यास - **कॅलेडियम सेग्यूनम** ३० दिवसातून चार वेळा, एक दिवस घ्या.

श्वेत प्रदर (अंगावरून पांढरे जाणे) विषयी जाणून घ्या

LEUCORRHOEA

श्वेत प्रदर ही स्त्रीरोगासंबंधी एक समस्या आहे. प्रदर अनेक रंगांचा असतो. साधारणपणे श्वेत प्रदर हा गर्भाशय किंवा गर्भाशयाच्या तोंडातून आणि त्याच्या आवरणाच्या आतील थरातून येतो. महिला आणि अस्वस्थ युवतींमध्ये ही समस्या दिसून येते. याकडे दुर्लक्ष केले तर हा पूयुक्त प्रदर गर्भाशय किंवा त्याच्या तोंडावर घाव घालू शकतो. डोकेदुखी, चेहरा फिका पडणे, बद्धकोष्ठता, गॅस आणि अजीर्ण ही सर्व लक्षणे श्वेतप्रदर या आजारात दिसून येतात. अशक्तपणा, थंडी, पोटात कृमी, घाण, उत्तेजक अन्न सेवन, अतिरिक्त संभोग, वारंवार गर्भपात आणि गर्भाशयाच्या आतील स्तरावर जळजळ ही श्वेत प्रदाराची कारणे आहेत. अविवाहित मुलींमध्ये ही समस्या गर्भाशयाच्या स्थानांतराने, अंडाशयात रक्त साठल्याने किंवा सामान्य पेल्विकमध्ये रक्त साठल्याने तर विवाहित महिलांमध्ये ही समस्या त्रुटीपूर्ण लैंगिक स्वास्थ्यामुळे आढळून येते.

छोट्या मुली आणि युवतींमध्ये श्वेतप्रदर सामान्यतः योनीपर्यंतच मर्यादित असतो. क्वचित प्रसंगी ही समस्या गर्भाशयाशी निगडित असते. छोट्या मुलींमध्ये गोवर किंवा लाल ज्वर होण्यानेदेखील ही समस्या दिसून येते. हस्तमैथुनाची सवय हेदेखील श्वेतप्रदराचे एक कारण आहे.

प्रथमोपचार

- रुग्णाने रोज स्वच्छतेकडे लक्ष द्यावे.
- पचनक्रियेवर विशेष लक्ष द्यायला हवे आणि बद्धकोष्ठतेच्या सवयीपासून स्वतः चा बचाव करावा.
- लैंगिक अवयवांच्या स्वच्छतेकडे विशेष लक्ष द्यावे. तसेच वारंवार आणि अतिरिक्त संभोग टाळावा.

औषधे

- जळजळयुक्त आणि पातळ - **नॅट्रम म्युरीयाटीकम** ३० हे औषध दिवसातून तीन वेळा, सात दिवस घ्या.
- जास्त दुखापत, त्या भागावर दुखापत - **ॲसिडम फ्लोरिकम** ३० हे औषध दिवसातून तीन वेळा, सात दिवस घ्या.
- अधिक प्रमाणात, गडद रंगाचा आणि रक्तासारखा - **अगॅरिकस मस्करियस** ३० हे औषध दिवसातून तीन वेळा, सात दिवस घ्या.
- मासिक पाळीऐवजी श्वेतप्रदर - **चायना ऑफिसिनॅलिस** ३० हे औषध दिवसातून तीन वेळा, सात दिवस घ्या.
- गरोदर महिलांमध्ये श्वेतप्रदर - **ॲसिडम फॉस्फरिकम** ३० हे औषध दिवसातून तीन वेळा, सात दिवस घ्या.
- जुनाट आजार, वेदनेसोबत आणि कंबरदुखी, गडद पिवळा व घट्ट प्रदर - **एस्क्युलस हिप्पोकॅस्टानम** ३० हे औषध दिवसातून तीन वेळा, सात दिवस घ्या.
- स्राव कपड्यांवर पिवळा डाग सोडणारा - **चेलीडोनियम मेजेस** ३० हे औषध दिवसातून तीन वेळा, सात दिवस घ्या.
- जळजळयुक्त, पिवळा स्राव, साधारण कंबरदुखी, मासिक पाळीमध्ये आणि

मासिक पाळीनंतर वाढ - **क्रिओसोटम** ३० हे औषध दिवसातून तीन वेळा, सात दिवस घ्या.

- जळजळयुक्त, दही किंवा अंड्याच्या पांढऱ्या भागासारखा, जाताना गरम जाणवणे - **बोरॅक्स वेनेएंटा** ३० हे औषध दिवसातून तीन वेळा सात दिवस घ्या.
- कंबरदुखीसह - ओवा टोस्टा ३X, दिवसातून तीन वेळा, सात दिवस घ्या.
- हिरवा किंवा पिवळा, जळजळयुक्त स्राव, बद्धकोष्ठता, खालील बाजूस जाण्यासारखे जाणवणे, मासिक पाळीआधी आणि लहान मुलींमध्ये श्वेत प्रदर - **सेपिया ऑफिसिनलीस** ३० हे औषध दिवसातून तीन वेळा, सात दिवस घ्या.
- दुधाच्या रंगासारखा, घट्ट, तहान न लागणे, भावनाप्रधान महिला - **पल्सेटीला नाइग्रिकंस** ३० हे औषध दिवसातून तीन वेळा, सात दिवस घ्या.
- जळजळ, खाज - रात्री जास्त - **मर्क्युरीअस सोलूबिलीस** ३० हे औषध दिवसातून तीन वेळा, सात दिवस घ्या.
- जळजळयुक्त खाज, दुधासारखा, मासिक पाळीच्या आधी आणि नंतर छोट्या मुलींमध्ये - **कल्केरिया कार्बोनिका** ३० हे औषध दिवसातून तीन वेळा, सात दिवस घ्या.
- जळजळयुक्त, तंतुमय, अधिक पारदर्शक, खाली टाचांपर्यंत वाहणे, दिवसा अधिक, मासिक पाळीनंतर, स्वच्छ करण्याने आराम - **ॲल्युमिना** ३० हे औषध वरील प्रमाणेच घेणे.
- अधिक, सफेद, खाज आणि बद्धकोष्ठता, स्थूलतेने ग्रस्त महिलांमध्ये, मासिक पाळीचे वेळी - ग्राफाइटिस ३० हे औषध दिवसातून तीन वेळा, पाच दिवस घ्या.
- पूयुक्त, मासिक पाळीमध्ये अचानक निघणे, अतिरिक्त अशक्तपणा, प्रवास करताना भीती व बेचैनी - **कॉक्युलस इंडिकस** ३० हे औषध दिवसातून तीन वेळा, सात दिवस घ्या.

महत्त्वाची टिप : सात दिवसात फरक पडला नाही तर डॉक्टरांचा सल्ला घ्या. आराम वाटत असेल तर औषध दुसऱ्यांदा घेण्याची आवश्यकता नाही. पंधरा दिवस प्रतीक्षा

करा. त्यानंतर त्याच औषधाचा २०० क्षमतेचा एक डोस घ्या आणि परिणाम पाहा. इथे आरामाचा अर्थ आता कोणतेही औषध घेऊ नये, असा आहे.

मासिक पाळीच्या समस्यांविषयी जाणून घ्या

MENSES PROBLEMS

मासिक पाळी हे सूचित करते की महिलेचे तारुण्य सुरू झाले आहे. यामध्ये प्रत्येक २८ दिवसांमध्ये युवतीच्या गर्भाशयाद्वारे सलग चार दिवस रक्तस्राव होतो. प्रत्येक महिलेसाठी ही वेळ भिन्न असते. तारुण्याचे वय, मासिक पाळीचा कालावधी, रजोनिवृत्तीचे वयदेखील भिन्न असते. मासिक पाळी अंडाशयातून अंडे निघणे आणि गर्भाशयाच्या आतील स्तरावर पुन्हा बनणे याच्याशी निगडित आहे. गर्भधारणेचा मासिक पाळीशी प्रत्यक्ष संबंध नाही. ही एक स्वतंत्र प्रक्रिया आहे. अनेक कारणांमुळे संवेदनशील हार्मोन्सचे संतुलन बिघडते आणि यामुळे मासिक पाळीचे चक्र बदलते. जसे वातावरणात तापमान बदलणे, वजन, आहार, व्यायाम, अन्न, तणाव आणि चिंता. मासिक पाळी सोबत अनेक समस्या येतात. उदाहणार्थ, वेदनायुक्त मासिक पाळी, अतिरिक्त, अनियमितता, कधी कमी तर कधी जास्त रक्तस्राव होणे.

मासिक पाळीच्या वेळी छोट्या आणि किशोरवयीन मुलींमध्ये आणि युवतींमध्ये वेदना होणे ही सामान्य बाब आहे. ही समस्या लग्न, प्रसूती किंवा २५ वर्षे वयानंतर आपोआप कमी होते. वेदना पोटाच्या खालील भागात जाणवते. सोबतच बेचैनी, पेटके किंवा कंबरदुखी आणि कधी कधी भीती निर्माण होते.

अंडाशयातून अंडे बाहेर पडण्याच्या अनियमिततेमुळे मासिक पाळी अनियमित होते. हे सामान्यपणे पहिल्या मासिक पाळीनंतर काही वर्षांपर्यंत होते. मासिक पाळी बंद झाल्यानंतर पुन्हा अनियमित होते.

अतिरिक्त रक्तस्राव मासिक पाळीच्या सुरुवातीला आणि त्यानंतर ३०, ४० वर्षे वयापर्यंत जेव्हा हार्मोन्सचे असंतुलन, तणाव, आहारातील बदल, पेल्विकमध्ये (कमरेच्या खालील भागात) सूज, सोबतच काही विशिष्ट आजार गर्भाशय किंवा आतील आंतरिक स्तरावर गाठी येणे यांमुळे होतो.

मासिक पाळीच्या वेळी कमी रक्तस्राव हा शरीरातील रक्ताल्पता, असंतुलित हार्मोन्स, गर्भनिरोधक गोळ्या घेणे, वजन कमी असणे किंवा आहारातील असंतुलनामुळे होतो.

मासिक पाळीच्या वेळी गर्भधारणा होत नाही, परंतु काही प्रसंगी याची शक्यता

असते. त्यामुळे संभोगाच्या वेळी गर्भनिरोधाच्या योग्य पद्धतींचा अवलंब करणे योग्य. वैद्यकीय शास्त्रानुसार मासिक पाळीच्या वेळी संभोग वर्ज्य नाही. हे पति-पत्नीच्या सोयीवर अवलंबून आहे. मासिक पाळीच्या वेळी व्यायामदेखील वर्ज्य नाही. हलका व्यायाम अवश्य करावा.

प्रथमोपचार

- मासिक पाळी सुरू होण्याच्या एक आठवडा आधी खालील मार्गदर्शक तत्त्वांचे पालन करा.
- संतुलित भोजन घेण्याकडे अधिक लक्ष द्या. ज्यामध्ये आवश्यक पोषक तत्त्व, फॅट्स, आम्ल, विटामिन बी, सी, इ, कॅल्शियम, मॅग्नेशियम योग्य प्रमाणात असतील, असा आहार घ्या.
- शाकाहारी अन्न, हिरव्या पालेभाज्या, पेय पदार्थ, फळे अधिक प्रमाणात घ्या.
- बद्धकोष्ठता होऊ नये यासाठी आवश्यक त्या उपाययोजना करा.
- चहा, कॉफी, दारू यांसारखी उत्तेजक पेये टाळा.
- फिरणे, भरभर चालणे, पोहणे, योगासन वर्गाला जाऊन रोज हलके व्यायाम करण्याची सवय लावा.
- अतिरिक्त उष्णता आणि थंडी यांपासून बचाव करा. वातावरणाची कुठलीही अतिरिक्त स्थिती टाळा.

औषधे

टीप : मासिक पाळीच्या वेळी कोणतेही औषध घेऊ नये. मासिक पाळीच्या आठ दिवस आधी किंवा पाळी संपल्यानंतर औषध घेणे योग्य.

मासिक पाळीच्या वेदनेपासून आराम

- अचानक तीव्र वेदनांसह लाल रंगाचा, गरम, ठिपकेदार स्राव – **बॅलाडोना** ३० हे औषध दिवसातून सहा वेळा, एक दिवस घ्या.
- गोळी लागल्यासारख्या तीव्र वेदना (शूटिंग पेन), गरम दबाव आणि पोटावर हलका मसाज केल्याने वेदना कमी होणे – **मॅग्नेशियम फॉस्फरिकम** ६X चार गोळ्या दिवसातून सहा वेळा, गरम पाण्यासोबत घ्या.
- पुढे वाकण्याने आणि गरमीमुळे वेदना कमी होणे – **कोलोसिंथीस** ३०,

दिवसातून चार वेळा, एक दिवस घ्या.

- गरम पाण्याने आंघोळ किंवा गरम पट्ट्यांचा शेक घेतल्याने वेदनांमध्ये थोडा आराम.
- थोडा हलका व्यायाम करावा जसे भरभर चालणे, पोहणे, सायकल चालवणे किंवा पळणे. हे केवळ काही महिलांसाठीच उपयोगी आहे.

अतिरिक्त मासिक पाळी (अतिस्राव - Menorrhagia)

- वेदना कमरेपासून जांघेपर्यंत, नितंबाच्या खालील बाजूला दबावयुक्त वेदना, जोपर्यंत स्राव चालू आहे, तोपर्यंत अधिक वेदना, जितका अधिक स्राव तितक्या वेदना जास्त - **सिमिसीफ्युगा रेसिमोसा** ३० हे औषध दिवसातून तीन वेळा, सात दिवस घ्या.
- अतिरिक्त स्रावासह अधिक काळपर्यंत वरीलप्रमाणे शारीरिक वेदना, शरीरावर सूज, सोबतच वेदना आणि शारीरिक बदल - **एपोसायनम कॅनाबिनम** ३० हे औषध दिवसातून तीन वेळा सात दिवस घ्या.
- मासिक पाळी अतिरिक्त आणि लवकर येणे, डोकेदुखी, पोटदुखी, थंडी वाजणे, मासिक पाळीपूर्वी श्वेतप्रदर आणि नंतर त्या भागांमध्ये जळजळ तसेच खाज, रक्ताची कमी आणि चक्कर येणे - **कल्केरीया कार्बोनिका** ३० हे औषध दिवसातून तीन वेळा, सात दिवस घ्या.
- अतिरिक्त आणि लवकर, स्रावासोबत पोट फुगणे - **नक्स व्हॉमिका**, दिवसातून तीन वेळा, सात दिवस घ्या.
- अत्यधिक लवकर, थांबून-थांबून, रात्री आणि आडवे पडल्यावर- **क्रिओसोटम** ३० हे औषध दिवसातून तीन वेळा, सात दिवस घ्या.
- अत्यधिक लवकर म्हणजे **दोन आठवड्यांनंतर किंवा त्यापूर्वी**, जास्त परिश्रम घडल्यानंतर- **मेडोरहिनम** २०० हे औषध दिवसातून एक डोस, एक दिवस घ्या.
- अत्यधिक क्लॉटेड, दुर्गंधीयुक्त, स्वच्छ करण्यास कठीण, गर्भाशयातील गाठींमुळे - **प्लॅटिनम मेटालिकम** ३० हे औषध दिवसातून तीन वेळा, सात दिवस घ्या.
- पुढच्या मासिक पाळीपर्यंत अत्यधिक स्राव चालू राहणे, गडद, क्लॉटेड,

अनियमित - **सिकेल कोरन्यूटम** ३० हे औषध दिवसातून तीन वेळा, सात दिवस घ्या.

- अत्याधिक जळजळयुक्त, वारंवार, गर्भपातानंतर - **चायना ऑफिसिनॅलिस** ३० हे औषध दिवसातून तीन वेळा, सात दिवस घ्या.
- अत्यधिक गडद, वारंवार, अनियमित, दुर्गंधीयुक्त, फक्त दिवसा - **लिलियम टिग्रिनम** ३० हे औषध दिवसातून तीन वेळा, सात दिवस घ्या.
- खूप उशिरा किंवा दबून राहिलेला, बसल्यावर जास्त, स्राव सुरू होण्याने आराम - **झिंकम मेटॅलिकम** ३० हे औषध दिवसातून तीन वेळा, सात दिवस घ्या.
- एक महिना सोडून दुसऱ्या महिन्यामध्ये अत्यधिक, वेदनायुक्त, पहिल्या दिवशी कमी, दुसऱ्या दिवशी उलटीसह - **सायक्लामेन युरोपियम** ३० हे औषध दिवसातून तीन वेळा सात दिवस घ्या.

अल्प मासिक पाळी

- मासिक पाळीत स्राव कमी आणि अल्प काळ येणे, त्रास होऊन आणि उशिरा, घट्ट काळा जळजळयुक्त स्राव - **सल्फर** २००चा एक डोस केवळ एक दिवस घ्यावा.
- स्राव कमी, पोटात मुरडा होऊन उलटी - **क्यूप्रम मेटलिकम** ३० हे औषध दिवसातून तीन वेळा, सात दिवस घ्या.
- स्राव कमी, त्यात रडावेसे वाटणे, अनियमित, वेदनादायी, धीर धरण्याने अधिक - **नेट्रम म्यूरिॲटिकम** ३० हे औषध दिवसातून तीन वेळा, सात दिवस घ्या.
- स्राव कमी, वेदनादायी, बसण्याने अधिक, चालण्याने कमी - **ॲल्यूमिना** ३० हे औषध दिवसातून तीन वेळा, सात दिवस घ्या.

वेळेपूर्वी मासिक पाळी

- मासिक पाळी लवकर आणि अधिक काळापर्यंत म्हणजेच ७ ते १० दिवस, सोबतच मासिक पाळीपूर्वी श्वेतप्रदर, अंड्यातील पांढऱ्याप्रमाणे, वेदना आणि तहान कमी लागणे - **जेल्सेमियम सेम्परवीरेंस** ३० हे औषध दिवसातून तीन वेळा, सात दिवस घ्या.

- तारुण्याच्या सुरुवातीला आणि मासिक पाळीच्या वेळी पाय ओले होण्याने दुष्परिणाम – **कल्केरिया फॉस्फोरिका** ३० हे औषध दिवसातून तीन वेळा, सात दिवस घ्या. शिवाय **जेल्सेमियम सेम्परवीरेंस** ३० हे औषध ज्या लक्षणांसाठी दिले जाते, तशीच लक्षणे असतील आणि बेशुद्धीसोबत गडद काळा स्राव असेल तर नक्स **व्हॉमिका** ३० हे औषध दिवसातून तीन वेळा, सात दिवस देऊ शकता.

- लवकर, अधिक काळपर्यंत, असह्य खाजेसह, डावा पाय निळसर होणे आणि त्यामध्ये वेदना, आडवे पडल्याने त्रासात वाढ, दुर्घटना होण्याने दोन मासिक पाळीच्या मध्ये रक्तस्राव – **एम्ब्रा ग्रिसिया** ३०, हे औषध दिवसातून तीन वेळा, सात दिवस घ्या.

- लवकर आणि अत्यधिक, खालील बाजूस खेचले जाण्यासारख्या वेदना, दुर्बलता – **सेपिया ऑफिसिनलीस** ३० हे औषध दिवसातून तीन वेळा, सात दिवस घ्या.

- लवकर आणि अत्यधिक, स्विमिंग पूलमध्ये स्नान केल्यानंतर मासिक पाळी दाबली जाते, जिभेवर पांढरा थर येणे – **अँटीमोनियम क्रूडम** ३० हे औषध दिवसातून तीन वेळा, सात दिवस घ्या.

- लवकर, गडद, दुर्गंधीयुक्त वासासोबत अतिरिक्त स्राव – **कार्बो व्हेजिटॅबिलिस** ३० हे औषध दिवसातून तीन वेळा, सात दिवस घ्या.

उशिरा सुरू होणारी आणि दबलेली (suppressed) **मासिक पाळी**

- मासिक पाळी उशिरा, कमी आणि दबलेली – **पल्सेटीला नाईग्रीकन्स** ३० हे औषध दिवसातून तीन वेळा, सात दिवस घ्या. याने फरक जाणवला नाही तर त्यानंतर **सल्फर** २००चा एक डोस, एक दिवस घ्या आणि सल्फर घेतल्यानंतर तिसऱ्या दिवसापासून **पल्सेटीला नाईग्रीकन्स** ३० हे औषध पुन्हा सात दिवस घ्या.

- मासिक पाळी उशिरा, कमी, थंड किंवा ओल्या हातांमुळे दबणे, स्तनांचा आकार वाढणे, वेदनादायक – **कोनियम मॅक्युलेटम** ३० हे औषध दिवसातून तीन वेळा, सात दिवस घ्या.

- मासिक पाळी उशिरा आणि कमी, अतिरिक्त अशक्तपणासोबत – **सेपिया ऑफिसिनलीस** ३० हे औषध दिवसातून तीन वेळा, सात दिवस घ्या.

- मासिक पाळी उशिरा, कमी, वेदनादायक, फक्त एक तास किंवा एक दिवस डोळ्यांच्या समस्यांसोबत – **युफ्रेशिया ऑफिसिनलीस** ३० हे औषध दिवसातून तीन वेळा, सात दिवस घ्या.
- उशिरा, विशेषतः पहिली मासिक पाळी, वेदनादायक, कमी, बद्धकोष्ठता – **ग्राफाईटीस** ३० हे औषध दिवसातून तीन वेळा, सात दिवस घ्या.
- युवावस्था सुरू झाल्यानंतरही मासिक पाळी येत नाही – **लायकोपोडियम क्लावेटम** २००चा एक डोस आठवड्यातून एकदा, तीन आठवडे घ्या. त्यानंतरही मासिक पाळी आली नाही तर डॉक्टरांशी संपर्क साधा.
- मुलींमध्ये उशिरा मासिक पाळी सुरू होणे, गडद रंगाचे रक्त – **फेरम मेटॅलिकम** ३० हे औषध दिवसातून तीन वेळा, सात दिवस घ्या.
- मुलींमध्ये अनेक महिन्यांपर्यंत मासिक पाळी न येणे – **सबाईना** ३० हे औषध दिवसातून तीन वेळा, सात दिवस घ्या. याने फरक जाणवला नाही तर डॉक्टरांशी संपर्क साधा.

रजोनिवृत्तीनंतरच्या समस्यांविषयी जाणून घ्या
MENOPAUSE PROBLEM

४० ते ४५ वर्षे वयादरम्यान महिलांची मासिक पाळी बंद होते. याच स्थितीला रजोनिवृत्ती असे म्हणतात. मासिक पाळी बंद होते तेव्हा महिलांची गर्भधारणेची क्षमता संपते. इथे जीवनाचा नवा अध्याय सुरू होऊन अनेक बदल घडतात. म्हणून मासिक पाळी बंद होण्याच्या प्रक्रियेला जीवनाचे परिवर्तनदेखील म्हटले जाते. हे परिवर्तन शारीरिक बदल घडवतेच, सोबतच मानसिक आणि भावनिक समस्यादेखील घेऊन येते. मासिक पाळी गेल्यानंतर संभोग केला जाऊ शकत नाही, असा काही महिलांचा गैरसमज आहे. या विचारांमुळे त्यांच्यात अपराधभाव निर्माण होतो. परिणामी त्या अनेक मानसिक व शारीरिक आजाराने ग्रस्त होतात. मासिक पाळी बंद होण्याची कोणतीही ठरावीक वेळ नसते. हे पूर्णपणे तुमची जीवनशैली, आहार-विहार, चिंता, तणाव आणि औषधे यांवर अवलंबून असते. रजोनिवृत्तीची वेळ जेव्हा जवळ येते, तेव्हा अंडाशयाद्वारे (ovary) हार्मोन्सचे उत्पादन कमी होते आणि ॲस्ट्रोजन हार्मोन्सची पूर्णता होत नाही. हाच स्राव तीव्र गतीने कमी होत विशिष्ट स्तरावर येऊन स्थायी रूपाने थांबतो.

मासिक पाळी बंद होण्याचे पहिले लक्षण आहे, गरम होणे आणि रात्री घाम

येणे. हे लक्षण अनेक महिने किंवा अनेक वर्षांपर्यंत राहते. संभोगाच्या वेळी योनीमध्ये कोरडेपणामुळे वेदना होतात. डोकेदुखी, झोप न येणे आणि थकवा यासोबतच नैराश्य हीदेखील इतर काही लक्षणे आहेत.

प्रथमोपचार

- नियमित व्यायाम, लांबपर्यंत चालायला जाणे आणि इतर शारीरिक हालचाली, उदाहरणार्थ- पोहणे, नृत्य इत्यादी सुरू करा.
- परिवारातील सदस्यांची काळजी आणि अधिक चिंता करण्याऐवजी तुम्ही स्वतःच्या आरोग्याकडे अधिक लक्ष द्या.
- भरपूर प्रमाणात भाज्या आणि फळे खा.
- हलका पोषणयुक्त आहार घ्या, वातावरण आनंदी ठेवा, ताज्या हवेत राहा आणि सामान्य व्यायाम नियमितपणे करा.

टीप : अचानक मानसिक आणि शारीरिक बदल झाले तर डॉक्टरांशी संपर्क साधा.

औषधे

- तुम्हाला जर जास्त गरमी जाणवत असेल, रात्री घाम येत असेल, अतिरिक्त रक्तस्राव, गर्भाशयात पेटके किंवा मुरड येणे, डोळ्यात जळजळ, जागरणाने लक्षणांमध्ये वाढ आणि अतिरिक्त चिडचिड होत असेल तर - **लॅकेसिस म्युटस** २००चा एक डोस, दर पंधरा दिवसांनी घ्या. एका महिन्यात दोन डोस घ्या.
- गरम होणे व रात्री घाम येण्यासोबत संभोगाचे वेळी योनीमध्ये वेदना, थोडेसे काम करण्याने अतिरिक्त अशक्तपणा जाणवणे - **सेपिया ऑफिसिनलीस** २००चा एक डोस, दर पंधरा दिवसांनी घ्या. एका महिन्यात दोन डोस घ्या.
- छोट्या छोट्या गोष्टींवर लगेच रडणे, मानसिक चिडचिड, गरम होणे, मूड बदलणे, वाईट आणि चांगले करण्याची भावना, परिवारातील सदस्यांशी बदलते वर्तन आणि तहान कमी लागणे - **पल्सेटीला नाईग्रीकन्स** २००चा एक डोस, दर पंधरा दिवसांनी घ्या. एका महिन्यात दोन डोस घ्या.

अर्धशिशी

MIGRAINE

अर्धशिशी आवेगपूर्ण डोकेदुखी आहे. ही डोकेदुखी अधिक तीव्र, वारंवार होणारी, बहुधा सकाळी सुरू होते, जी डोक्याच्या कोणत्याही एका भागात, कपाळावर आणि डोक्याच्या मागील भागात होते. या वेदना थोड्या प्रमाणात साधारण दोन ते तीन दिवस होतात आणि शरीरामध्ये अत्यधिक अशक्तपणा निर्माण करतात. ही डोकेदुखी लहानपणापासून अनेक वर्षांपर्यंत किंवा काही वेळा जीवनाच्या उत्तरकाळात होते. यासोबत उलटीदेखील होऊ शकते. त्यामुळे याला पित्तदोषामुळे होणारी डोकेदुखीदेखील म्हटले जाते. काही वेळा दृष्टिदोषदेखील होऊ शकतो.

प्रथमोपचार – काहीही नाही

प्रतिबंधात्मक उपाय (preventives)

- सर्वप्रथम आजूबाजूची परिस्थिती, वातावरण किंवा आहार यांपैकी कोणत्या कारणाने अर्धशिशी झाली आहे, हे शोधायला हवे. काही ॲलर्जी निर्माण करणाऱ्या खाद्यपदार्थांमुळेदेखील डोकेदुखी होऊ शकते. डोकेदुखीच्या आधी आपण काय खाल्ले होते, हे लिहून ठेवा. जेणेकरून पुढील वेळी तुम्ही ते नियंत्रणात आणू शकता.
- तुमचा रक्तदाब तपासा. तो कमी असेल तर त्यावर इलाज करा.
- तुम्हाला जर मानसिक चिंता किंवा तणाव असेल, तर सर्वप्रथम त्यावर उपाययोजना करा.
- तुम्हाला व्यवस्थित झोप येत नसेल, तर डॉक्टरांकडून तपासणी करून घ्या.
- तुमच्या खोलीत लख्ख उजेड किंवा अतिशय तीव्र आवाजात संगीत वाजत असेल, ज्यामुळे तुम्ही वैतागत असाल आणि जे तुमची डोकेदुखी वाढवत असेल तर ते टाळण्याची व्यवस्था करा.
- कुठलेही एक निश्चित हवामान किंवा त्यामध्ये परिवर्तन होण्याने जर तुम्हाला डोकेदुखी होत असेल तर त्याविषयी तुमच्या डॉक्टरांशी बोला.
- मासिक पाळी बंद झाल्याने किंवा हार्मोन्समध्ये बदल झाल्याने जर डोकेदुखी होत असेल तर विशेष उपचारांची आणि डॉक्टरांच्या मदतीची आवश्यकता आहे.

औषधे

- चिंतेमुळे, जास्त अभ्यास करण्याने, किंवा अभ्यासाच्या ताणामुळे, उजव्या बाजूला वेदना, पोटात जळजळ आणि पित्ताची उलटी होण्याने, उन्हाळ्यात आणि हवामान बदलल्याने - **आईरीस** ३० हे औषध दिवसातून चार वेळा, दोन दिवस घ्या. त्यानंतर दिवसातून तीन वेळा, दोन दिवस घ्या.
- उजव्या बाजूला डोळ्यांच्या वर वेदना, ठरावीक वेळी होणारी डोकेदुखी, साधारण दर आठ दिवसांनी, सकाळी लवकर आणि डोळे उघडल्यावर - **सांगुइनेरिया कॅनडेन्सिस** ३० हे औषध दिवसातून तीन वेळा, चार दिवस घ्या.
- मानसिक थकव्याने, थंडी, डोके न झाकल्याने. दबावाने आणि सूर्याच्या उष्णतेने डोकेदुखी असेल तर - **ग्लोनोईनम** ३० हे औषध दिवसातून तीन वेळा, तीन दिवस घ्या.
- दारू, कॉफी, मसालेदार अन्न, तंबाखूचे अतिरिक्त सेवन, रात्री उशिरा झोपणे, चिंता, अति संभोग, डोके जड होणे - **नक्स व्हॉमिका** ३० हे औषध दिवसातून चार वेळा, तीन दिवस घ्या.
- मासिक पाळी बंद झाल्याने, मासिक पाळी सुरू होण्यापूर्वी, झोपताना किंवा झोपल्यानंतर वेदनांमध्ये वाढ आणि हेच डाव्या बाजूला होण्याने - **लॅकॅसिस म्युटस** २००चा केवळ एक डोस घ्या.

तोंड येणे

MOUTH ULCERS

मुखात अगदी लहान, पिवळे किंवा पांढरे फोड, व्रण किंवा जखमा होणे याला (MOUTH ULCERS) म्हणजेच 'तोंड येणे' असे म्हणतात.

हे फोड कधी एक-दोन तर कधी असंख्य स्वरूपात जिभेवर, जिभेच्या खालच्या भागावर, गालाच्या आतील बाजूवर, टाळूवर आणि ओठांच्या आतील बाजूला दिसून येतात. हे फोड वा जखमा अतिशय त्रासदायक असतात. संसर्ग म्हणजेच इन्फेक्शनमुळे, पचनक्रियेतील बिघाड, अनुचित आहार, तणाव, कृत्रिम दातकवळी व्यवस्थित न बसल्यामुळे, जीभ किंवा गाल दाताने चावली गेली तर आणि विशिष्ट अन्नपदार्थांची ॲलर्जी किंवा अपचन इत्यादी कारणांमुळे तोंड येते. यालाच अल्सर म्हणजे स्टोमॅटायटिस म्हटले जाते, जे अतिशय वेदनादायी असते. ते पांढऱ्या पृष्ठभागावर असतात तर त्यांच्या कडा पिवळसर असतात. हे फोड उभट

दाणेदार असतात. वारंवार याची लागण होत राहते आणि सात ते चौदा दिवसांत ठीकही होतात.

प्रथमोपचार

- अती गोड आणि स्टार्चयुक्त पदार्थ टाळा.
- अती गरम पदार्थ आणि पेय यांचे सेवन करू नका. जेवण झाल्यावर प्रत्येक वेळी पाण्याने गुळण्या करणे आणि दात स्वच्छ करणे हेदेखील लाभदायक ठरते.
- मीठ, लिंबू आणि पारायुक्त (Mercury) औषधे यांचे अती सेवन करू नका.
- आहार पोषक-तत्त्वयुक्त असेल याची काळजी घ्या.
- नवजात बालकांची दुधाची बाटली आणि चमचा स्वच्छ ठेवा. बाळाला दूध दिल्यानंतर या वस्तू उकळत्या पाण्यात टाकून स्वच्छ करा.
- मुलांना खेळणी देताना ती स्वच्छ आहेत याची खात्री करूनच द्या. खेळणीदेखील धुवून साफ करायला हवीत.
- धूम्रपान आणि तंबाखू वर्ज्य करा.

औषधे

- लहान फोड वा जखमा यांना स्पर्श झाला की त्यातून रक्त येणे, तोंड खूप गरम आणि संवेदनशील वाटणे - **बोरॅक्स वेनेटा** ३० हे औषध पहिल्या दिवशी दिवसातून चार वेळा, दोन दिवस घ्या आणि पुढील दोन दिवस दिवसातून तीन वेळा घ्या.
- खूप लाळ येणे, हिरड्यांमधून रक्त येणे आणि त्या स्पंजसारख्या होणे, मुखात कडवट चव लागणे, तोंड सुकलेले नसूनही तहान लागणे - **मरक्युरियस सोल्यूबिलिस** ३० हे औषध दिवसातून तीन वेळा, तीन दिवस घ्या.
- तोंडातील फोड वा जखम यांतून सुई टोचल्याप्रमाणे वेदना होणे, लाळ कडवट आणि दुर्गंधयुक्त होणे, फोड पांढऱ्या ऐवजी लालसर रंगाचे होणे - **ॲसिडम नाइट्रिकम** ३० हे औषध दिवसातून तीन वेळा, तीन दिवस घ्या.
- तोंडातील फोड विविध प्रकारचे असतात, परंतु त्यासोबत डोकेदुखी होते - **बॅलाडोना** ३० हे औषध दिवसातून चार वेळा, दोन दिवस घ्या.

- तोंडातील जखमा फोडासारख्या दिसतात, स्पर्श झाला तर संवेदनशील असल्याचे जाणवते, तोंडात थंडगार पाणी ठेवल्याने आराम वाटणे - **नेट्रम सल्फ्यूरिकम** ३० हे औषध दिवसातून चार वेळा, दोन दिवस घ्या.

सूचना :

- नवी वा जुनी कृत्रिम दातकवळी बसवल्याने जर तोंड येत असेल तर दंतचिकित्सकाशी संपर्क साधा.
- वारंवार तोंड येत असेल तर होमिओपॅथिक डॉक्टरांशी संपर्क साधा.
- होमिओपॅथिक आणि ॲलोपॅथिक उपचार घेऊनही आजार ठीक झाला नाही, तर मुखरोग तज्ज्ञांचा सल्ला घ्यावा.

मानेतील वेदना, सर्व्हायकल स्पोंडीलोसिस
NECK PAIN, CERVICAL SPONDYLOSIS

मानेत वेदना तसेच आखडणे ही लोकांची सर्वसाधारण समस्या आहे. या स्थितीत मानेच्या आजूबाजूच्या स्नायूंमध्ये वेदना होऊन सकाळी मानेचे स्नायू आखडतात.

बहुसंख्य वेळा मानेतील वेदना सर्व्हायकल स्पोंडीलोसिसमुळेच होतात. पण यामागे केवळ हे एकच कारण नाही, तर इतरही असंख्य कारणे आहेत. उदाहरणार्थ- गतिशील जीवन, यांत्रिक दिनचर्या, व्यायाम न करणे, बसण्याची किंवा झोपण्याची चुकीची पद्धत, दुखापत किंवा आघात यामुळे चिंतीत होणे, थंड हवेचा संपर्क, खूप जाड किंवा खूप नरम उशी किंवा खूप नरम गादीवर झोपणे, पर्याप्त पोषण, पेटके, थकवा, तणाव, भीती, बेचैनी, निराशा, उदासीनता इत्यादी.

मानेमध्ये झालेल्या दुखापतीमुळेदेखील मानेत वेदना होऊ शकतात. सर्व्हायकल स्पोंडीलोसिस अशी स्थिती आहे, ज्यामध्ये दोन वर्टीकलच्या मधील डिस्कचा क्षय (Degenearation) होतो. जेव्हा व्हर्टिब्रा किंवा दोन व्हर्टीब्रांमधील गोल चक्र क्षतीग्रस्त होते. त्यावेळी बाहेरील बाजूने काही व्हर्टीब्रांमध्ये हाडे वाढतात, त्याला ओस्टिओ फायटर्स म्हणतात. यामुळे न्युरल कॅनलच्या बाहेरील थरावर अस्थिरता निर्माण होते. परिणामी बाहेर आलेल्या शिरा क्षतिग्रस्त होत जातात आणि मानेत वेदना सुरू होतात.

मानेच्या समस्या ओळखण्याची पाच लक्षणे

- पहिले लक्षण : – मानेची अस्थिरता, ज्यामुळे मानेत काहीतरी समस्या आहे, हे लक्षात येते.
- दुसरे लक्षण : – मान किंवा मानेशी संबंधित भागांमध्ये वेदना.
- तिसरे लक्षण : – मानेपासून मज्जारज्जूपर्यंत सतत आखडणे किंवा वेदना.
- चौथे लक्षण : – मानेच्या वेदना तीव्रतेने खांदे, हात आणि पाठीच्या वरील भागात पसरणे.
- पाचवे लक्षण : – मानेच्या वेदनांवर लक्ष दिले नाही तर वेदनांमध्ये वाढ.

प्रथमोपचार

- बसणे, उभे राहणे, लिहिणे, वाचणे किंवा संगणकासमोर काम करताना चुकीच्या आसनात बसू नये.
- मानसिक चिंता आणि तणावापासून बचाव करावा.
- खूप उंच उशीवर झोपू नये.
- स्नायूंच्या थकव्यांकडे लक्ष देणे, खूप लांब अंतरापर्यंत कार किंवा स्कूटर चालवू नये.
- डोक्याची किंवा मानेची एकच विशिष्ट स्थिती खूप वेळ ठेवू नये. सिनेमा पाहताना किंवा कार चालवताना होऊ शकते.
- वेदना काळात पुरेसा आराम करावा. जोपर्यंत मानेतील वेदना कमी होत नाहीत, तोपर्यंत वेदना असणारा भाग पूर्णपणे स्थिर ठेवायला हवा. असे केले तर अतिरिक्त आरामाची आवश्यकता भासत नाही.
- झोपताना डोक्याखाली उशी घेऊ नये आणि कडक अंथरुणावर झोपावे.
- सामान्यतः मानेच्या वेदना दूर करण्यासाठी गरम शेक उपयुक्त ठरतो. यासाठी विजेचे गरम पॅड, गरम पाण्याची बाटली किंवा मुलायम कपड्यांमध्ये गुंडाळलेला गरम पॅक इत्यादीचा वापर करता येतो.
- मानेला नियमित व्यायामाची आवश्यकता आहे. मान पुढे मागे, डावीकडे, उजवीकडे, गोल, घड्याळाच्या दिशेने तसेच घड्याळाच्या विपरीत दिशेमध्ये

फिरवावी. मानेत वेदना नसतील तर हे व्यायाम अतिशय लाभदायक आहेत. योगासनेदेखील मानेतील वेदनांसाठी उपयुक्त आहेत, मात्र एखाद्या योगाचार्याच्या मार्गदर्शनाखालीच याचा अभ्यास करायला हवा.

- मोहरीच्या तेलाने मानेला मसाज केल्यानेदेखील वेदना कमी होतात.

औषधे

- खूप वेळपर्यंत कार चालवणे तसेच सिनेमा बघण्यामुळे मान आखडणे, हालचाल केल्याने वेदना कमी होणे तर आराम केल्याने वाढणे- **ऱ्हस टॉक्सिकोडेन्ड्रॉन** ३० हे औषध दिवसातून चार वेळा, तीन दिवसांपर्यंत घ्या.
- थंड वाऱ्याच्या संपर्कात येण्याने मान आखडणे आणि वेदना होणे, मानेच्या हालचालींमुळे वेदनांमध्ये वाढ, वेदनेसोबत तहान अधिक लागणे - **ब्रायोनिया अल्बा** ३० हे औषध दिवसातून चार वेळा, तीन दिवस घ्या.
- अतिरिक्त व्यायाम, पडणे, दुखापत होणे, अतिशय कडक अंथरूण, खूप जाड उशीवर डोके ठेवून झोपण्याने मानेत वेदना, हालचाल करताना वेदना जास्त होणे - **अर्निका मोंटाना** ३० हे औषध दिवसातून चार वेळा, तीन दिवस घ्या.
- थंड हवेमुळे अचानक मानेत वेदना होणे, रात्री तसेच हालचाल करण्याने वेदना वाढणे, बेचैनी आणि जास्त तहान लागणे - **एकोनाईटम नेपेलस** ३० हे औषध दिवसातून चार वेळा, दोन दिवस आणि एक दिवस तीन वेळा घ्या.
- वेदना फक्त मानेपर्यंत मर्यादित न राहता, बसल्यावर बोटे, मनगट, हाताच्या, पाठीच्या खालील भागापर्यंत जाणे. थंड हवेमुळे वेदना वाढणे - **काली बायक्रोमिकम** ३० हे औषध दिवसातून चार वेळा, तीन दिवस घ्या.
- स्पायनल रक्तवाहिन्या आणि सर्व्हायकल, शरीराच्या स्नायूंमध्ये वेदना होणे. **गर्भाशय आणि ओव्हरीशी संबंधित समस्या आहेत अशा महिलांना मानदुखीचा त्रास होणे,** विजेच्या झटक्यासारखी वेदना अचानक येणे, तीक्ष्ण वेदना, पेटके आणि त्यामागची भावना यांसोबतच असह्य वेदना होणे, मानेच्या चारही बाजूंना, डाव्या बाजूला वेदना होणे, वेदना रात्री, गतीने, थंडीमुळे तसेच मासिक पाळीच्यावेळी जास्त होणे - **सिमिसिफ्युगा रेसिमोसा** ३० हे औषध दिवसातून चार वेळा, तीन दिवसांपर्यंत घ्या. मासिक पाळीच्या वेळी कोणतेही औषध घेऊ नका आणि होमिओपॅथी डॉक्टरांचा सल्ला घ्या.

- मानेच्या वेदना एका बाजूकडून दुसऱ्या बाजूकडे बदलत राहते. तसेच रुग्णाला चक्कर येते. अत्याधिक वेदना बहुतांश वेळा उजव्या बाजूला होण्याने तो भाग असंवेदनशील होणे. वेदना खालील बाजूस पसरत तीव्र गतीने जागा बदलणे. हालचाल, श्रम तसेच मोकळी हवा, खाली बघणे आणि पुढे वाकण्याने वेदनांमध्ये वाढ - **कल्मिया लॅटिफोलिया** ३० हे औषध दिवसातून चार वेळा, तीन दिवस घ्या.

संवेदनशून्यता

NUMBNESS

शरीराच्या कोणत्याही भागात संवेदना जाणवत नसतील तर याला नमनेस (numbness) किंवा असंवेदनशीलता म्हणतात. सामान्य भाषेत याला हात, पाय किंवा शरीराचा कोणताही अवयव झोपला आहे, असेदेखील म्हटले जाते. एखादी व्यक्ती जेव्हा अधिक काळापर्यंत एकाच स्थितीमध्ये बसते किंवा उभी राहते, तेव्हा त्याला अशी जाणीव होते. असंवेदनशीलतेचे कारण रक्ताभिसरण मंदावणे, चिंता, अपचन, बद्धकोष्ठता आणि हृदयासंबंधी समस्या आहे.

प्रथमोपचार

- हात किंवा पायाला झटका द्या, याने फरक पडला नाही तर हलका मसाज करा.
- दुधाशिवाय एक कप चहा, त्यामध्ये चार ते सहा थेंब लिंबाचा रस घालून घ्या.
- साखरेशिवाय एक कप दूध, त्याामध्ये दोन चमचे इसबगोल घालून घ्या.
- तुम्ही जर व्यायाम किंवा सकाळी पळणे अशातच सुरू केले असेल आणि तुम्हाला असंवेदनशीलता जाणवत असेल तर त्वरित व्यायाम बंद करा आणि डॉक्टरांच्या सल्ल्यानंतरच व्यायाम सुरू करा.
- डोक्यात असंवेदनशीलता असेल तर डॉक्टरांचा सल्ला घ्या.

औषधे

- पाय, बोटे, तळवे, आश्चर्यचकित करणाऱ्या वेदना किंवा एखादी छोटीशी वस्तूदेखील उचलता न येणे, पाय सुन्न होणे - **ॲल्युमिना** २००चा एक डोस रोज रात्री, तीन दिवस घ्या.

- वेदनेसोबत डोके सुन्न होणे – **एसाफोटीडा** ३० हे औषध दिवसातून तीन वेळा, तीन दिवस घ्या.
- पाठ, कंबर आणि पाय सुन्न होणे, अंगठ्यामध्ये सूज – **ऑक्सालिकम ऍसिडम** ३० हे औषध दिवसातून तीन वेळा, तीन दिवस घ्या.
- मृत भावना, शरीराचे अवयव थंड आणि निळसर पडणे – **अगॅरिकस मस्कारियस** ३० हे औषध दिवसातून तीन वेळा, तीन दिवस घ्या.
- हात आणि बोटे सकाळी आणि रात्री सुन्न होणे, गर्मीमध्ये आणि झोपण्याने अधिक – लॅकॅसिस म्युटस २०० हे औषध आठवड्यातून एक डोस, दोन आठवडे घ्या.
- हाताचा पुढचा भाग **(forearm)** रात्री सुन्न होणे – **अर्जेंटम नायट्रिकम** २००चा एक डोस रात्री, असे तीन रात्री घ्या.
- थोड्याशा दबावाने, झोपण्याने, रक्तप्रवाह मंदावण्याने हात पाय सुन्न होणे – **एम्ब्रा ग्रिसिया** ३० हे औषध दिवसातून तीन वेळा, तीन दिवस घ्या.
- शरीराचा कोणताही भाग वेदनेसह सुन्न होणे – **चामोमिला** ३० हे औषध दिवसातून तीन वेळा, तीन दिवस घ्या.

नखांचे विकार

NAILS INFECTION

नखे जर गुळगुळीत, मजबूत आणि मांसल गुलाबी रंगाची असतील तर ते निरोगी आहेत. नखे जर धारदार, खरखरीत किंवा खडबडीत दिसणारे, चमच्याच्या आकाराचे आणि पटकन तुटणारे असतील तर ते आजाराचे लक्षण आहे. अनेक डॉक्टर तुमची नखे बघून तुमचे आरोग्य पारखतात. याचे कारणच आहे की नखे एक प्रकारच्या प्रोटीनने, केराटीनने बनलेली असतात. हे त्वचा आणि केस यांचा मुख्य घटक आहे. प्रोटीन जर कमी असेल तर शरीर नखांद्वारे दर्शवते. काही दुखापतीमुळे जर नखे निघून गेली असतील किंवा तुटली असतील, तर नवीन नखे येण्यासाठी म्हणजे मुळातून वरपर्यंत येण्यासाठी साधारण सहा महिने लागतात. पायाच्या अंगठ्याचे नख वाढण्यासाठी सहा महिन्यांपेक्षा जास्त वेळ लागतो. नखांवर आढळणारे पांढरे डाग कोणत्याही आजाराकडे इशारा करत नाहीत, परंतु काही डॉक्टर याला शरीरामधील झिंकची कमतरता मानतात. चमच्याच्या आकाराची नखे शरीरामध्ये लोह तत्त्वाची कमतरता दर्शवतात. लोह तत्त्वाच्या कमतरतेमुळे किंवा

ॲनिमियामुळे नखे पिवळी आणि वाकडीतिकडी होतात. शरीरात जेव्हा प्रोटीनची प्रखर उणीव असेल, तेव्हा नखांचा आधार पांढरा होतो. नखांना आणि नखांच्या आजूबाजूच्या त्वचेला किटाणूंचा संसर्ग झाला असेल तर नखे नरम, रंगहीन आणि जाडसर होतात. काही त्वचारोगांमध्येदेखील नखे अतिरिक्त घाण, कुरूप, जाड आणि क्षतिग्रस्त होतात, त्यांची झीज होते.

प्रथमोपचार

- नखांची स्थिती आणि रंग बदलत आहे किंवा नखे लवकर किंवा उशिरा वाढत आहेत, असे तुमच्या लक्षात आले तर त्वरित डॉक्टरांचा सल्ला घ्या.
- नखे नियमितपणे कापावीत, जेणेकरून त्यामध्ये धूळ साठणार नाही.
- हात आणि पाय धुतल्यानंतर नखेदेखील व्यवस्थित कोरडी करावीत.
- नखांची योग्य काळजी घेण्यासाठी कपडे किंवा भांडी धुताना हातांमध्ये मोजे घाला.
- तुमच्या आहाराकडे लक्ष द्या. पौष्टिक आहार घ्या, ज्यामध्ये कॅल्शियम, विटामिन सी आणि झिंक असेल.

औषधे

- इथे जी औषधे दिली जात आहेत, त्यांचे त्वरित परिणाम दिसण्याची अपेक्षा करू नये. ही प्रक्रिया अगदी नखे वाढण्याप्रमाणेच थोडी मंद आहे. त्यामुळे धीर धरण्याची आवश्यकता आहे. स्वचिकित्सेनंतर(सेल्फ मेडिकेशननंतर) होमिओपॅथिक डॉक्टरांचा सल्ला अवश्य घ्या.
- धारदार, डाग, खडबडीत, असमतल नखे – **कल्केरिया कार्बोनिका** २००चा एक डोस, चार दिवस घ्या. पंधरा दिवसानंतर परिणाम बघा आणि होमिओपॅथिक डॉक्टरांचा सल्ला घ्या.
- जाड, काळी, खडबडीत, पटकन तुटणारी नखे, बद्धकोष्ठता आणि कंबर वा पाठदुखी – **ग्राफाइटिस** २००चा एक डोस रात्री, एक रात्र सोडून तीन रात्री घ्या. पंधरा दिवसांनंतर डॉक्टरांचा सल्ला घ्या.
- नखांची जलद वाढ, आडवी-तिडवी, पटकन तुटणारी आणि विकृत व नाजूक – **ॲसिडम फ्लोरिकम** ३० हे औषध दिवसातून तीन वेळा, सात दिवस घ्या आणि एक आठवडा प्रतीक्षा करा. त्यानंतर डॉक्टरांना दाखवा.

- मेणासारखी, विकृत, नरम, नाजूक नखे, शरीराच्या झाकलेल्या भागात घाम, रुग्णाला सकाळी नाश्त्यानंतर शौचास जावे लागणे – **थुजा ऑक्सिडेंटिलिस** २००चा रोज रात्री एक डोस, चार दिवस घ्या. पंधरा दिवसानंतर होमिओपॅथिक डॉक्टरांना दाखवा.
- रंगहीन, विकृत नखे, खाण्यामध्ये मिठाची आवड – **नॅट्रम म्युरीयाटीकम** २००चा रोज रात्री एक डोस, चार दिवस घ्या. पंधरा दिवसांनंतर होमिओपॅथिक डॉक्टरांना दाखवा.
- सैल, संवेदनशील, वेदनादायक, नखे कापल्यावरदेखील वेदना – **हेपार सल्फर** ३० हे औषध दिवसातून तीन वेळा, पाच दिवस घ्या. पंधरा दिवसांनंतर डॉक्टरांना दाखवा.
- नखांच्या मुळाशी वेदना – **कल्केरिया फॉस्फोरिका** ३० हे औषध दिवसातून तीन वेळा, सात दिवस घ्या.
- नखे हळूहळू वाढणे – **कॉस्टिकम** २०० हे औषध दिवसातून एक डोस तीन दिवस घ्या. पंधरा दिवस प्रतीक्षा करून नंतर डॉक्टरांना दाखवा.
- नखांवर पांढरे डाग, अविकसित नखे, पायाच्या नखांची त्वचेच्या आतमध्ये वाढ, बोटांच्या नखांच्या आजूबाजूची त्वचा प्रभावित होणे – **सिलिसिया टेरा** ३० हे औषध दिवसातून तीन वेळा, सात दिवस घ्या. दोन आठवड्यांपर्यंत परिणाम बघा आणि त्यानंतर होमिओपॅथिक डॉक्टरांना दाखवा.

मळमळ आणि उलटी (वांती)
NAUSEA (VOMITING)

मळमळ होऊन उलटी येणे हा खूपच घृणास्पद प्रकार आहे. उलटी खरंतर अमाशयातील पदार्थांना बाहेर फेकते. प्रत्येकाला ही दोन लक्षणे एकाच वेळी किंवा वेगवेगळ्या वेळी दिसतात. मळमळ आणि उलटीचे मुख्य कारण पचनाच्या समस्या, अतिरिक्त अन्नसेवन किंवा अपाच्य व संवेदनशील, ॲलर्जिक अन्न सेवन करणे. अत्यधिक मद्यपान, काही विषारी पदार्थ (फूड पॉयझनिंग) किंवा एखाद्या संसर्गामुळेदेखील अशी लक्षणे दिसतात. मायग्रेन किंवा डोकेदुखी, प्रवासात मळमळ, भीती किंवा चिंता यांमुळेदेखील उलटी होऊ शकते. गरोदर महिलांनादेखील मळमळ होते. काही वेळा ज्वरामुळेदेखील लहान मुलांना उलट्या होऊ शकतात. काही लोकांना ॲलोपॅथिक औषधांमुळेदेखील मळमळ होते. अमाशयामध्ये अल्सर

आणि पित्ताशयामध्ये खडे असतील तरीदेखील मळमळ होऊ शकते.

प्रथमोपचार

- रुग्णाला लिंबू पाणी, पुदिन हरा, एखादे पाचक चूर्ण किंवा आल्याचा चहा यांपैकी एक जे काही घरात उपलब्ध असेल ते द्या. हे प्राथमिक अवस्थेतील मळमळ आणि वांती कमी करतात.
- स्वयंपाकघरात संपूर्ण स्वच्छतेविषयी जागरूक राहा आणि ज्यामुळे मळमळ वाढते असे एकाच प्रकारचे अन्नपदार्थ टाळा, अतिशय जड अन्न (तेलकट, मसालेदार, पचायला जास्त वेळ लावणारे अन्न) घेण्याऐवजी नेहमी हलका आहार घ्या.
- सावकाश जेवण्याची सवय लावा. अतिजलद गतीने जेवण करणे टाळा.

औषधे

- सर्व प्रकारची मळमळ आणि उलटी यांसाठी सर्वप्रथम आणि महत्त्वपूर्ण औषध म्हणजे – **इपिकॅक** ३० हे औषध रुग्णाला प्रत्येक वेळी उलटीनंतर एक डोस द्या. पहिल्या डोसनंतरच उलटी थांबेल.
- मळमळ होत असेल तर – **इपिकॅक** ३०चा एक डोस द्या आणि प्रतीक्षा करा. जर उलटी झाली तर उलटीनंतर दुसरा डोस द्या.
- प्रवासात मळमळ (गाडी लागणे) आणि उलटी होत असेल तर प्रवासाच्या अर्धा तास आधी **कॉक्युलस इंडिकस** ३०चा एक डोस द्या आणि रुग्णाला वाहनात बसल्यावर जीव घाबरत असेल तर पुन्हा एक डोस द्या किंवा उलटी होऊन गेल्यानंतर एक डोस द्या.
- गरोदर महिलांना उलटीनंतर **सेपिया ऑफिसिनलीस** ३०चा एकच डोस द्या. दुसऱ्यांदा देऊ नका. पुन्हा त्रास होऊ लागला तर होमिओपॅथिक डॉक्टरांचा सल्ला घ्या.
- तुम्हाला जर उलटी होत असल्यासारखे वाटत असेल किंवा उलटी होऊन गेली तर पोटाची समस्या कमी होईल असे वाटत असेल, तर – **नक्स व्हॉमिका** २००चा एक डोस घ्या.
- पचनविषयक समस्या असेल आणि कधी कधी उलटीसोबत जुलाबदेखील होत असतील व अमाशयात जळजळ, थकवा, थंडी वाजून येत असेल तर

– **आर्सेनिकम अल्बम** ३० हे औषध दिवसातून चार वेळा, दोन दिवस घ्या.

नाकातून रक्त येणे (घोळाणा फुटणे)

NOSE BLEEDING

भारतासारख्या देशात जिथे उन्हाळ्यात अनेक आजार उद्भवतात. त्यामध्ये बहुसंख्य लहान मुलांमध्ये आढळणारा एक आजार म्हणजे नाकातून रक्त येणे (घोळाणा फुटणे). तरुण किंवा मोठ्या लोकांना नाकातून रक्त येत नाही. काही प्रसंगी वृद्धांमध्येदेखील ही समस्या दिसू शकते. उष्णतेमुळे, वारंवार नाकामध्ये बोट घालण्याने, नाकाच्या आतील थराची छोटी रक्तवाहिनी फुटल्याने आणि वारंवार शिंका येण्यानेदेखील असे होऊ शकते. हा विकार अतिशय नगण्य आहे. हा घरीदेखील नियंत्रणात आणला जाऊ शकतो. वृद्ध किंवा युवकांमध्ये वारंवार नाकातून रक्त येत असेल तर त्वरित डॉक्टरांना भेटून रक्तदाब आणि रक्तात गुठळ्या होण्याची तपासणी करावयास हवी. याचे प्रमाण अतिशय कमी आहे. कृपया लक्षात असू द्या, की इथे आपण एपिस्टॅक्सिसविषयी बोलत नाही आहोत.

प्रथमोपचार

- थोडेसे पुढे वाकून बसा. त्यानंतर तर्जनी आणि अंगठ्याने नाकाच्या दोन्ही बाजूला दबाव द्या. डोके उंच उचलून ठेवा. डोक्याच्या मागील बाजूवर आणि नाकावर दबाव देण्याने नाकातून येणारे रक्त थांबते. पण अनेक वेळा हे रक्त डोक्यातून गळ्यामध्ये उतरून गळा चोक होतो. मुलांमध्ये डोक्याच्या मागील बाजूस झुकण्याने गळा चोक होतो. नाकावर पंधरा मिनिटेच दबाव ठेवा.
- बोटांचा दबाव हटवल्यानंतर जर पुन्हा नाकातून रक्त येत असेल, तर पुन्हा दहा मिनिटे त्याच पद्धतीने दबाव ठेवून बघा.
- हे करूनही नाकातून रक्त येणे थांबत नसेल तर थंड पाण्यात तुरटी मिसळून द्रावण बनवा. या पाण्यात कपडा ओला करून मस्तकावर थोडा वेळ ठेवा. रुग्णाला या वेळी झोपण्यास सांगा.
- नाकावर बर्फाची पिशवी ठेवल्यानेदेखील नाकातील रक्त येणे बंद होते.
- रक्तस्राव बंद झाल्यावर रुग्णाला एक कप कोमट दूध आणि एक केळे द्या.

टीप : रक्तस्राव डोक्याला मार लागल्याने झाला असेल, तसेच वरील उपायांनी आणि होमिओपॅथिक औषधे घेतल्यानंतरही रक्तस्राव पंधरा मिनिटांपेक्षा जास्त काळ चालू

असेल, वारंवार नाकातून रक्त येत असेल, रक्ताचे प्रमाण जास्त असेल तर त्वरित डॉक्टरांशी संपर्क साधा.

औषधे

- **फेरम फॉस्फोरिकम** ३० या औषधाचे तीन डोस, दर पाच मिनिटानंतर द्यायला हवे. एक डोस घेतल्यानंतरच रक्त येणे बंद झाले तर दुसरा डोस देऊ नका.
- रक्तस्राव अचानक आणि खूप जास्त असेल तर **फॉस्फरस** २००चा एक डोस रक्त थांबवतो.

स्थूलपणा किंवा अतिरिक्त वजन

OBESITY OR OVERWEIGHT

शरीराचे सौंदर्य हे त्याचे केवळ बाह्यरूप असते. स्फूर्तीदायक किंवा उत्साही व्यक्तिमत्त्व, आकर्षक रूप इत्यादी आई-वडिलांकडूनच (आनुवंशिकतेने) येते. पण याची काळजी मात्र स्वतःलाच घ्यावी लागते. एकदा एखाद्या शरीरात चरबी वाढायला सुरू झाली, की सुस्त जीवनशैली आणि अतिरिक्त चरबीयुक्त अन्न सेवन करण्याने व्यक्ती स्थूल दिसू लागते. त्यामुळे उंचीच्या गुणोत्तरानुसार शरीरामध्ये अतिरिक्त चरबी वाढणे आरोग्यासाठी हानिकारक असते. याच अवस्थेला स्थूलपणा किंवा अतिरिक्त वजन असे म्हणतात. स्थूलपणा अतिरिक्त अन्न सेवन आणि कॅलरीजचा अल्प उपयोग यांमुळे होतो. अलीकडे अनेक शाळांमध्ये वजन कमी करण्यासाठी योगासने, एरोबिक्स, व्यायाम यांसोबतच आहार नियंत्रणदेखील शिकवले जाते. ज्यायोगे वजन नियंत्रित ठेवण्यासाठी स्थूलतेने ग्रासलेले लोक तिकडे आकर्षित होत आहेत. वास्तविक वजन कमी करण्यासाठी औषधांऐवजी इतर उपायच जास्त लाभदायक ठरतात. अतिरिक्त वजन हे अनेक गंभीर आजारांचे कारण बनू शकते. उदाहरणार्थ- हृदयरोग, उच्च रक्तदाब, मधुमेह, पचनासंबंधी विकार, हाडांमधील वेदना, आखडणे, वंध्यत्व, पायांच्या रक्तवाहिन्या फुगणे (व्हेरिकोज व्हेन्स), मासिक पाळीसंबंधी समस्या आणि गरोदरपणातील समस्या, इत्यादी.

प्रथमोपचार

ज्यांची वजन वाढण्याची प्रवृत्ती आहे,

त्यांनी खालीलप्रमाणे पावले उचलायला हवीत.

- वेळेवर जेवण करणे.

- सकाळचा नाश्ता आणि दुपारचे भोजन सामान्य असावे. परंतु रात्रीचे जेवण मात्र अतिशय हलके असायला हवे.
- अन्न नेहमी व्यवस्थित चावून खावे, घाईघाईत खाऊ नये.
- अती गोड, मिठाई, चरबीयुक्त आणि तेलकट अन्न टाळावे.
- जेवणापूर्वी ऋतुमानानुसार एक प्लेट सॅलड खावे.
- दिवसातून कमीत कमी दोन ते तीन ग्लास कोमट पाणी प्यावे.
- नियमित व्यायाम करावा किंवा योगशाळेत प्रवेश घ्यावा.
- योग किंवा एरोबिक शिक्षकांच्या सल्ल्याने तुमच्या रोजच्या आहारात बदल करावा.
- अल्प आहार योजना (क्रॅश डाएट प्रोग्रॅम) स्वीकारू नका. याने केवळ अल्पकाळच वजन कमी होते. अतिरिक्त वजन कमी करण्यासाठी पुरेसे आणि स्वास्थ्यवर्धकच अन्न सेवन करायला हवे.
- अनेक हेल्थ क्लब आणि कंपन्या आहेत, जे अतिशय अत्यल्प वेळात वजन कमी करण्याचे आश्वासन देतात. या खूपच महाग योजना आहेत आणि त्याचे दुष्परिणामदेखील खूप आहेत. कारण या कंपन्या भूक मंदावण्याची औषधे देतात, जे अन्नाचे पचन व शोषण यांवर परिणाम करतात. तुम्हाला जर औषधे घ्यायचीच असतील तर सुरक्षित होमिओपॅथी औषधे घेणे योग्य.

तुम्हाला कसे समजेल की तुमचे वजन जास्त आहे

सर्वप्रथम तुम्ही स्वतःला सांगा की 'तुमचे वजन जास्त आहे'. तुमच्या शरीराचा आकार असे सांगतो. दुसरी गोष्ट तुमचे मित्र आणि नातेवाईक तुमचे वजन वाढले आहे, हे तुमच्या निदर्शनाला आणून देतात. सर्वांत शेवटी तुम्ही स्वतः डॉक्टरांकडून तपासणी करून घेता किंवा स्वतःच घरी खालील प्रमाणे काही परीक्षण करू शकता.

साधारण नियम असा आहे की तुमचे वजन जर तुमच्या उंचीच्या २० टक्क्यापेक्षा जास्त असेल तर तुम्ही स्थूल आहात. अतिरिक्त वजन जाणून घेण्याचा सर्वांत योग्य पर्याय म्हणजे तुमचे बॉडी मास इंडेक्स (BMI), जे तुमच्या शरीराचे व उंचीचे मोजमाप करते. दुसरा पर्याय म्हणजे तुमची कंबर आणि नितंबाच्या मापांच्या गुणोत्तरानुसार ओळखता येते, कारण येथे अतिरिक्त चरबी साठून राहते.

तुमचा बी.एम.आय. जाणून घ्या

१. तुमच्या वजनाला (किलोग्रॅममध्ये) तुमच्या उंचीच्या दुपटीने भागा. उदाहरणार्थ, तुमचे वजन ६८ किलो आहे आणि उंची १.५० मीटर आहे तर बी.एम. आय. ३०.२२ आहे (६८ला २.२५ (१.५०च्या दुपटीने) भागायचे) ज्याला स्थूलपणा म्हणतात.

२. जर बी.एम.आय. २० पेक्षा कमी असेल तर वजन कमी आहे.

३. जर बी.एम.आय. २० ते २५च्या मध्ये असेल तर तुम्ही निरोगी आहात.

४. जर बी.एम.आय. २६ ते २९च्या मध्ये असेल तर तुमचे वजन जास्त आहे.

५. जर बी.एम.आय. ३०पेक्षा जास्त असेल तर तुम्ही स्थूल आहात.

तुमचे वजन अधिक आहे हे जाणून घेण्यासाठी दुसरा नियम खालील प्रकारे आहे.

शरीराचे वजन ५० किलो असेल, तर ५ फूट उंचीच्या व्यक्तीसाठी हे सामान्य आहे. ५ फूट नंतर प्रत्येक इंचासाठी ५० किलोमध्ये २ किलो वजन वाढवा. याचा अर्थ असा की जर व्यक्तीची उंची ५ फूट १ इंच असेल तर वजन ५२ किलो असायला हवे. या प्रकारे उंची ५ फूट २ इंच असेल तर साधारणपणे वजन ५४ किलो असेल. यामध्ये तुम्ही २ किलो कमी किंवा जास्त करू शकता. याचा अर्थ आहे की जर व्यक्तीची उंची ५ फूट आहे तर त्याचे वजन ५० ते ५२ किलो सामान्य आहे. (५ फूट म्हणजे १.५२ मीटर)

कृपया लक्ष द्या वर दिलेली शरीराच्या वजनाची पद्धती तरुण, पुरुष आणि महिला यांसाठी एक सामान्य सल्ला आहे. तो काही गणितीय आधारावर रचला आहे. इथे काही मापांसाठी चार्टदेखील दिला आहे.

उंची मीटरमध्ये	उंची फूट व इंचात	साधारण वजन कि. ग्रॅ.मध्ये	स्थूल	अधिक स्थूल
१.४५	४.९	४२-५३	६३	८४
१.४८	४.१०	४४-५५	६६	८८
१.५०	४.११	४५-५६	६८	९०
१.५२	५.०	४६-५८	६९	९२
१.५४ ते १.६६ (५.१ ते ५.५) वरील संख्येत २ कि.ग्रॅ. वजन वाढवा				
१.६८	५.६	५६-७१	८५	११३
१.७० ते १.८० (५.७ ते ५.११) वरील संख्येत २ कि.ग्रॅ. वजन वाढवा				
१.८२	६.०	६६-८३	९९	१३२

याच प्रकारे पुढील मापांमध्ये वरील नियमांनुसार दोन किलो वाढवा.

औषधे

- तुम्ही नियमित व्यायाम आणि संतुलित आहार प्रथमोपचारात दाखवलेल्या सूचीप्रमाणे घेत असाल तरच औषधे वजन कमी करण्यासाठी साहाय्यक ठरतात. आहार आणि व्यायामाने एक महिन्यात एक किलो वजन कमी होत असेल तर औषधासोबत संतुलित आहार आणि नियमित व्यायाम करण्याने एका महिन्यात दोन किलो वजन कमी होऊ शकते.
- **फाइटोलाका बेरी Q** – चे १० ते १५ थेंब दिवसातून तीन वेळा जेवणापूर्वी १५ मिनिटे एक महिना घ्या. वजन कमी झाल्यानंतर पुढचे औषध होमिओपॅथिक डॉक्टरांच्या सल्ल्याने घ्या.
- स्थूलपणा जर थायरॉईडमुळे असेल तर **थायरॉईडीनम** २००चा एक डोस आठवड्यातून एक वेळा, एक महिना घ्या आणि त्यानंतर डॉक्टरांचा सल्ला घ्या.
- स्थूलपणा जर गलगंड किंवा थायरॉईड ग्रंथी वाढण्याने आणि रुग्णाला बद्धकोष्ठता आणि पोट फुगण्याची समस्या असेल तर फ्युकस वेसिकेटोरिया **Q** – चे १० ते १५ थेंब दिवसातून तीन वेळा जेवणापूर्वी १५ मिनिटे एक महिना घ्या.

टीप : अनेक विविध पेटंट होमिओपॅथिक औषधे बाजारात सहज उपलब्ध आहेत, जी असा दावा करतात की त्यांचा उपयोग करण्याने तुम्ही लवकर सडपातळ होऊ शकता. हे अनेक औषधांचे मिश्रण आहे. जसे **फायटोलाका बेरी, फ्युकस वेसिकेटोरिया, थायरॉईडीनम, अमोनियम ब्रोमॅटम, कल्केरिया कार्बो निका, पल्सेटीला नाईग्रीकन्स, सिलीशिया, अँटीमोनियम क्रूडम, ग्राफाईटीस** इत्यादी. मी यांच्या उपयोगावर काही बोलू इच्छित नाही. कारण मी सध्या तरी मिश्र औषधे देण्यावर विश्वास ठेवत नाही.

शल्य चिकित्सेनंतरचे परिणाम

OPERATION AFTER EFFECTS

दाढी करताना किंवा भाजी चिरताना त्वचेवर एखादी साधारण जखम झाली आणि त्याकडे दुर्लक्ष झाले तर त्याचा काहीतरी विपरीत परिणाम नक्कीच होतो. एखाद्या व्यक्तीची शल्यचिकित्सा (ऑपरेशन) त्वचा कापूनच केले जाते. त्यानंतर ती जखम ठीक करण्यासाठी अँटिबायोटिक औषधे दिली जातात.

शल्यचिकित्सक (सर्जन) जेव्हा परंपरागत पद्धतीने ऑपरेशन करतो, तेव्हा त्यांनी दिलेली औषधे घ्यायलाच हवीत. कारण त्या औषधांचा उद्देशच मुळात आपल्याला बरे करणे असतो. होमिओपॅथीचे इतरही अनेक लाभ आहेत. उदाहरणार्थ- होमि ओपॅथी ऑपरेशनच्या नंतर जाणवणारे दुष्परिणाम अल्पावधीत घालवते. पित्ताशय किंवा गर्भाशय काढणे, खडे, हर्निया, अपेंडिक्सचे ऑपरेशन किंवा अगदी कठीण अशा हार्ट बायपास सर्जरी इत्यादींमध्ये होमिओपॅथी उपयुक्त आहे.

प्रथमोपचार : काही नाही

औषधे

- सर्व ऑपरेशन नंतरच्या प्रभावांसाठी **ऱ्हस टॉक्सिकोडेंड्रॉन** ३० हे अगदी सामान्य औषध आहे. ऑपरेशननंतर चार गोळ्या, दिवसातून तीन वेळा, दहा दिवस घ्या.
- क्षतिग्रस्त तंत्रिका उत्तके (nervous tissues) पुन्हा पूर्वीसारखे करण्यासाठी **हायपेरिकम परफोरेटम** ३० या औषधाच्या चार गोळ्या, दिवसातून तीन वेळा, दहा दिवस घ्या.
- इंटर कॉस्टल ऑपरेशनमध्ये बरगड्यांच्या आतील रक्तवाहिन्यांना आणि स्नायूंना नुकसान पोहोचले असेल तर **सिमिसीफ्युगा रेसिमोसा** ३० या औषधाच्या चार

गोळ्या, दिवसातून तीन वेळा, दहा दिवस घ्या.

- ऑपरेशनच्या वेळी हातापायांच्या रक्तवाहिन्यांना दुखापत झाली असेल, तर **हायपेरिकम परफोरेटम** ३० या औषधाच्या चार गोळ्या, दिवसातून तीन वेळा, दहा दिवस घ्या.
- शरीराच्या डाव्या बाजूच्या रक्तवाहिन्यांना काही नुकसान झाले असेल, तर **स्पायजेलिया इंथेलमिया** ३० या औषधाच्या चार गोळ्या, दिवसातून तीन वेळा, दहा दिवस घ्या.
- ऑपरेशनमुळे फ्रॅक्चर्स आणि स्टंप्स म्हणजे पायाच्या रक्तवाहिन्यांमध्ये वेदना असतील, तर **सिम्फाईटम ऑफिसिनेल** ३० या औषधाच्या चार गोळ्या, दिवसातून तीन वेळा, दहा दिवस घ्या.

विपरीत लक्षणे आणि उपचार
OPPOSITE SYMPTOMS AND REMEDIES

आता औषधाच्या निवडीचे एक अद्भुत उदाहरण पाहू. काही वेळा शरीराच्या दोन भागात किंवा दोन विरुद्ध लक्षणे एकाच रोगात आढळतात. एका प्राथमिक चिकित्सा पद्धतीच्या रूपाने लक्षणांच्या विरुद्ध औषध देण्याने बऱ्याच वेळा आराम मिळतो. उदाहरणार्थ- श्वास घेताना खोकला वाढत असल्यास एक औषध दिले जाते, तर श्वास सोडताना खोकला वाढत असल्यास वेगळे औषध दिले जाते. श्वास घेणे व श्वास सोडणे ही श्वसन प्रक्रियेतील दोन विरुद्ध लक्षणे आहेत.

प्रथमोपचार : काही नाही

औषधे

- श्वास सोडल्यावर खोकला वाढणे - **एकोनाइटम नॅपेलस** ३० हे औषध दिवसातून तीन वेळा, सात दिवस घ्या.
- श्वास घेताना खोकला वाढणे - **स्पॉन्जिया टोस्टा** ३० हे औषध दिवसातून तीन वेळा, सात दिवस घ्या.
- गरम हवेतून थंड हवेत जाण्याने खोकला वाढणे - **फॉस्फरस** २००चा एक डोस घ्या आणि परिणामांसाठी चार दिवस प्रतीक्षा करा.
- मोकळ्या हवेतून, गरम (बंद) खोलीत जाण्याने खोकला वाढणे - **ब्रायोनिया अल्बा** ३० हे औषध दिवसातून तीन वेळा, चार दिवस घ्या.

- दातांच्या किनाऱ्यावर कीड - **मर्क्युरीअस सोलूबिलीस** ३० हे औषध दिवसातून तीन वेळा, सूर्यास्तापूर्वी, चार दिवस घ्या.
- दातांच्या मुळाशी कीड - **मिजेरियम** ३० हे औषध दिवसातून तीन वेळा, सूर्यास्तापूर्वी, चार दिवस घ्या.
- कोणत्याही मुख्य आजारात किंवा विकारात तोंड कोरडे पडणे, परंतु तरीही तहान न लागणे (हे एक असामान्य लक्षण आहे. कारण तोंड कोरडे पडल्यावर तहान लागते. पण इथे असे होत नाही) - **पल्सेटीला नाईग्रीकन्स** ३० हे औषध दिवसातून तीन वेळा, पाच दिवस घ्या.
- कोणत्याही मुख्य आजारात किंवा विकारात तोंडात लाळ येणे (तोंड ओले राहणे) तरीही तहान लागणे - **मर्क्युरीअस सोलूबिलीस** ३० हे औषध दिवसातून तीन वेळा, सूर्यास्तापूर्वी, पाच दिवस घ्या.
- आजार (उदाहरणार्थ डोकेदुखी) डाव्या बाजूने सुरू होऊन उजव्या बाजूला जाणे - **लॅकॅसिस म्युटस** २००चा एक डोस घ्या आणि परिणामांसाठी चार दिवस प्रतीक्षा करा.
- आजार उजव्या बाजूने सुरू होऊन डाव्या बाजूला जाणे - **लायकोपोडियम क्लावेटम** २००चा एक डोस घ्या आणि परिणामांसाठी एक आठवडा प्रतीक्षा करा.
- तीव्र (चिडचिड निर्माण करणारी) सर्दी, सोबतच कुठल्याही समस्येशिवाय डोळ्यांतून पाणी येणे - **एलियम सेपा** ३० हे औषध दिवसातून चार वेळा, चार दिवस घ्या.
- सौम्य सर्दी, पडसे यांसोबत डोळ्यांतून तीव्र जळजळयुक्त पाणी येणे - **युफ्रेशिया ऑफिसिनलीस** ३० हे औषध दिवसातून चार वेळा, चार दिवस घ्या.
- दातांच्या वेदनेत गरम हवा, गरम अन्न किंवा चहा इत्यादीने आराम - **मॅग्नेशियम फॉस्फरिकम** ३०, दिवसातून चार वेळा, चार दिवस घ्या.
- दातांच्या वेदनेत थंड पाणी आणि आइस्क्रीम यांनी आराम - **कॉफीया क्रुडा** ३० हे औषध दिवसातून चार वेळा, चार दिवस घ्या.
- पोटातील वेदनेत शरीर पुढे वाकवल्याने आराम - **कोलोसिन्थिस** ३० हे

औषध दिवसातून चार वेळा, तीन दिवस घ्या.

- पोटातील वेदनेत शरीर मागे वाकवल्याने आराम - **डाइस्कोरिया विलोसा** ३० हे औषध दिवसातून चार वेळा, तीन दिवस घ्या.
- झोपण्यासाठी डोळे बंद करताच घाम येणे - **कोनायम मॅक्युलॅटम** ३० हे औषध दिवसातून तीन वेळा, तीन दिवस घ्या.
- झोपेतून उठल्यावर घाम येणे - **सॅम्ब्युकस नाइग्रा** ३० हे औषध दिवसातून तीन वेळा, तीन दिवस घ्या.
- मासिक पाळीच्या पूर्वी आणि मासिक पाळीच्या वेळी बद्धकोष्ठता - **सिलिशिया टेरा** ३० हे औषध मासिक पाळीच्या अपेक्षित दिवसाच्या एक आठवडा आधी दिवसातून तीन वेळा घ्या. मासिक पाळी दरम्यान औषध घेऊ नये.
- मासिक पाळीच्या पूर्वी आणि मासिक पाळीचे वेळी जुलाब होणे - **बोविस्टा लायकोपरडॉन** ३० हे औषध मासिक पाळीच्या अपेक्षित दिवसाच्या एक आठवडा आधी दिवसातून तीन वेळा घ्या. मासिक पाळी दरम्यान औषध घेऊ नये.
- मूल दिवसभर छान खेळते. परंतु रात्रभर बेचैन असते, ओरडते, त्रस्त राहते - **जलापा** ३० हे औषध दिवसातून दोन वेळा, एक आठवडा घ्या.
- मूल दिवसभर रडते मात्र रात्री छान झोपते - **लायकोपोडियम क्लावेटम** २००चा एक डोस, एक आठवडा घ्या.

मुळव्याध विषयी

PILES (HAEMORRHOIDS)

मुळव्याध म्हणजे गुदद्वाराच्या आत किंवा बाहेर रक्ताच्या किंवा अन्य छोट्या छोट्या गाठी होतात. या गाठींची संख्या विभिन्न असू शकते. एकच गाठ अत्यंत वेदनादायक आणि सुजलेली किंवा अनेक गाठी एकत्र द्राक्षाच्या घडाप्रमाणे असू शकतात. ही सूज वेदनादायक, खाज सुटणारी, टोचणारी आणि धक्का मारल्यासारखी, जळजळयुक्त किंवा दबावपूर्ण असते. शौचाचे वेळी अधिक वेदना आणि काही वेळा कमरेच्या खालील भागात थोड्या वेदना जाणवतात. शौचाच्या आधी गाठींमधून रक्तस्राव व शौचानंतर, शौचावेळी थेंब थेंब रक्त पडते. बद्धकोष्ठता, खूप काळापासून होणारी आणि पूर्वी दुर्लक्षित राहिलेली जुनाट बद्धकोष्ठता, रेचक (शौचास होण्यासाठी

घेतलेली औषधे) घेणे, सातत्याने अपाच्य, तेलकट, मसालेदार, जड आणि उत्तेजक अन्न सेवन करणे ही याची कारणे आहेत. तसेच सातत्याने बसण्याची सवय आणि आरामदायक जीवनशैलीदेखील याचे एक कारण आहे. अतिरिक्त व्यायाम, घोडेस्वारी, थंड दगड आणि मऊ गवतावर बसणे, गरोदरपणात वाढलेल्या गर्भाचा पेल्विसच्या रक्तवाहिन्यांवर पडणारा दबाव. हीदेखील मूळव्याधीची कारणे आहेत.

प्रथमोपचार

- मसालेदार अन्न, मादक पदार्थ, अपाच्य अन्न, कॉफी, तेलकट आणि चरबीयुक्त अन्न पदार्थ टाळा.
- व्यवस्थित शिजवलेल्या भाज्या आणि फळे यांचे सेवन करा आणि शक्यतो मांसाहार टाळा.
- खूप वेळ उभे राहणे, सुस्त सवयी, उशी वापरणे आणि खूप मऊ गादी शक्यतो टाळा.
- कोरड्या मूळव्याधीत (रक्तस्रावाशिवाय) गुदद्वाराला थंड किंवा कोमट पाण्याने (जे तुम्हाला योग्य वाटेल) वारंवार धुण्याने आराम मिळतो. एका टबमध्ये थंड किंवा कोमट पाणी घालून त्यामध्ये थोडा वेळ बसावे किंवा मूळव्याधीत वेदना सुरू झाल्यास, ओल्या कपड्याने गाठींवर दाब द्यावा.
- रक्ती मूळव्याधीत वेदना कमी होतात. पण अशा वेळी एक ग्लास थंड पाणी पिऊन किंवा एक तास आडवे पडूनदेखील वेदना शमू शकतात.
- शौचानंतर १० ते १५ मिनिटे आडवे पडल्याने वेदनांमध्ये आराम मिळतो.

औषधे

रक्ती मूळव्याध

- रक्त जेव्हा लाल असेल तेव्हा **मिलिफोलियम Q** चे १० ते १५ थेंब दिवसातून पाच वेळा, दोन दिवस घ्या. रक्तस्राव थांबल्यास तिसऱ्या व चौथ्या दिवशी डोस कमी करा.
- रक्त गडद ठिपकेदार, वेदना आणि फडफडल्यासारख्या वेदनांसोबत शौचास होणे - **हेमॅमेलीस व्हर्जिनियाना Q** चे १० ते १५ थेंब दिवसातून पाच वेळा, दोन दिवस घ्या. रक्तस्राव थांबल्यास तिसऱ्या आणि चौथ्या दिवशी डोस कमी करा.

- प्रत्येक वेळी शौचासोबत धारेसारखा रक्तस्राव होत असल्यास **फॉस्फरस** २००चा एक डोस शौचानंतर घ्या. यानंतर रक्तस्राव थांबला असेल तर औषध घेण्याची आवश्यकता नाही. रक्तस्राव पुन्हा सुरू झाला तर एक डोस घ्या, परंतु रक्तस्राव थांबलाच नाही तर दोन पेक्षा अधिक डोस घ्यायला हवे.

- बद्धकोष्ठतेसोबत रक्तस्राव किंवा जुलाब - बद्धकोष्ठता आळीपाळीने होणे आणि त्यामध्ये भूक न लागणे, सोबतच वेदनादायक रक्तस्राव असेल तर **कोलिनसोनिया कॅनडेन्सिस Q** चे १० ते १५ थेंब दिवसातून पाच वेळा, दोन दिवस घ्या. रक्तस्राव थांबल्यास तिसऱ्या व चौथ्या दिवशी डोस कमी करा.

- शौचानंतर अनेक तासापर्यंत रक्तस्राव होणे आणि कापल्यासारख्या वेदना - **ॲसिडम नायट्रिकम** ३० हे औषध दिवसातून चार वेळा, विशेषतः शौचानंतर घ्या.

- मूळव्याध रक्ती किंवा रक्ताशिवाय असेल, परंतु केवळ मासिक पाळी बंद होण्यानंतरच त्रास होत असेल तर - **एस्क्युलस हिपोकॅस्टानम** ३० हे औषध दिवसातून चार वेळा, तीन दिवस घ्या.

टीप : औषध घेतल्यानंतर दोन दिवसांनीही रक्तस्राव थांबत नसेल तर होमिओपॅथिक डॉक्टरांशी संपर्क साधा.

कोरडी मुळव्याध (रक्तस्रावाशिवाय)

- पाठ, कंबरदुखी आणि गुदद्वारामध्ये खूप प्रमाणात लाकडे भरली आहेत, असे वाटणे - **एस्क्युलस हिपोकॅस्टानम** ३० हे औषध दिवसातून चार वेळा, तीन दिवस घ्या.

- गाठी दिसायला कांद्यासारख्या आणि थोड्या वांगी रंगाच्या, यांसोबतच गुदद्वारामध्ये जोरात मारल्यासारख्या आणि धक्का दिल्यासारख्या वेदना - **लॅकॅसिस म्युटस** २००चा एक डोस रोज सकाळी, तीन दिवस घ्या.

- वारंवार शौचाची इच्छा होणे, खाण्यानंतर खाज आणि टोचल्यासारख्या वेदनांसोबत, बद्धकोष्ठता, सोबतच मानसिक थकवादेखील आला असेल तर - **नक्स व्हॉमिका** ३० हे औषध दिवसातून चार वेळा, तीन दिवस घ्या.

- गुदद्वारामध्ये कापल्यासारख्या संवेदना आणि वेदना, सातत्याने रक्तस्रावामुळे गुदद्वार बधिर होणे - **पेओनिया ऑफिसिनॅलीस** ३० हे औषध दिवसातून चार

वेळा, तीन दिवस घ्या.

- प्रत्येक वेळी शौचानंतर गुदद्वार बाहेर येणे - **पोडोफायलम पेलटॅटम** ३० हे औषध दिवसातून चार वेळा, तीन दिवस घ्या.
- गुदद्वारामध्ये साधारण चिरा पडणे, शौचानंतर वेदना, रुग्णांमध्ये बेचैनी आणि गुदद्वार आकुंचन पावणे - **रतनहिया पेरूविआना** ३० हे औषध दिवसातून चार वेळा, तीन दिवस घ्या.
- प्रत्येक वेळी शौचानंतर जेव्हा गाठी द्राक्षाच्या घडासारख्या बाहेर येतात आणि थंड पाण्याने त्यांना आराम वाटतो तेव्हा - **एलोस** ३० हे औषध दिवसातून चार वेळा, तीन दिवस घ्या.
- शौचासोबत म्युकस, शौचावेळी वेदना आणि जिभेवर पांढरा थर असल्यास - **अँटीमोनियम क्रूडम** ३० हे औषध दिवसातून चार वेळा, तीन दिवस घ्या.
- जळजळयुक्त वेदना आणि गुदद्वार थंड पाण्याने धुतल्यावरदेखील आराम न वाटणे, परंतु गरम किंवा कोमट पाण्याने धुतल्यावर वेदनांमध्ये थोडा आराम वाटणे - **आर्सेनिकम अल्बम** ३० हे औषध दिवसातून चार वेळा, तीन दिवस घ्या.
- मूळव्याधीमुळे चालतानादेखील वेदना होत असल्यास - **कॉस्टिकम** ३० हे औषध दिवसातून चार वेळा, तीन दिवस घ्या.
- अशा वेदना, जणू लोखंडाचा गरम लाल रॉड गुदद्वारामधून आत घातला आहे, पण थंड पाणी लावल्यावर वेदनांमध्ये आराम वाटत असेल तर - **काली कार्बोनिकम** ३० हे औषध दिवसातून तीन वेळा, एक दिवस घ्या.
- रक्ती किंवा कोरड्या मुळव्याधीमध्ये सूज, सोबतच गाठी बाहेरच्या बाजूला येणे, बद्धकोष्ठता नाही, परंतु खूप गॅस होणे, त्वचा संवेदनशील होणे, कपड्यांचा स्पर्शदेखील सहन न होणे - **ॲसिडम म्युरियाटिकम** ३० हे औषध दिवसातून चार वेळा, तीन दिवस घ्या.
- लघवी करताना गाठी बाहेर येणे, बद्धकोष्ठतेसोबतच कडक, अगदी गाठीसारखा मल आणि गुदद्वारांमध्ये किडे चालल्यासारख्या संवेदना - **बराइटा कार्बोनिका** ३० हे औषध दिवसातून तीन वेळा, चार दिवस घ्या.

प्रोस्टेट ग्रंथींचा आजार

PROSTATE GLAND DISEASE

प्रोस्टेट ग्रंथी ही फक्त पुरुषांमध्ये असते. स्त्रियांमध्ये ती आढळून येत नाही. ही साधारणपणे मूत्रपिंडाखाली अक्रोडाच्या आकाराची असते. या ग्रंथीतून एक असा द्राव स्रवतो, ज्यामध्ये संभोगाच्या वेळी शुक्राणू सहजपणे गतिमान होऊन महिलेच्या ‘सर्व्हिक्स’ पर्यंत (गर्भाशयाच्या तोंडापर्यंत) पोहोचतो. हेच या ग्रंथीचे कार्य आहे. ही ग्रंथी जेव्हा सुजते किंवा आकाराने वाढते, तेव्हा समस्या निर्माण होतात आणि ही मूत्रविसर्जनाच्या मार्गात अडथळा आणून लघवीच्या समस्यादेखील निर्माण करते.

ही ग्रंथी वयोवृद्ध पुरुषांमध्ये कॅन्सरचे मुख्य कारण आहे. ही समस्या साधारणपणे वयाच्या पन्नाशीनंतर जेव्हा प्रोस्टेट ग्रंथीचा आकार वाढू लागतो, तेव्हा उद्‌भवते. जोपर्यंत लघवी करताना कुठलाही अडथळा येत नाही, तोपर्यंत यावर उपचार करण्याची फारशी आवश्यकता नसते. यामुळे वारंवार लघवीची इच्छा होते. रुग्ण वारंवार लघवीला जातो, परंतु खूपच हळूहळू किंवा थेंब थेंब लघवी होते. लघवी कमी प्रमाणात पण खूप वेळ होते.

प्रोस्टेट ग्रंथीला सूज आली असेल तर ‘प्रोस्टॅटायटिस’ म्हटले जाते. याचे कारण अतिरिक्त संभोगामुळे संक्रमण होणे किंवा मूत्रपिंड पूर्ण भरलेले असताना अतिरिक्त व्यायाम करणे असू शकते. प्रोस्टॅटायटिसमध्ये कंबरदुखी, पोटदुखी, ताप आणि लघवी करताना वेदना होऊ शकतात. प्रोस्टेट ग्रंथीच्या कॅन्सरची काही लक्षणे दिसत नाहीत. मात्र वयाच्या चाळिशीनंतर वेळोवेळी रक्त तपासणी केल्यास हा कॅन्सर कळू शकतो. काही स्वास्थ्य विशेषज्ञांच्या मतानुसार संभोगाच्या वेळी थोडी बेचैनी आणि स्क्रॉटम एरियामध्ये (अंडाशयाच्या पिशवीचे क्षेत्र यात) वेदना होऊ शकतात.

प्रथमोपचार

- वरील लक्षणांप्रमाणे जर तुम्हाला लघवी करताना त्रास होत असेल, तर डॉक्टरांशी संपर्क साधा.
- बद्धकोष्ठता टाळण्यासाठी हिरव्या भाज्या आणि फायबरयुक्त अन्न अधिक प्रमाणात खावे.
- सकाळी उपाशीपोटी दोन ग्लास पाणी प्यावे.

- अधिक काळ लघवी अडवू नये. इच्छा झाली (आवेग आला) की लगेचच लघवीला जायला हवे.
- मूत्रपिंड भरल्यास किंवा लघवीची इच्छा झाल्यास व्यायाम करू नये.
- आंघोळीच्या आधी आणि जेवणानंतर लघवी करण्याची सवय लावा.
- असुरक्षित संभोग टाळा.
- धूम्रपान आणि अतिरिक्त मद्यपान टाळा.

औषधे

- प्रोस्टेट ग्रंथीला सूज आणि ग्रंथीचा आकार वाढणे - **सबाल सेरूलाटा Q** चे १० ते १५ थेंब अर्धा कप पाण्यात, दिवसातून तीन वेळा, पंधरा दिवस घ्या. त्यानंतर होमिओपॅथिक डॉक्टरांना दाखवा. हेच मुख्य औषध आहे आणि हे होमिओपॅथिक डॉक्टरांच्या सल्ल्यानुसार अधिक काळापर्यंत घेता येते.
- लघवी थांबते आणि सुरू होते. रुग्ण केवळ उभा राहूनच लघवी करू शकतो आणि मुख्यत्वे तो अविवाहित वृद्ध किंवा विधुर असतो - **कोनायम मॅक्युलॅटम** ३० हे औषध दिवसातून तीन वेळा, सात दिवस घ्या.
- रुग्णाचे लक्ष लैंगिक इच्छा उत्पन्न करणाऱ्या वस्तूंवर असते आणि त्याला लघवी करण्याची इच्छा होते, परंतु लघवी करताना मात्र कमी प्रमाणात होते - **स्टॅफीसॅग्रिया** २००चा एक डोस, रोज रात्री झोपताना, चार दिवस घ्या.
- रुग्ण वयोवृद्ध असूनही लहान मुलासारखे वर्तन असेल, आपली लक्षणे सांगतानादेखील त्याला लाज वाटत असेल तर - **बराइटा कार्बोनिका** २००चा एक डोस, रोज रात्री झोपताना, चार दिवस घ्या.
- वयोवृद्धांमध्ये लघवी करताना वेदना, वारंवार रात्री लघवीनंतर शौचासाठीदेखील दबाव बनणे आणि कधी कधी लघवी थांबणे - **फेरम पिक्रीकम** ३० हे औषध दिवसातून चार वेळा, सात दिवस घ्या.
- लघवीचा अधिक आवेग, लघवीसाठी वारंवार दबाव, अतिरिक्त तणाव, परंतु लघवी कमी प्रमाणात होणे - **थुजा ऑक्सिडेंटिलिस** ३० हे औषध दिवसातून तीन वेळा, सात दिवस घ्या.

घसा खवखवणे

SORE THROAT

घसा खवखवणे म्हणजे घशात वेदना होणे. साधारणपणे घसा खवखवणे हे पुढे होणारी सर्दी, घशाचे संक्रमण (इन्फेक्शन), ग्रंथीय ज्वर किंवा तापाचे पहिले लक्षण मानले जाते. घशात खवखव एखादी ॲलर्जी, थंड कोरडी हवा, वातावरणातील प्रदूषण, वायरल किंवा बॅक्टेरियल संक्रमणामुळे होते. घशात खवखव जर खोकला, ताप किंवा सर्दीमुळे नसेल तर गरम पाण्यात मीठ टाकून गुळण्या केल्याने किंवा मीठमिश्रित काळा चहा पिण्याने नियंत्रणात आणली जाऊ शकते. एक कप गरम पाण्यात मीठ घालून चहाप्रमाणे प्यायल्याने घशातील वेदनांमध्ये आराम मिळतो. असे दिवसातून कमीत कमी दोन वेळा करावे.

प्रथमोपचार

- वर नमूद केलेल्या सूचनांप्रमाणे कमीत कमी दिवसातून चार ते पाच वेळा गुळण्या करणे योग्य.
- थंड हवामानात घशाला उबदार कपड्यांनी झाकणे योग्य.
- धूम्रपान टाळा.
- अतिरिक्त गर्दीच्या ठिकाणी, अधिक प्रदूषण असलेल्या ठिकाणी जाणे टाळा.
- एक दिवस पूर्णपणे आराम करा.
- **फायटोलाका डेकांड्रा** Q चे १० थेंब १०० एम. एल. कोमट पाण्यात मिसळून गुळण्या करा. हे दिवसातून दोन ते तीन वेळा करू शकता. सर्व प्रकारच्या घशाच्या वेदनांमध्ये हे औषध उपयुक्त आहे.

औषधे

- थंड कोरड्या हवेमुळे घशात अचानक वेदना, रुग्ण अतिरिक्त चिंतेत राहतो – **एकोनाइटम नॅपेलस** ३० हे औषध दिवसातून चार वेळा, तीन दिवस घ्या.
- घशात जळजळ, कोरडेपणा, न भागणारी तहान, परंतु एकावेळी थोडेसेच पाणी पिणे –**आर्सेनिकम अल्बम** ३० हे औषध दिवसातून तीन वेळा, चार दिवस घ्या.
- घशामध्ये वेदना, गिळताना अधिक वेदना, रुग्ण पातळ पदार्थ सहजपणे

गिळू शकतो, परंतु घन पदार्थ खाऊ शकत नाही. टॉन्सिल्सला सूज - **बरायटा कार्बोनिका** ३० हे औषध दिवसातून तीन वेळा, चार दिवस घ्या.

- घशामध्ये वेदना, विस्तवासारखे लाल दिसणे, एका जागी रक्त साकळल्यामुळे वेदना, घशामध्ये जळजळ, त्याचबरोबर सूज आणि घशाच्या उजव्या बाजूला वेदना - **बॅलाडोना** ३० हे औषध चार वेळा, तीन दिवस घ्या.
- घशामध्ये पू बनल्यासारखे दिसणे, शूटिंग आणि टोचणाऱ्या वेदना, थंड व स्पर्शाने घसा संवेदनशील होणे, रुग्णाला थंडी जाणवते परंतु घामही येतो - **हेपार सल्फर** ३० हे औषध दिवसातून तीन वेळा, चार दिवस घ्या.
- घशाच्या डाव्या बाजूला वेदना, ज्या उजव्या बाजूला सरकतात, घशावर जांभळ्या रंगाची सूज, घशाच्या आजूबाजूला कपड्याचा दबावसुद्धा सहन न होणे - **लॅकॅसिस म्युटस** २००चा एक डोस, सकाळी एक दिवस घेऊन बघा. गरज पडल्यास तिसऱ्या दिवशी दुसरा डोस घ्या.
- घसा आणि टॉन्सिल्समध्ये वेदना, उजव्या बाजूला सुरू होऊन डाव्या बाजूला सरकणे, नाक बंद होणे - **लायकोपोडियम म्युटस** २००चा एक डोस सकाळी, एक दिवस घेऊन बघा. गरज पडल्यास तिसऱ्या दिवशी दुसरा डोस घ्या.
- घशाच्या वेदना जेव्हा कोणत्याही एका बाजूपासून दुसऱ्या बाजूला सरकतात, बाजू बदलतात तेव्हा - **लॅक कॅनिनम** ३० हे औषध दिवसातून तीन वेळा, तीन दिवस घ्या.

घोरणे

SNORING

झोप व घोरणे एकमेकांशी संबंधित आहे. घोरणे झोपल्यानंतर सुरू होते, जे त्या व्यक्तीच्या नव्हे तर इतरांच्या झोपेत अडथळा आणते. इतर लोक झोपमोड झाल्यामुळे पूर्ण रात्र कूस बदलत राहतात आणि त्यांच्या अनेक रात्री त्रासात जातात. स्वास्थ्य विज्ञानाने प्रचंड प्रगती केली आहे आणि अनेक आजारांवर मातदेखील केली आहे, तरीदेखील घोरणे थांबवणे जणू आजदेखील एक स्वप्नच आहे. अशात आपण वैज्ञानिकांना दोष का द्यायचा? जिथे सामान्य व्यक्तीदेखील ही समस्या ठीक करण्यासाठी फारशी गंभीर दिसत नाही. कारण लोक याला आजार न मानता एक साधा विकार समजतात. घोरण्याने आंतरराष्ट्रीय प्रसिद्धी प्राप्त केली आहे. कारण यामुळे साथीदाराची झोप उडते. खरोखरीच हे त्रासदायक आहे. काही लोक या

समस्येमुळे घटस्फोटदेखील घेतात. घोरण्याचे एक विशिष्ट लक्षण आहे की घोरणारा व्यक्ती कधी मान्यच करत नाही की तो झोपेत घोरतो.

झोपेत विशिष्ट आवाजात श्वास घेणे म्हणजे घोरणे. श्वास आत घेताना स्वर रज्जू **(Vocal cord)** द्वारे खूप मोठा आवाज किंवा झोपताना टाळूमध्ये कंपन होणे म्हणजे घोरणे. नाकाच्या मार्गामध्ये गळू (पॉलिप), जुनाट, सडलेला, खराब झालेला, दुर्गंधीयुक्त तीव्र नाकाचा स्राव आणि नुकसान करणारी सर्दी इत्यादी कारणांमुळे व्यक्ती तोंडाने श्वास घेते. परिणामी घोरण्याचा आवाज येतो. वापरण्यात येणारी उशी जर खूप जुनी, ओबडधोबड आणि झोपण्यामध्ये असुविधा निर्माण करणारी असेल किंवा खूप दबली गेलेली असेल तरीदेखील तोंड उघडे राहण्याने घोरण्याचा आवाज येतो.

प्रथमोपचार

- वजन कमी करण्याचा प्रयत्न करा.
- धूम्रपान आणि मद्यपान टाळा.
- गादीपासून साधारण ८ ते १० से.मी. उंच उशीचा वापर करा.
- बाजारात सहज उपलब्ध असणारी नाकाची पट्टी शक्य असल्यास वापरा, ज्यामुळे श्वास घेण्यास मदत होते.
- डॉक्टरांशी संपर्क केव्हा साधावा?
- नेहमी घोरण्याचा आवाज खूप जोरात येत असेल, तुम्ही जागे झाल्यावर थकवा जाणवत असेल, तुमचे नाक कोंदले असेल किंवा झोपताना नाक कोंदत असेल, दिवसा झोप येत असेल, वजन अधिक असेल किंवा गळा जाड असेल, तर अशा वेळी डॉक्टरांशी संपर्क साधणे योग्य ठरेल.

औषधे

- घोरण्याचे कारण नाकातील अडथळा किंवा नाकाचे हाड वाढणे असेल तर - **लेम्ना माइनर** ३० हे औषध दिवसातून दोन वेळा, पंधरा दिवस घ्या.
- नाकाचे हाड क्षीण झाले असेल किंवा वाढले असेल, सोबतच सूज, नाक लाल झाले असेल, जुनाट, हट्टी सर्दी असल्यास - **हिप्पोजेनिनीनम** ३० हे औषध दिवसातून दोन वेळा, पंधरा दिवस घ्या.

- मुलांचे नाक बंद होत असेल आणि खोकल्यासोबत झोपेत श्वास घेताना त्रास व घोरणे – **सँब्युकस नायग्रा** ३० हे औषध दिवसातून तीन वेळा, सात दिवस घ्या.

- १५ दिवसातून एक डोस **बेसिलिनम** २००चा घ्या. महिन्यामध्ये दोन डोस घेण्याने घोरण्याची सवय कमी होण्यास मदत होते. त्यानंतर एक महिना प्रतीक्षा करा. यामध्ये जेव्हा कोणतेही औषध दिले जात नाही, तेव्हा सिलिसिया टेरा १२**X**च्या चार-चार गोळ्या, दिवसातून तीन वेळा, एक महिना केवळ बेसिलिनमचा डोस दिलेला दिवस सोडून घ्या.

रांजणवाडीविषयी

STYES (ERUPTION ON THE MARGINE OF EYES)

एक फोडासारखा फुगवटा, गाठ किंवा छोटा पूयुक्त फोड डोळ्याच्या पापण्यांमध्ये, साधारणपणे पापण्यांच्या आधाराने डोळ्याच्या किनाऱ्यावर होणे याला रांजणवाडी असे म्हणतात. काही लोकांना रांजणवाडी वरचेवर होते. यामध्ये सूज आणि वेदना असतात. एक थकलेला डोळा जेव्हा प्रदूषण, धूर आणि धुळीच्या संपर्कात येतो, तेव्हा डोळा संक्रमित होतो. रांजणवाडीचे कारण आजपर्यंत सापडले नाही, परंतु हा काही गंभीर आजार नाही. एक जुनी म्हण आहे की रांजणवाडी त्याच लोकांना होते, जे शौचाच्या वेळी वारंवार शौचाकडे बघतात. इतर एक म्हण आहे, की जे अतिसंभोग करतात (नवविवाहित किंवा इतर), त्यांना रांजणवाडी होते. या कारणांना कुठलाही वैज्ञानिक आधार नसला तरीदेखील शौचाकडे अधिक वेळ न बघणे किंवा अतिसंभोग टाळणे हे नुकसानदायक नक्कीच नाही. जुन्या म्हणी अनेकदा स्वास्थ्यासाठी उपयुक्त ठरतात.

प्रथमोपचार

- रांजणवाडीवर कुठलाही इलाज केला नाही तरी एक आठवडा किंवा त्यापेक्षा अधिक काळात ती आपोआप ठीक होते. रांजणवाडी बहुसंख्य वेळा फुटते आणि त्यातून पू निघून जातो किंवा हळूहळू गायब होते.

- रांजणवाडीला संसर्गजन्य (पसरणारा) रोग मानले गेले आहे, त्यामुळे वेगळा टॉवेल, रुमाल वापरावा.

- वारंवार हात आणि चेहरा धुवावा.

- डोळे आणि रांजणवाडी यांना स्पर्श करण्याचा प्रयत्न करू नये.

- पू बाहेर काढताना रांजणवाडी दाबण्याचा प्रयत्न करू नये.
- रांजणवाडी आपोआप फुटते. त्यानंतर ती जागा अतिशय काळजीपूर्वक स्वच्छ करावी, जेणेकरून पू डोळ्यांच्या आतील थराला स्पर्श करणार नाही.

औषधे

- वारंवार आणि अतिशय जुनाट रांजणवाडी, बहुधा खालील पापणीवर होते. मुलांमध्ये ती कोणत्याही पापणीवर होते - **स्टॅफीसॅग्रिया** २००चा एक डोस, तीन दिवसाच्या अंतराने द्या.
- रांजणवाडी नेहमी वरील पापणीवर होते. परंतु दुसऱ्या पापणीवर पण होऊ शकते. रुग्णाला चरबीयुक्त, तेलकट, मसालेदार पदार्थ आवडतात - पल्सेटीला **नाईग्रीकन्स** २००चे दोन डोस, तीन दिवसाच्या अंतराने द्या.
- वारंवार रांजणवाडी आणि पापण्यांच्या काठावर खाज येणे - अशा वेळी जर **पल्सेटीला नाईग्रीकन्स** २० हे औषध घेऊनही काही उपयोग होत नसेल, तर **सिलिशिया टेरा** २००चे दोन डोस, तीन दिवसाच्या अंतराने घ्या.

दातांच्या वेदना
TOOTHACHE

दात किंवा हिरड्यांमध्ये कीड, फोड किंवा सूज यांमुळे दातांत वेदना होतात. बरेचदा लोक याचा इलाज करण्यासाठी दंतवैद्यांकडे जातात, परंतु काही घरगुती व होमिओपॅथिक उपचारदेखील दातांच्या सामान्य वेदनांवर उपयुक्त ठरतात. दातांवर प्लाक (एक बॅक्टेरियायुक्त चिकट पांढरा पदार्थ) जमा होणे, अन्नाचे थर, लाळ किंवा बॅक्टेरियाचा थर साचणे इत्यादी कारणांमुळे दात किडतात. हा प्लाक अन्नातील स्टार्च आणि साखर शोषून ॲसिड बनवतो आणि दातांचे सुरक्षाकवच नष्ट करतो.

जेवणानंतर किंवा गोड खाल्ल्यानंतर दात ब्रशने किंवा बोटाने स्वच्छ केले तर दातांमधील वेदना कमी होऊ शकतात. ॲसिड हटवले गेले नाही तर ते दातांवरच साठून राहते. परिणामी दात तुटतात, कॅविटी बनते, बॅक्टेरिया दातांच्या आतील पल्पमध्ये प्रवेश करतात. अशातच फोड किंवा गळू होण्याची शक्यता नाकारली जाऊ शकत नाही.

प्रथमोपचार

- सकाळी लवकर आणि रात्री झोपण्यापूर्वी दिवसातून दोन वेळा दात स्वच्छ

करावे.

- जेवणानंतर प्रत्येक वेळी पाण्याने किमान दहा वेळा गुळण्या कराव्या.
- गरम पदार्थ खाल्ल्यानंतर त्वरित थंड पाणी पिऊ नये.
- अती गरम किंवा अती थंड पदार्थ खाऊ नयेत.
- जेवणानंतर नरम टूथपिकचा वापर करून दात स्वच्छ केल्यानंतर गुळण्या कराव्या.
- दातात वेदना सुरू होतात, तेव्हा लोणचे खाणे टाळावे. लोणचे अम्लीय प्रकृतीचे असते, जे दातांच्या सुरक्षा कवचासाठी अपायकारक ठरते.
- कॅल्शियम, विटामिन सी आणि डी दातांच्या आरोग्यासाठी आवश्यक आहे. ऋतुमानानुसार लिंबू, गाजर, मुळा, आवळा, भुईमुगाच्या शेंगा, लोणी, दूध, मध, दही, संत्रे, केळी, नारळ आणि आंबा वेळोवेळी योग्य प्रमाणात खावे.
- गुटखा, तंबाखू खाऊ नये. तसेच धूम्रपान करू नये.
- चहा किमान दोन वेळा प्या. त्यामध्ये फ्लोराईड असते, जे दातांच्या किडीशी लढू शकते.
- अतिरिक्त प्रमाणात कार्बोहायड्रेट्स उदाहरणार्थ- मैदा, साखर खाऊ नये. यामुळे दातांवर प्लाक बनतो आणि तोंडात ॲसिडचा थर वाढतो.
- वर्षातून दोन वेळा किंवा किमान एकदा दंतवैद्यांकडून दातांची तपासणी करून घ्यावी.

औषधे

बाह्य उपचार

- दातांत वेदना असल्यास – **प्लॅन्टागो मेजर Q** किंवा **इचिनॅशिया एन्गोस्टीफोलिया Q** कापसाच्या बोळ्याने लावा. यामुळे वेदना कमी होतील.
- लवंग तेलाचे काही थेंब वेदना असणाऱ्या दातांवर आणि हिरड्यांवर लावून वेदना कमी होईपर्यंत हलका मसाज करा.

आंतरिक उपचार

- थंड पाणी तोंडात ठेवल्याने दातांमधील वेदना कमी होणे, रात्री वेदनांमध्ये वाढ, तहान जास्त लागणे आणि तोंडामध्ये अतिरिक्त लाळ येणे – **मर्क्युरीअस**

सोलूबिलीस ३० हे औषध दिवसातून तीन वेळा, सूर्यास्तापूर्वी, तीन दिवस घ्या.

- तोंडात अतिशय थंड पाणी ठेवल्याने दातांमधील वेदना कमी होणे - **कॉफिया क्रुडा** ३० हे औषध दिवसातून तीन वेळा, सूर्यास्तापूर्वी तीन दिवस घ्या.
- थंड पाणी किंवा गरम चहा पिण्याने दातातील वेदना वाढणे - **मर्क्युरीअस सोलूबिलीस** ३० हे औषध दिवसातून दोन वेळा आणि सल्फर ३०चा सकाळी एक डोस, असे पाच दिवस घ्या.
- वरील स्थितीमध्ये वरील औषधे देण्याच्या तीन दिवसांनंतरही आराम वाटत नसल्यास **मर्क्युरीअस सोलूबिलीस** ३० हे औषध दिवसातून दोन वेळा आणि ऑरम मेटॅलिकम ३० हे औषध दिवसातून दोन वेळा, आळीपाळीने, एक दिवस सोडून, तीन दिवस घ्या.
- वेदना कानापर्यंत जाणे व दात लांब वाटणे - **प्लॅन्टागो मेजर** ३० हे औषध दिवसातून दोन वेळा, तीन दिवस घ्या.
- दाबल्याने अधिक वेदना, दातांच्या मुळाशी कीड, अन्न चावताना वेदना, दात स्पर्श आणि थंड पाण्याला संवेदनशील, वेदना डोळ्यांपर्यंत पसरणे - **स्टॅफीसॅग्रिया** ३० हे औषध दिवसातून दोन वेळा, तीन दिवस घ्या.
- वेदना एका दातापासून दुसऱ्या दातावर सरकणे, सोबतच चेहऱ्यावर सूज, गर्मी किंवा गरम पेयाने वेदनांना आराम - **क्रिओसोटम** ३० हे औषध दिवसातून दोन वेळा, तीन दिवस घ्या.
- गरम पाण्याने वेदनांमध्ये वाढ, वेदना कान आणि चेहऱ्यापर्यंत पसरणे - **चामोमिला** ३० हे औषध दिवसातून दोन वेळा, तीन दिवस घ्या.
- किडलेल्या दातांवर सूज, रात्री अधिक, थंड किंवा गरम पदार्थांच्या उपयोगाने अधिक - **मर्क्युरीअस सोलूबिलीस** ३० हे औषध दिवसातून तीन वेळा, सूर्यास्तापूर्वी घ्या.
- पोकळ दातांमध्ये वेदना, खाण्याने, थंड पाणी पिण्याने, रात्री वेदनांमध्ये वाढ - **अँटीमोनियम क्रूडम** ३० हे औषध दिवसातून तीन वेळा, तीन दिवस घ्या.
- काहीही गोड खाल्ल्यास वेदनांमध्ये वाढ - **नॅट्रम कार्बोनिकम** ३० हे औषध दिवसातून तीन वेळा, तीन दिवस घ्या.

- शरीरामधील महत्त्वपूर्ण द्रव पदार्थांच्या कमतरतेमुळे अधिक वेदना होणे - **चायना ऑफिसिनॅलिस** ३० हे औषध दिवसातून तीन वेळा, तीन दिवस घ्या.
- पायरिया - एक आजार ज्यामध्ये दात किडतात आणि त्यामधून रक्त आणि दुर्गंधी येते. यामुळे दात दुखतात आणि हिरड्यांवर सूज येते - **कार्बो व्हेजिटॅबिलिस** ३० हे औषध दिवसातून तीन वेळा, तीन दिवस घ्या.
- दात काढल्यानंतर वेदना, कॅविटी भरल्यानंतर दातातून रक्त येणे - **आर्निका मोन्टाना** ३० हे औषध दिवसातून तीन वेळा, तीन दिवस घ्या.
- दुखापत झाल्यासारख्या वेदना पूर्ण तोंडात पसरणे, तोंड कोरडे, हिरड्यांवर गळूसारखा फुगवटा - **बॅलाडोना** ३० हे औषध दिवसातून चार वेळा, तीन दिवस घ्या.
- दातांना थोडासा जरी स्पर्श झाला तर वेदना होणे व त्यामधून सहजपणे रक्तस्राव, थंड हवेमध्ये अधिक - **हेपार सल्फर** ३० हे औषध दिवसातून तीन वेळा, तीन दिवस घ्या.

यू.टी.आय. = मूत्रमार्गातील इन्फेक्शन
U.T.I. = URINE TRACT INFECTION

मूत्रमार्गाच्या खालील भागात म्हणजेच मूत्रमार्ग आणि मूत्रपिंडामध्ये संक्रमण (इन्फेक्शन) किंवा सूज म्हणजेच युटीआय. बहुतांशी हे महिलांमध्ये आढळून येते. महिलांमध्ये मूत्रमार्ग छोटा असल्याने संक्रमण सहजपणे होते. लघवी करताना वेदना, जळजळ आणि गरम वाटणे ही याची मुख्य लक्षणे आहेत. अचानक आणि वारंवार लघवीची इच्छा आणि पोटातील खालील भागात वेदना जाणवणे. मूत्रमार्गात पू झाल्यामुळे लघवी दुधासारखी किंवा रक्तासारखी होणे, तसेच त्यातून दुर्गंधी येणे. काही गंभीर बाबींमध्ये यामध्ये तापदेखील येऊ शकतो. हा काही अत्यंत गंभीर आजार नाही, परंतु दुर्लक्षित केले तर किंवा औषधे किंवा इतर उपायांनी ठीक केले नाही तर निश्चितपणे किडनीला अपाय होऊ शकतो. साधारणतः हे संक्रमण बॅक्टेरियांमुळे होते. बहुसंख्य वेळा मोठ्या आतड्यांमध्ये हे आढळून येते आणि ते सहजपणे मोठ्या आतड्यातून गुदद्वारापर्यंत आणि त्यानंतर मूत्रमार्गाच्या तोंडापर्यंत म्हणजेच लघवीच्या जागेपर्यंत आणि नंतर वरच्या बाजूला मूत्रपिंडापर्यंत पोहोचते. याचा इलाज केला नाही तर मूत्रपिंडावर जळजळयुक्त सूज येते. ही समस्या अधिक तीव्र बनली तर किडनीवरदेखील परिणाम होऊ शकतो.

प्रथमोपचार

- भरपूर प्रमाणात पाणी प्यावे, ज्यामुळे बॅक्टेरिया लघवीतून निघून जातात.
- मादक पदार्थ दारू, कॉफी आणि धूम्रपान टाळावे.
- लघवीनंतर लघवीची जागा पाण्याने स्वच्छ करावी. काही संक्रमण नसतानादेखील हे करायला हवे.
- संभोगाच्या आधी आणि नंतर लैंगिक अवयवांची स्वच्छता करावी.
- शौचानंतर गुदद्वार स्वच्छ करताना लक्षात ठेवा, स्वच्छतेची दिशा ही लैंगिक अवयवांच्या विरुद्ध असावी, जेणेकरून बॅक्टेरिया मूत्रापिंड किंवा मूत्रमार्गात जाणार नाहीत.
- सॅनिटरी नॅपकिन्स वेळोवेळी बदलणे आवश्यक आहे.
- अतिरिक्त तंग (टाईट) अंतर्वस्त्रे घालू नयेत.

औषधे

- लघवी जळजळयुक्त, वेदनायुक्त आणि वारंवार होते, परंतु लघवी करतेवेळी त्रास व थेंब थेंब लघवी होणे - **कंथेरिस वेसिकॅटोरीया** ३० हे औषध दिवसातून चार वेळा, चार दिवस घ्या.
- लघवी करताना जळजळ होणे आणि शेवटच्या थेंबापर्यंत अत्यंत वेदना होणे, तहान न लागणे आणि रुग्ण बेचैन होणे - **एपिस मेलीफिका** ३० हे औषध दिवसातून चार वेळा, चार दिवस घ्या.
- लघवीमध्ये जळजळ, लघवीच्या शेवटी वेदना - **सरसापरीला ऑफिसिनॅलिस** ३० हे औषध दिवसातून चार वेळा, चार दिवस घ्या.

आवाजाचे विकार किंवा आवाज जाणे (आवाज बसणे)

VOICE DISORDER

भारतामध्ये आवाज जाणे, घसा बसणे ही अतिशय सामान्य बाब आहे. लग्न समारंभ, सार्वजनिक बैठका आणि शैक्षणिक क्षेत्रांमध्ये हे अधिक प्रमाणात आढळून येते. लग्न किंवा इतर समारंभांमध्ये लोक गप्पा मारतात आणि गाणी गातात. सार्वजनिक सभांमध्ये नेते कित्येक तास जोरजोरात बोलतात. विद्यालयांमध्ये शिक्षकांना सलग बोलावे लागते. आवाज जाणे हा सामान्य आवाजावर परिणाम

करणारा स्वरयंत्राचा एक विकार आहे. काही वेळा आवाज जड होतो, कमी होतो किंवा बसतो हे स्वरयंत्रावर सूज आल्यामुळे होते.

सर्दीमुळे वायरल इन्फेक्शन, धूम्रपान आणि हानिकारक खाद्यपदार्थांचे सेवन इत्यादी याची अन्य कारणे आहेत. काही लोकांमध्ये घसा बसणे, आवाज जाणे हे नियमित लक्षण असेल आणि सातत्याने होत असेल, तर घशामध्ये (पॉलिप्स) स्वरयंत्रावर उठावदार फोड येण्यामुळे असे होते. याची तपासणी मात्र डॉक्टरांद्वारे करणे आवश्यक आहे. नेता, वक्ता आणि शिक्षक यांना अधिक काळ बोलण्याने जर आवाज जात असेल किंवा घसा बसत असेल, तर काही दिवसात ते आपोआप ठीकदेखील होऊन जाते. अशा वेळी घशामध्ये सूज किंवा वेदनारहित इन्फेक्शन असते.

प्रथमोपचार

- स्वरयंत्राला आराम द्या, लवकर बरे होण्यासाठी अधिक बोलणे टाळा.
- वारंवार घसा साफ करू नये, हे स्वरयंत्रासाठी हानिकारक ठरते.
- तुम्हाला जर थंडी वाजल्याने घसा बसतो, असे जाणवले तर तुम्ही आधी त्यावर इलाज करायला हवा.
- भरपूर प्रमाणात पाणी प्या.
- घशाला वाफ द्या आणि काळ्या चहामध्ये मीठ घालून तीन ते चार वेळा गुळण्या करा, यामुळे खूप मदत होते.

औषधे

- सर्दीमुळे आवाज जाणे किंवा घसा बसणे – **कॉस्टिकम** ३० हे औषध दिवसातून पाच वेळा, दोन दिवस घ्या.
- अतिरिक्त गरमीच्या संपर्कात येण्याने आवाज जाणे – **अँटीमोनियम क्रूडम** ३० हे औषध दिवसातून चार वेळा, दोन दिवस घ्या.
- गायक, वक्ता किंवा वकील यांचा आवाज अचानक जाणे – **ऑरम ट्रीफायलम** ३० हे औषध दिवसातून पाच वेळा, दोन दिवस घ्या.
- मासिक पाळीच्या आधी आवाज जाणे – **जेल्सेमियम सेम्परवीरेंस** ३० हे औषध मासिक पाळी सुरू होण्यापूर्वी दिवसातून चार वेळा, दोन दिवस घ्या.

मासिक पाळीदरम्यान कोणतेही औषध घेऊ नये.

- आवाजाचा टोन बदलणे, कधी कधी आवाज अनिश्चित किंवा हळूहळू येतो – **ऱ्हस टॉक्सिकोडेंड्रॉन** ३० हे औषध दिवसातून चार वेळा, दोन दिवस घ्या.
- कोणत्याही प्रकारे आवाज जाणे किंवा घसा बसणे, सोबतच अतिरिक्त थंड पाण्याची तहान – **फॉस्फरस** २००चे एकूण दोन डोस, एक-एक तासाच्या अंतराने घ्या.

व्हेरिकोज व्हेन्स (रक्तवाहिन्या सुजणे, निळसर पडणे आणि वेदना होणे)

VARICOSE VEINS

शरीरातील रक्तवाहिन्यांमध्ये सूज किंवा पीळ पडणे आणि वेदना होत असतील तर या स्थितीला व्हेरिकोज व्हेन्स असे म्हणतात. रक्तवाहिन्यांवर अतिरिक्त दबाव येण्याने त्यांच्या आंतरिक छिद्रांमध्ये विकार होण्याने रक्तप्रवाहामध्ये अडथळा निर्माण होतो. या अडथळ्यांमुळे रक्तवाहिन्यांमध्ये सूज येते, जे पीळ किंवा गाठीचे रूप घेतात. अशी स्थिती शरीरामध्ये कुठेही होऊ शकते, परंतु बहुसंख्य वेळा पायांना होते. पायांच्या रक्तवाहिन्यांमध्ये व्हॉल्व बंद होण्याने रक्ताभिसरण (गुरुत्वाकर्षणामुळे) खालील बाजूला जाण्याचे थांबते. हा व्हॉल्व जेव्हा व्यवस्थित काम करत नाही, तेव्हा रक्त इथे जमा होऊन रक्तवाहिन्यांमध्ये सूज येऊन रक्तवाहिन्या पसरू लागतात. ज्यामुळे रक्तवाहिन्या निळसर आणि गाठीयुक्त दिसतात. ही स्थिती पायाच्या मागील बाजूला, पोटऱ्यांवर किंवा पायाच्या आत आढळते. अनेक रुग्णांमध्ये अतिरिक्त वेदनांसोबत सूज येते, जी घोट्यापर्यंत जाते. कधी कधी दाद (एक्झिमा) किंवा अल्सरमुळे त्वचेचा रंग परिवर्तित होतो. यावर परंपरागत उपचार ऑपरेशन आहे, परंतु जीवनशैली आणि आहारातील बदल, सोबतच होमिओपॅथिक औषधांच्या उपयोगाने यामध्ये बऱ्याच प्रमाणात आराम पडू शकतो.

प्रथमोपचार

- सकाळी लवकर आणि रात्री जेवणानंतर चालायला जाण्याची सवय लावा. यामुळे पायातील रक्तप्रवाह सुधारतो.
- तुमचे वजन जास्त असल्यास ते नियंत्रित करा.
- एका स्थितीत अधिक काळ बसणे किंवा उभे राहणे टाळा.
- जोपर्यंत बसले असाल तोपर्यंत तुमचे पाय स्टूलवर राहतील असा प्रयत्न करा.

स्टूल पोटऱ्यांच्या खाली ठेवा ठेवू नका. त्यामुळे रक्तप्रवहामध्ये अडथळे येऊ शकतो.

- ज्यांचे काम अधिक काळ उभे राहण्याचे असेल (ऑपरेशन थिएटरमधील डॉक्टर्स किंवा नर्सेस) त्यांनी त्यांचे वजन एका पायावरून दुसऱ्या पायावर बदलत राहायला हवे.
- तुम्ही कामावरून घरी याल तेव्हा काही वेळ तुमच्या पायांचा स्तर डोक्यापेक्षा उंच ठेवा. असे करण्यासाठी डोक्याखालील उशी हटवून पायाखाली दोन उशा घ्या.
- विमान प्रवास किंवा दूरचा रेल्वे प्रवास यांमध्ये एक ते दोन तासाच्या अंतराने दहा ते पंधरा मिनिटापर्यंत चालणे योग्य.

आहार व योग

व्हेरिकोज व्हेन्स बरे करण्यामध्ये आहार महत्त्वपूर्ण भूमिका बजावतो. तुम्ही जर मांसाहारी असाल तर त्वरित शाकाहारी आहार पद्धती स्वीकारा. भरपूर प्रमाणात भाज्या आणि फळे खा. आंबट फळेदेखील खाऊ शकता. कारण यामध्ये असलेली पोषक तत्त्वे रक्तवाहिन्यांना मजबूत आणि लवचीक बनवतात. यामध्ये विटामिन सी अधिक उपयुक्त आहे. सोबतच फायबरयुक्त अन्न सेवन करा, ज्यामुळे बद्धकोष्ठता होणार नाही.

व्हेरिकोज व्हेन्ससाठी योगदेखील आश्चर्यचकित करणारा उपचार आहे. सर्वांगासन (खांद्याच्या आधाराने उभे राहणे) आणि यासोबतच इतर आसनेदेखील अतिशय उपयोगी आहेत. योगामध्ये व्यायामाच्या पूर्ण सेटविषयी जाणून घेण्यासाठी योग तज्ज्ञांचा सल्ला घ्या.

औषधे

बाह्य उपचार

- प्रत्येक प्रकारच्या व्हेरिकोज व्हेन्ससाठी **हेमॅमिलीस वर्जीनियाना**चा लेप दिवसातून दोन वेळा, सकाळी आंघोळीनंतर आणि रात्री झोपताना लावा.
- वांगी रंगाच्या घेऱ्यासोबत व्हेरिकोज व्हेन्स आणि निळसर किंवा वांगी रंगाच्या रक्तवाहिन्या- **एस्क्युलस हिप्पोकॅस्टॅनम** २०० हे औषध दिवसातून दोन वेळा सात दिवस घ्या. त्यानंतर होमिओपॅथिक डॉक्टरांशी पुढील उपचारासाठी संपर्क करा.

- व्हेरिकोज व्हेन्स डाव्या पायावर निळसर किंवा फुगलेल्या रक्तवाहिन्या असतील तर – **एम्ब्रा ग्रीसीया** ३० हे औषध दिवसातून तीन वेळा सात दिवस घ्या. त्यानंतर डॉक्टरांशी संपर्क साधा.
- पायामध्ये इतक्या तीव्र वेदना की रुग्णाला चालतादेखील येत नाही – **हॅमॅमिलीस वर्जीनियाना** ३० हे औषध दिवसातून तीन वेळा सात दिवस घ्या. त्यानंतर डॉक्टरांशी संपर्क साधा.
- व्हेरिकोज व्हेन्स सोबत अल्सर होणे – **एसिड फ्लोरिक** ३० हे औषध दिवसातून तीन वेळा सात दिवस घ्या. त्यानंतर डॉक्टरांशी संपर्क साधा.
- रुग्ण पाय वर उचलण्याचा प्रयत्न करतो. कारण त्याला असे वाटते की पाय खाली ठेवण्याने त्याचे पाय फाटतील (तीव्र वेदनांमुळे) – **वाईपेरा एस्पिस** ३० हे औषध दिवसातून तीन वेळा सात दिवस घ्या. त्यानंतर डॉक्टरांशी संपर्क साधा.
- गरोदरपणात व्हेरिकोज व्हेन्स झाल्यास – **पल्सेटिला नायग्रिकन्स** ३० हे औषध दिवसातून तीन वेळा सात दिवस घ्या. त्यानंतर डॉक्टरांशी संपर्क साधा.

टीप : या आजाराच्या उपचारासाठी नेहमी होमिओपॅथिक डॉक्टरांशी संपर्क साधणे योग्य.

चामखीळ

WARTS

त्वचेच्या बाहेरील स्तरावर फोडांच्या आकाराचा छोटा फुगवटा येतो, ज्याला चामखीळ असे म्हणतात. चामखीळ अनेक प्रकारच्या असतात. त्यांचं स्थान, लक्षण आणि आकार यांच्या आधारे औषध दिले जाते. कुठलेही नुकसान न पोहोचवता चामखीळ वाढत राहतात आणि शरीराचे सौंदर्य लक्षात घेता त्यांना पारंपरिक पद्धतीने काढले जाऊ शकते. सामान्यतः मुले आणि तरुणांमध्ये हे आढळतात. हे सूक्ष्म जिवाणूंमुळे होतात. ते आपोआप शरीराच्या कुठल्याही एका भागातून दुसऱ्या भागात पसरतात आणि संसर्गानेदेखील उद्‌भवतात. जुने चामखीळ त्वचेच्या पोषणातील बदलामुळे, वृद्धावस्थेत जननांगसंबंधी चामखीळ स्थानीय स्रावाच्या संपर्कात येण्याने उद्‌भवतात, जे जिवाणूयुक्त असतात. साधारणपणे आपण असे म्हणू शकतो की चामखीळ हे मृतत्वचेच्या कोशिकांचा त्वचेच्या बाहेर दिसणारा संक्रामक परिणाम आहे. मुले आणि तरुणांमध्ये चामखीळ जवळपास सहा महिने ते दोन वर्षांच्या

कालावधीत आपोआप नाहीशी होते. परंपरागत उपचारांमध्ये ऑपरेशन करून काढण्याव्यतिरिक्त इतर उपाय नाही. परंतु होमिओपॅथीमध्ये यासाठी औषधे आहेत.

प्रथमोपचार : काही नाही

औषधे

- चामखीळ फुलकोबीप्रमाणे, गुच्छाच्या स्वरूपात, सौम्य आणि हात लावल्यास सहजपणे रक्त येणे – **थुजा ऑक्सिडेंटिलिस** १M हे औषध आठवड्यातून एक डोस, तीन आठवडे घ्या.
- चामखीळ कठीण, शिंगासारखे किंवा चेहरा, गळा, नाकाचे टोक आणि बोटांवर येणे – **कॉस्टिकम** १M हे औषध आठवड्यातून एक डोस, तीन आठवडे घ्या.
- चामखिळीमध्ये खाज, सहजपणे रक्तस्राव, सौम्य, स्पंजसारखे आणि टोचल्यासारख्या वेदना – **कल्केरिया कार्बोनिका** १M हे औषध आठवड्यातून एक डोस, दोन आठवडे घ्या.
- चामखीळ तळहाताच्या मागील भागात आकाराने मोठे, हातावर आणि चेहऱ्यावर फ्लेशी किंवा गुळगुळीत – **डल्कामारा** १M हे औषध आठवड्यातून एक डोस, तीन आठवडे घ्या.
- चामखीळ हातावर, वेदनायुक्त किंवा तळव्यावर पिवळ्या रंगाचे – **फेरम पिक्रीकम** १M हे औषध दिवसातून तीन वेळा, दोन आठवडे घ्या.
- चामखीळ लटकणारे, सहजपणे रक्त येणारे, वेदनादायी आणि आकाराने मोठे – ॲसिडम नायट्रिकम १M, आठवड्यातून एक डोस, तीन आठवडे घ्या.

टीप: वरील उपचारानंतर औषधाने आराम वाटला तरी होमिओपॅथिक डॉक्टरांशी संपर्क साधणे योग्य.

तुम्ही जर बी.एच.एम.एस.चे विद्यार्थी असाल, तर तुम्ही तुमचे शिक्षण पूर्ण केले आहे आणि तुमचा व्यवसाय सुरू केला आहे. तुम्ही अशी व्यक्ती आहात ज्यांना होमिओपॅथीची आवड आहे तर तुम्हाला जाणवले असेल की तुम्ही एखाद्या रुग्णाला होमिओपॅथिक औषध देता आणि तो रुग्ण बरा होतो, तेव्हा तुम्हाला एक आंतरिक आनंद मिळतो. हा आनंद जर तुमच्या डोक्यात न जाता मनापर्यंतच मर्यादित असेल, तर हे निरोगी विचारांचे लक्षण आहे, परंतु या आनंदासोबत तुमचा अहंकार वाढत असेल, स्वतःला ज्ञानी समजू लागला असाल, तर तुम्ही होमिओपॅथीमध्ये यशाची उंची कधीही गाठू शकणार नाही.

तुमच्या विषयाचे तुम्हाला ६०%पेक्षा अधिक ज्ञान असेल तरच तुम्ही यशस्वी ठरता. अयशस्वी असाल तर तुम्हाला अद्याप अभ्यास करण्याची आवश्यकता आहे. तुम्हाला काळजी करण्याची गरज नाही. परंतु योग्य औषध निवडीमध्ये अयशस्वी होण्याचे वास्तविक कारण शोधण्याचा प्रयत्न करायला हवा. यश कसे प्राप्त करावे आणि ते कसे टिकवावे, यावर मनन करायला हवे. औषध निवडताना झालेली चूक आव्हानरूपात स्वीकारून आपली कमजोरी आपणच दूर करायला हवी. यश आणि अपयश यांवर विचार करण्याचा हादेखील एक पैलू आहे.

मनाचे विकार

DISEASE OF MIND

माणसाला या गोष्टीवर सहमत व्हावे लागेल की सर्व शारीरिक आणि मानसिक आजारांच्या मागे भावनात्मक अस्वीकृती हे कारण आहे. महान डॉ. हनेमन यांनी मनाला अनन्यसाधारण महत्त्व दिले आहे, परंतु आपल्या प्राचीन भारतीय तत्त्वविज्ञानाविषयी विचार केला तर लक्षात येते, की ते इतर देशांच्या तत्त्वज्ञानाच्या खूप पुढे आहे. आपल्या महान सांस्कृतिक, सामाजिक आणि वैज्ञानिक प्रगतीशी कोणीही स्पर्धा करू शकत नाही. कोणत्याही पुरेशा वैज्ञानिक उपकरणांशिवाय ब्रह्मांडातील ग्रहांच्या अंतराचे केलेले मोजमाप (आर्यभट्ट यांनी वर्णन केलेले ज्योतिष किंवा खगोलशास्त्र) संपूर्ण जगाला आश्चर्यचकित करते. भारतीयांकडे असे असाधारण ज्ञान आहे. हीच गोष्ट औषध निर्माणक्षेत्रातदेखील लागू होते.

आपल्या प्राचीन औषधविषयक ग्रंथांमध्ये आपण महान डॉ. हनेमन यांच्या मनाच्या विलक्षण शक्तीविषयी पूर्वीच सूचित केले होते. इथे काही आश्चर्यजनक तथ्य आहेत, जी तुम्ही स्वतः सिद्ध करण्याचा प्रयत्न करू शकता.

तुम्हाला या तथ्यांत कमीत कमी ७५% सत्यता आढळेल. कदाचित मी यातील तथ्यांची काही प्रमाणात सत्यता जाणली असेल, परंतु तुम्ही या तथ्यांची पूर्ण सत्यता जाणून घेऊ शकता.

- तुमच्या शरीरात जर भीती, राग, चिंता किंवा उदासीनता भरलेली असेल आणि तुम्ही तुमच्या प्रियजनांना हे सर्व सांगू शकत नसाल तर तुम्हाला सर्दी होऊ शकते.
- तुमच्या मनामध्ये अधिक काळ शोक किंवा उदासीनता पसरली असेल आणि तुम्ही लोकांसमोर ती व्यक्त करू शकत नसाल, तर तुम्हाला भविष्यात कॅन्सरसंबंधित ट्युमर होण्याचा धोका संभवतो.
- लहानपणी तुमच्या वर्तणुकीमुळे किंवा मोठ्यांच्या भीतीमुळे तुम्हाला राग व्यक्त करण्याची सवय लागली नसेल आणि तुमची ही सवय लहानपणापासून तरुणपणापर्यंत तशीच राहिली तर तुम्हाला संधिवात होऊ शकतो.
- तुम्हाला लहानपणापासूनच अतिसंभोगाची इच्छा असेल जी तरुणपणापर्यंत राहिली आणि उशिरा लग्न झाल्यामुळे किंवा योग्य वेळी लग्न होऊनही तुमच्या कल्पनेनुसार या इच्छा जर पूर्ण झाल्या नाहीत, तर तुम्हाला त्वचेसंबंधी विकार किंवा अस्थमा होण्याची शक्यता असते.

व्यक्तिमत्त्वामध्येच यश लपले आहे

SUCCESS LIES IN PERSONALITY

यश प्राप्त करण्याच्या सर्वांत महत्त्वपूर्ण कारणापासून तुम्ही अज्ञात आहात, परंतु तुमच्या रुग्णांना ही गोष्ट माहीत आहे. हे आश्चर्यकारक नाही का?

- डॉक्टरांचे व्यक्तिमत्त्व म्हणजे त्यांचे सुडौल, संतुलित शरीर, गोरा रंग, चेहऱ्याची सुंदर ठेवण किंवा आकर्षक व्यक्तिमत्त्व नसते.
- डॉक्टरांचे व्यक्तिमत्त्व रुग्णांसोबत त्यांचे वर्तन, रुग्णांना लक्षपूर्वक ऐकणे, मधुर आणि शांत शब्दांत त्यांना संपूर्ण आरोग्यप्राप्तीसाठी आश्वासन देणे, रुग्णांच्या आवडीला महत्त्व देणे इत्यादी बाबींवर अवलंबून असते.
- रुग्णाने डॉक्टरांना गुड मॉर्निंग म्हणण्याऐवजी डॉक्टरांनी स्वतःच आधी रुग्णाला अभिवादन करणे डॉक्टरांच्या व्यक्तिमत्त्वाला आकर्षक बनवते.
- एका डॉक्टरचे व्यक्तिमत्त्व नेहमी रुग्णाच्या नजरेत राहते. डॉक्टर जर बुटका,

चष्मा लावलेला, काळा किंवा दिसायला अजिबातच आकर्षक नसला तरीदेखील रुग्णाला त्याने काही फरक पडत नाही. डॉक्टरांच्या चेहऱ्यावर रुग्णाला आकर्षित करणारी स्वास्थ्याची चमक असावयास हवी.

- डॉक्टरच जर आजारी असेल, तोच आपले लाल नाक वारंवार पुसत असेल, वारंवार खोकत असेल, वारंवार त्याला सर्दी पडसे होत असेल आणि त्याचा चेहरा फिका दिसत असेल तर रुग्णालादेखील स्वतःला खूप आजारी असल्यासारखे वाटू लागते. रुग्णाचा एक सामान्य विचार असतो की एक आजारी मनुष्य दुसऱ्याला बरे करू शकत नाही. त्यामुळे जेव्हा एखादा डॉक्टर आजारी असेल तेव्हा त्यने हॉस्पिटलमध्ये न जाणेच योग्य.

- डॉक्टरांच्या चेहऱ्यावर घरातील चिंता आणि तणाव यांची गडद सावली असेल आणि त्यांच्या चेहऱ्यावर राग, उदासीनता, दुःख आणि भीती कळून येत असेल, तर रुग्ण हे सर्व सहजपणे डॉक्टरांच्या चेहऱ्यावर पाहतो. कोणताही रुग्ण भावनात्मक रूपाने हे कधीही स्वीकारत नाही, की त्यांच्या डॉक्टरांच्या चेहऱ्यावर असे भाव आहेत. त्याऐवजी रुग्णाच्या मनात असा विश्वास असतो की एका डॉक्टरची प्रतिमा हसणाऱ्या आनंदी मनुष्याची असते, जो स्वतः आनंद पसरवतो. म्हणून डॉक्टरांच्या चेहऱ्यावर नेहमीच आनंद आणि हास्य असावयास हवे. जे त्यांच्या व्यक्तिमत्त्वामध्ये अधिक चमक आणते.

- रुग्णाच्या बरे होण्याचे कारण केवळ डॉक्टरांनी दिलेले औषध नसून डॉक्टरांचे व्यक्तिमत्त्व आणि विश्वास आहे, जो त्यांच्याद्वारे दिलेल्या औषधापेक्षा जास्त काम करतो. ही बाब सतत लक्षात ठेवायला हवी.

- निरोगी शरीराचे रहस्य कोणताही तणाव किंवा नकारात्मकता नसलेले निरोगी मन आहे.

- डॉक्टरांकडे येणाऱ्या रुग्णांना त्यांच्या सहानुभूतीची आणि आश्वासनाची गरज असते. ज्यामुळे रुग्णांच्या मनामध्ये ही आशा आणि विश्वास जागृत होतो, की ते लवकरात लवकर बरे होतील.

डॉक्टरांचे वर्तन रुग्णाप्रति मैत्रीपूर्ण असेल आणि डॉक्टर रुग्णाकडे लक्ष देणारे असतील तर रुग्ण विविध आजारांसाठी डॉक्टरांकडे वारंवार येतात. एका डॉक्टरचे व्यक्तिमत्त्व असेच असायला हवे.

धनाचा लोभ : सर्वांत मोठा शत्रू

तुम्ही जर बी.एच.एम.एस.चे विद्यार्थी असाल किंवा शिक्षण पूर्ण करून व्यावसायिक बनला असाल तर तुम्हाला धन कमविण्याची तसेच बाजारातील स्पर्धेची चिंता असणार. वास्तविक तुम्ही या विषयातून मिळालेल्या ज्ञानासोबतच या व्यवसायात प्रवेश केला आहे, जेणेकरून या व्यवसायातून तुम्हाला योग्य धन मिळेल. प्रत्येक मनुष्याला लहानपणापासून असे शिकवले जाते, की पैसा हाच खऱ्या आनंदाचा स्रोत आहे आणि पैसे कमविण्यासाठी मेहनत करायला हवी.

धन सुखाचे साधन नाही, हे बहुसंख्य श्रीमंत लोकांचे जीवन पाहून सिद्ध केले जाऊ शकते. ते खूश नाहीत आणि नेहमी चिंतेच्या ओझ्याखाली राहतात. दुसरा पैलू सत्य आहे की धन केवळ कठोर मेहनतीद्वारेच कमावले जाऊ शकते. या उक्तीवर विश्वास ठेवा आणि आयुष्य जगण्यासाठी कठोर मेहनत करा. तुमचा अभिमानच तुम्हाला कठोर परिश्रम करण्यासाठी उद्युक्त करेल.

दुसऱ्या बाजूला जर तुम्ही चिंता करत आहात की तुमच्याकडे रुग्ण अतिशय कमी आहेत आणि तुमचे आई-वडील किंवा मित्र तुमच्याविषयी काय विचार करतील, तर अशा विचारांनी तुम्हाला काही मिळणार नाही. इतरांना जो विचार करायचा आहे तो करू द्या. तुम्ही तुमच्या कठोर मेहनतीवर विश्वास ठेवा आणि पूर्ण लक्ष आपल्या व्यावसायिक नैतिकतेवर ठेवा. तुम्हाला काही काळानंतर धन प्राप्त होताना दिसेल. तुम्ही जर कठोर मेहनत केली नाही आणि दुसरे तुमच्याविषयी काय विचार करतात याचीच चिंता करत राहिला, तर पैसा कमवूनदेखील तुम्हाला अपराधीच वाटेल. कारण तुम्ही केवळ नशिबाने धन कमवले आहे. तुमच्याकडे जर अतिरिक्त धन असेल तर ते गमावण्याची भीती सतत मनात राहते. त्यामुळे धन कमवण्याचा व त्याचा आदर करण्याचा मूळ मंत्र आहे - भरपूर परिश्रम करा, बाकी सर्व नशिबावर सोडून द्या. तुम्ही अविश्रांत मेहनत कराल तर नशीब तुम्हाला अयशस्वी होऊ देणार नाही.

स्पर्धेचा लोभ : सर्वांत मोठा मित्र

तुमचे आताचे प्रतिस्पर्धी जेव्हा पहिल्यांदा या क्षेत्रात आले होते, तेव्हा त्यांनीदेखील याच गोष्टींचा सामना केला होता. ही बाब तुम्ही लक्षात घ्यायला हवी. स्पर्धा प्रत्येक क्षेत्रात सुरुवातीपासूनच होत आलेली आहे, तरीदेखील लोक धन कमवतच आहेत. स्पर्धात्मकता ही एक अतिशय महत्त्वपूर्ण गोष्ट आहे. त्यामुळे एखाद्या व्यक्तीला वा कंपनीला बाजारात आपली ओळख निर्माण करण्यासाठी संघर्ष

करावा लागतो. प्रतिस्पर्धा या शब्दावर सखोल विचार केला तर तुम्हाला समजेल, की प्रतिस्पर्धा म्हणजे अन्य काही नसून कोणत्या ना कोणत्या गोष्टीचा अभाव आहे. हा धनाचा अभाव असू शकतो, रुग्णांचा अभाव असू शकतो, तुमच्या काम करण्यासाठीच्या जागेचा अभाव असू शकतो किंवा इस्पितळासाठी एखाद्या योग्य जागेची उणीव असू शकते.

तुमच्याकडे जर या उणिवा दूर करण्यासाठी उपाय असतील तर प्रतिस्पर्धा संपली असे समजायला हवे, परंतु हे अशक्य आहे. प्रतिस्पर्धा आहे तिथेच आहे. बाजारात सर्व काही भरपूर आहे. तुमच्याकडे काही बाबींची कमतरता असेल तर तुम्हीच या कमतरतेचे थोड्याशा चतुराईने विपुलतेत रूपांतर करू शकता. यासाठी तुम्ही इतरांच्या तुलनेत काहीतरी असामान्य करा. उदाहरणार्थ, नवीन क्लिनिकची कन्सल्टेशन शुल्क कमी आकारू शकता, एकाच वेळी आठवड्याची, महिनाभराची औषधे देण्याऐवजी एक दिवसाच्या औषधाचे अमुक बिल होईल, असे रुग्णांना सांगा. जेणेकरून रुग्णांवर आर्थिक ताण येणार नाही. गरिबांना निःशुल्क मार्गदर्शन करा. हे क्लिनिक विशेषतः लहान मुले आणि स्त्री रोगांसाठी आहे इत्यादी, असे जाहीर करा. तुम्ही तुमच्या क्लिनिकच्या डिस्प्ले बोर्डवर 'वृद्धांसाठी विशेष काळजी आणि उपचार' असा उल्लेख करू शकता. अशा जाहिरातींसाठी कोणत्याही खास कौशल्याची गरज नसते. ही तर काही उदाहरणे आहेत. जनसामान्यांना आकर्षित करण्यासाठी तुम्ही नवीन, वेगळे आणि उत्तम उपाय योजू शकता.

होमिओपॅथिक व्यवसायात नवीन प्रवेश करण्यासाठी तीन अत्यंत महत्त्वपूर्ण गुण

१) आपली आवश्यकता जाणून घ्या.

२) ती आवश्यकता पूर्ण करण्याविषयी विचार करा.

३) ती पूर्ण करा.

हे पुस्तक वाचल्यानंतर आपला अभिप्राय *books.feedback@tejgyan.org* कृपया या पत्त्यावर अवश्य पाठवा.

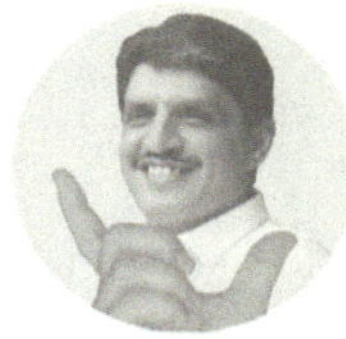

स्वीकार मुद्रा

सरश्री – अल्प परिचय

सरश्रींचा आध्यात्मिक शोधाचा प्रवास त्यांच्या बालपणापासूनच सुरू झाला होता. हा शोध सुरू असतानाच त्यांनी अनेक प्रकारच्या पुस्तकांचं अध्ययन केलं. त्याचबरोबर या शोधकाळात त्यांनी अनेक ध्यानपद्धतींचा अभ्यासही केला. त्यांच्यातील या जिज्ञासेने त्यांना अनेक वैचारिक आणि शैक्षणिक संस्थांमध्ये जाण्यासाठी प्रेरित केलं. जीवनाचं रहस्य समजण्यासाठी त्यांनी **प्रदीर्घ काळ मनन करून आपलं शोधकार्य सातत्याने सुरू ठेवलं. या शोधातूनच त्यांना 'आत्मबोध' प्राप्त झाला.** आत्मसाक्षात्कारानंतर त्यांना जाणवलं, की **अध्यात्माचा प्रत्येक मार्ग ज्या शृंखलेने जोडलेला आहे, तो म्हणजे 'समज' (Understanding).** आत्मबोधप्राप्तीनंतर त्यांनी अध्यापनाचं कार्य थांबवलं आणि जवळ जवळ दोन दशकांहूनही अधिक काळ आपलं समस्त जीवन मानवजातीच्या कल्याणासाठी आणि आध्यात्मिक विकासासाठी अर्पण केलं.

सरश्री म्हणतात, ''सत्यप्राप्तीच्या सर्व मार्गांचा प्रारंभ जरी वेगवेगळ्या मार्गांनी होत असला, तरी सर्वांचा अंत मात्र एकच समज प्राप्त केल्याने होतो. ही **'समज'च सर्व काही असून ती स्वतःमध्ये परिपूर्ण आहे.** आध्यात्मिक ज्ञानप्राप्तीसाठी या 'समजे'चं श्रवणच पुरेसं आहे.'' ही समज प्रकाशमान करण्यासाठी आजपर्यंत त्यांनी आध्यात्मिक विषयांवर **तीन हजारांहून अधिक प्रवचनं दिली आहेत.** या प्रवचनांद्वारे ते अध्यात्मातील अतिशय गहन संकल्पना सहज, सुलभ आणि व्यावहारिक भाषेत समजावून सांगतात. समाजातील प्रत्येक स्तरावरील मनुष्य सरश्रींद्वारे सांगितल्या जाणाऱ्या या समजेचा लाभ घेऊ शकतो. त्यासाठी कोणत्याही धर्म, जात, उपजात, वर्ण, पंथ वा लिंग यांचं बंधन नसतं. विश्वाच्या प्रत्येक कानाकोपऱ्यांतील लोक आज 'तेजज्ञान'च्या अनोख्या ज्ञानप्रणालीचा लाभ घेत आहेत. याच व्यवस्थेचा आणखी एक महत्त्वपूर्ण भाग म्हणजे, **दररोज सकाळी आणि रात्री ९ वाजून ९ मिनिटांनी लाखो लोक विश्वशांतीसाठी प्रार्थना करत आहेत.**

सरश्री – अल्प परिचय

सरश्री तेजज्ञान यूट्यूब चैनल

तेजज्ञान फाउंडेशन – परिचय

तेजज्ञान फाउंडेशन आत्मविकासातून आत्मसाक्षात्कार प्राप्त करण्याचा एक मार्ग आहे. यासाठी सरश्रींद्वारा एक अनोखी बोधप्रणाली (System for Wisdom) निर्माण झाली आहे. या प्रणालीला आंतरराष्ट्रीय प्रमाणपत्राद्वारे ISO 9001:2015च्या आवश्यकतेनुसार आणि निकष पडताळून सरळ, व्यावहारिक आणि प्रभावी बनवलं गेलं आहे.

या संस्थेच्या प्रबोधनपद्धतीच्या भिन्न पैलूंना (शिक्षण, निरीक्षण आणि गुणवत्ता) स्वतंत्र गुणवत्ता परीक्षकांद्वारे (Quality Auditors) क्रमबद्ध पद्धतीने पडताळलं गेलं. त्यानंतर या पैलूंना ISO 9001:2015 साठी पात्र समजून या बोधपद्धतीला हे प्रमाणपत्र प्रदान करण्यात आलं.

या फाउंडेशनचे लक्ष्य आहे नकारात्मक विचारांकडून सकारात्मक विचारांकडे वाटचाल. सकारात्मक विचारांकडून शुभ विचारांकडे म्हणजे हॅपी थॉट्सकडे प्रगती. शुभ विचारांकडून निर्विचार अवस्थेकडे मार्गक्रमण आणि निर्विचार अवस्थेच्या अंती आत्मसाक्षात्कार प्राप्ती. 'मी सर्व विचारांपासून मुक्त व्हावे' हा विचार म्हणजे शुभ विचार (हॅपी थॉट्स). 'मी प्रत्येक इच्छेपासून मुक्त व्हावे', अशी इच्छा म्हणजे शुभ इच्छा.

आपल्याला असे ज्ञान हवे आहे, की जे सामान्य ज्ञानापलीकडे आहे, जे प्रत्येक समस्येवरील उत्तर आहे, जे प्रत्येक समजुतीपासून, गृहीत धारणांपासून आपल्याला मुक्त करते, ईश्वरी साक्षात्कार घडविते, अंतिम सत्यात स्थापित करते. आता वेळ आली आहे शाब्दिक, सामान्यज्ञानातून बाहेर येऊन तेजज्ञानाचा अनुभव घेण्याची!

तेजज्ञान फाउंडेशन – परिचय

हॅपी थॉट्स तेजज्ञान यूटयूब चैनल

'द महाआसमानी – मॅजिक ऑफ अवेकनिंग' अल्प परिचय

Self Delelopment to Self Realization
Towords Self Stabilizaion

तुम्हाला सर्वोच्च आनंद हवाय? असा आनंद, जो कोणत्याही बाह्य कारणावर अवलंबून नाही... जो प्रत्येक क्षणी वृद्धिंगत होतो. या जीवनात तुम्हाला प्रेम, विश्वास, शांती, समृद्धी आणि परमसंतुष्टी हवी आहे का? शारीरिक, मानसिक, सामाजिक, आर्थिक आणि आध्यात्मिक अशा आयुष्याच्या सर्व स्तरांवर यशस्वी होण्याची तुमची इच्छा आहे का? 'मी कोण आहे' हे तुम्हाला अनुभवाने जाणावंसं वाटतं का?

तुमच्या अंतर्यामी अशा सर्व प्रश्नांची उत्तरं जाणण्याची इच्छा आणि 'अंतिम सत्य' प्राप्त करण्याची तृष्णा असेल, तर तेजज्ञान फाउंडेशनतर्फे आयोजित 'महाआसमानी शिबिरा'त तुमचं स्वागत आहे. हे शिबिर सरश्रींच्या मार्गदर्शनावर आधारित आहे.

महाआसमानी परमज्ञान शिबिराचा उद्देश :

विश्वातील प्रत्येक मनुष्यानं 'मी कोण आहे', या प्रश्नाचं उत्तर जाणून तो सर्वोच्च आनंदाच्या अवस्थेत स्थापित व्हावा, हाच या शिबिराचा मुख्य उद्देश आहे. प्रत्येकाला असं ज्ञान प्राप्त व्हावं, जेणेकरून त्यानं प्रत्येक क्षणी वर्तमानात जगण्याची कला आत्मसात करावी. तो भूतकाळाचं ओझं आणि भविष्याची चिंता यांतून मुक्त व्हावा. प्रत्येकाच्या आयुष्यात कधीही न संपणारा आनंद आणि योग्य समज यावी. शिवाय, प्रत्येकानं समस्या विलीन करण्याची कला आत्मसात करावी. मनुष्यजन्माचा उद्देश सफल व्हावा.'मी कोण आहे? मी येथे का आहे? मोक्ष म्हणजे काय? या जन्मातच मोक्षप्राप्ती शक्य आहे का?' असे प्रश्न जर तुमच्या मनात असतील, तर त्यांवरील उत्तर आहे– 'महाआसमानी परमज्ञान शिबिर'.

महाआसमानी– अल्प परिचय

हैपी थॉट्स सरश्री (इंग्लिश) यूट्यूब चैनल

तेजज्ञान फाउंडेशनच्या मुख्य शाखा

पुणे (रजिस्टर्ड ऑफिस) – विक्रांत कॉम्प्लेक्स, तपोवन मंदिराजवळ, पिंपरी, पुणे : ४११ ०१७. फोन : 020-27411240, 27412576

मनन आश्रम–सर्व्हे नं. ४३, सणस नगर, नांदोशी गांव,किरकटवाडी फाटा, तालुका हवेली, जि. पुणे: ४११०२४. फोन : 09921008060

- विश्व शांति प्रार्थना -

पृथ्वीवर शुभ्र प्रकाश (दिव्यशक्ती) येत आहे,
पृथ्वीतून सोनेरी प्रकाशाचा (चेतनेचा) उदय होत आहे.
विश्वातील सगळी नकारात्मकता दूर होत आहे.
सर्वजण प्रेम, आनंद आणि शांतीसाठी ग्रहणशील होत आहेत.

ही 'सामूदायिक अव्यक्तिगत प्रार्थना' तेजज्ञान फाउंडेशनचे सर्व सदस्य कित्येक वर्षांपासून सातत्याने करत आहेत. आनंदी लोकदेखील ही प्रार्थना करू शकतात. तसेच आजारी किंवा कोणत्याही समस्येमुळे त्रस्त असणारे लोकही ही प्रार्थना ग्रहण करून स्वास्थ्यलाभ घेऊ शकतात.

तुम्ही एखाद्या आजाराने वा समस्येने त्रस्त असाल, तर सकाळी अथवा रात्री ९ वाजून ९ मिनिटांनी ग्रहणशील होऊन शांत बसा. 'स्वास्थ्य आणि शांती यांचा शुभ्र प्रकाश प्रार्थना करणाऱ्या कित्येक लोकांद्वारे पृथ्वीवर येत आहे. त्याचप्रमाणे तो माझ्यावरही कार्य करत आहे. जेणेकरून मी स्वस्थ आणि शांत होत आहे.' असं मनात म्हणा. त्यानंतर काही वेळ याच भावावस्थेत राहून सर्वांना धन्यवाद द्या आणि मगच उठा.

*** नम्र निवेदन ***

विश्वशांतीसाठी लाखो लोक दररोज सकाळी आणि रात्री ९:०९ मिनिटांनी वर दिलेली प्रार्थना करत आहेत. तसेच भारतीय वेळेनुसार दररोज सकाळी ६.१५, दुपारी ३.३० आणि रात्री ९.०० वाजता 'ध्यान प्रार्थना बीज' यूट्यूबच्या माध्यमातून प्रसारित केले जाते. कृपया आपणही यामध्ये सहभागी व्हा.

हॅपी थॉट्स परम ज्ञान
यूट्यूब चैनल

www.ingramcontent.com/pod-product-compliance
Lightning Source LLC
LaVergne TN
LVHW060438051026
849518LV00002B/519
* 9 7 8 8 1 6 9 5 7 2 0 2 6 *